Arzneimittelanwendung für die Kitteltasche

Arzneimittel-
anwendung

Empfehlungen
für die lokale und parenterale
Applikation

Jürgen Krauß
Doris Unterreitmeier
Manfred Renz

für die Kitteltasche

WVG Wissenschaftliche Verlagsgesellschaft mbH Stuttgart

Anschriften der Autoren

Dr. Jürgen Krauß
Institut für Pharmazie, LMU
Butenandtstr. 5–13
81377 München

Doris Unterreitmeier
Im Birket 26
82166 Gräfelfing

Dr. Manfred Renz
Neue Bahnhof Apotheke
Bahnhofstr. 12 $^1/_2$
86150 Augsburg

Wichtiger Hinweis
Die in diesem Buch aufgeführten Angaben zur Medikation wurden sorgfältig geprüft. Dennoch können Autoren und Verlag keine Gewähr für die Richtigkeit der Angaben übernehmen.

Ein Warenzeichen kann warenrechtlich geschützt sein, auch wenn ein Hinweis auf etwa bestehende Schutzrechte fehlt.

Bibliographische Information Der Deutschen Bibliothek
Die Deutsche Bibliothek verzeichnet diese Publikation in der Deutschen Nationalbibliographie; detaillierte bibliographische Daten sind im Internet unter http://dnb.ddb.de abrufbar.

ISBN 3-8047-2173-7

Jede Verwertung des Werkes außerhalb der Grenzen des Urheberrechtsgesetzes ist unzulässig und strafbar. Dies gilt insbesondere für Übersetzungen, Nachdrucke, Mikroverfilmungen oder vergleichbare Verfahren sowie für die Speicherung in Datenverarbeitungsanlagen.

© 2005 Wissenschaftliche Verlagsgesellschaft mbH
Birkenwaldstraße 44, 70191 Stuttgart
Printed in Germany
Satz: Dörr + Schiller GmbH, Stuttgart
Druck: Ludwig Auer GmbH, Donauwörth
Umschlaggestaltung: Atelier Schäfer, Esslingen

Unseren Eltern gewidmet

VORWORT

Das vorliegende Buch beinhaltet eine Zusammenstellung von Arzneistoffen in Arzneiformen, die nicht peroral, sondern lokal, parenteral oder inhalativ zur Anwendung kommen. Es sind dies vor allem Zubereitungen wie Salben, Pasten, Gele oder Suppositorien, daneben aber auch Sprays, äußerlich anzuwendende Lösungen, Injektabilia oder transdermale therapeutische Systeme. Der Schwerpunkt liegt dabei auf Arzneimitteln, die in der öffentlichen Apotheke abgegeben werden.

Wir stellen die einzelnen Arzneistoffe in gleich gestalteten Monographien vor: zunächst werden im Abschnitt Pharmakodynamik ein knapper Wirkmechanismus und die Anwendungsgebiete beschrieben, gefolgt von pharmakokinetischen Parametern (z. B. t_{max}, $t_{1/2}$, etc.) und Dosierungen bei systemisch applizierten Arzneistoffen, gängigen Konzentrationen, Anwendungsdauer und Dosierungen bei lokal applizierten Wirkstoffen. Soweit möglich werden zu allen Arzneistoffen Angaben zum Wirkeintritt und zur Wirkdauer gemacht. Anschließend werden wichtige Neben- und Wechselwirkungen sowie Kontraindikationen aufgeführt. Es folgen bei jedem Arzneistoff eine Bewertung der Anwendung in der Schwangerschaft und Stillzeit und wichtige Hinweise zur Anwendung der Arzneistoffe.

In der Kürze des Buches ist es leider nicht möglich alle denkbaren Wechsel-, Nebenwirkungen oder Kontraindikationen anzuführen. Häufig variieren die Angaben verschiedener Hersteller. Ebenso wird die Anwendung in der Schwangerschaft und Stillzeit sehr unterschiedlich bewertet.

Das Buch soll Apothekern und Ärzten Hilfen bei der Anwendung unterschiedlicher Arzneiformen geben, für die Angaben zur Dosierung, zur Pharmakokinetik und zur Applikation nur schwer oder manchmal auch gar nicht erhältlich sind. Möge der Leser rasche Antworten auf seine Fragen aus der täglichen Praxis finden, insbesondere auch wenn er Alternativen für eine, aus welchem Grund auch immer, nicht anwendbare Arzneiform sucht.

Zum Schluss möchten wir Herrn Dr. Eberhard Scholz, Wissenschaftliche Verlagsgesellschaft für seine stete Diskussionsbereitschaft und seine große Geduld bei der Erstellung des Manuskriptes ganz herzlich danken. Herrn Prof. Dr. Franz Bracher, Ludwig-Maximilian-Universität München danken wir für zahlreiche wertvolle Hinweise.

München, Sommer 2005 — Die Autoren

INHALT

Vorwort VII
Abkürzungen XII
Erläuterungen, Hinweise 1
Beratungshinweise zu den Arzneiformen 3
Weitere Beratungshinweise 7
Arzneiformen 9

DERMATIKA

1 Adstringentia	11	10 Antivarikosa	74
2 Aknetherapeutika	17	11 Hormone	79
3 Analgetika und NSAR ..	24	12 Hyperämisierende Wirkstoffe	98
4 Antibiotika	27	13 Neurodermitika	105
5 Antihistaminika	39	14 Proktologika	108
6 Antimykotika	41	15 Repellentien	110
7 Antiparasitika	50	16 Sonstige Dermatika ...	112
8 Antipsoriatika	55	17 Virustatika	115
9 Antiseptika	60		

INJEKTABILIA

1 Analgetika	127	11 Migränetherapeutika ..	204
2 Antiasthmatika	136	12 MS-Therapeutika	206
3 Antiemetika	138	13 Mukolytika und Antitussiva	208
4 Antihistaminika	145	14 Opioide	211
5 Antirheumatika	147	15 Proktologika	214
6 Antithrombotika	153	16 Spasmolytika	216
7 Diuretika	162	17 Virustatika/AIDS-Therapeutika	218
8 Hormone	164	18 Zytostatika	221
9 Impfstoffe zur aktiven Immunisierung	186		
10 Lokalanästhetika	202		

OPHTHALMIKA

1. Antibiotika 225
2. Antiseptika 237
3. Diagnostika 240
4. Filmbildner 243
5. Glaukomtherapeutika . 245
6. Hormone 257
7. H_1-Antihistaminika 262
8. Mastzellstabilisatoren .. 264
9. NSAR 265
10. Sympathomimetika 267
11. Virustatika 270

OTOLOGIKA

1. Antibiotika 274
2. Detergentien 276
3. Lokalanästhetika 278

RHINOLOGIKA UND INHALATIVA

1. Antibiotika zur Anwendung im Hals-Nasen-Rachenraum ... 279
2. H_1-Antihistaminika ... 281
3. Hormone 286
4. Mastzellstabilisatoren . 289
5. Mukolytika 293
6. Migränetherapeutika ... 294
7. Parasympatholytika ... 295
8. $β_2$-Sympathomimetika . 297
9. Virustatika 299

SONSTIGE

1. Antimykotika zur Anwendung im Mund ... 301

SUPPOSITORIEN UND ANDERE REKTALIA

1. Analgetika 303
2. Antiemetika 305
3. Antitussiva 308
4. Hormone 310
5. Laxantien 312
6. Migränetherapeutika .. 318
7. NSAR 321
8. Opioide 325
9. Proktologika 327
10. Psychopharmaka 331
11. Spasmolytika 333
12. Sonstige Rektalia 335

TRANSDERMALE THERAPEUTISCHE SYSTEME

1 Antiemetika 337
2 Hormone 339
3 Hyperämisierende Mittel 343
4 Koronartherapeutika ... 345
5 Lokalanästhetika 347
6 Nicotin 348
7 NSAR 350
8 Opioide 352
9 Parasympatholytika ... 354

VAGINALIA

1 Antibiotika 356
2 Antimykotika 361
3 Antiseptika 365
4 Hormone 367
5 Sonstige Vaginalia 373

Literaturverzeichnis 375

Sachregister 377

ABKÜRZUNGEN

?	Datenlage unklar
∞	unbegrenzt
a	Jahre
AB	Anwendungsbeschränkung
ACTH	Adrenocorticotropes Hormon
ASS	Acetylsalicylsäure
AUC	area under the curve
$AW_{max}/d.$	maximale Anwendung pro Tag
AWD_{max}	maximale Anwendungsdauer
Ap	apothekenpflichtig
B	biliär
Btm	Betäubungsmittel
BV	Bioverfügbarkeit
COX	Cyclooxygenase
d	Tag(e)
DMSO	Dimethylsulfoxid
E	Elimination
ED	Einzeldosis
GIT	Gastrointestinaltrakt
$GKID_{50}$	Gewebekultur-Infektionsbasis
h	Stunden
HIT	Heparin-induzierte Thrombozytopenie
HSV	Herpes Simplex Virus
i.c.	intracutan
I.E.	Internationale Einheiten
i.m.	intramuskulär
i.p.	intraperitoneal
i.v.	intravenös
k.A.	keine Angabe

Abkürzungen

k.B.	keine Beschränkung
KBE	koloniebildende Einheit
KG	Körpergewicht
kgKG	Kilogramm Körpergewicht
KOF	Körperoberfläche
Konz	Konzentration
Mo	Monat(e)
mg	Milligramm
MHK	Minimale Hemmkonzentration
MTX	Methotrexat
NO	Stickstoffmonoxid
n.P.	nach dem Abschluss der Pubertät
NSAID	nonsteroidal antiinflammatory drug
min	Minute(n)
NSAR	nicht steroidale Antirheumatika
PB	Plasmaeiweißbindung
R	renal
Rp	rezeptpflichtig
s	Sekunde(n)
s.c.	subcutan
Sgl.	Säugling
STIKO	Ständige Impfkommission des Robert-Koch-Instituts
Supp.	Suppositorien
Tbl.	Tablette
TD	Tagesdosis
t_{max}	Zeitpunkt des maximalen Plasmaspiegels
$t_{1/2}$	Halbwertszeit
Wo	Woche(n)
WD	Wirkdauer
WE	Wirkeintritt
WW	Wechselwirkung
Z	Mindestalter lt. Zulassung [in Jahren]

Erläuterungen
Hinweise

BERATUNGSHINWEISE ZU DEN ARZNEIFORMEN

Augentropfen

Um eine Verunreinigung der Tülle und der Lösung zu vermeiden, ist sorgfältig darauf zu achten, dass die Augenlider und die umgebenden Augenpartien oder sonstige Oberflächen nicht mit der Tülle der Flasche berührt werden. Die Flasche nach Gebrauch gut verschließen, idealerweise vor Licht schützen (kühl lagern).

Konservierte Mehrdosenbehältnisse sind i.d.R. 4–6 Wochen nach Anbruch, unkonservierte Einzeldosenbehältnisse direkt nach der Anwendung zu verwerfen. Eine Besonderheit stellt hier das Comod-System, ein konservierungsmittelfreies Mehrdosenbehältnis mit 12-wöchiger Aufbrauchsfrist dar. Kontaktlinsen sollten vor der Anwendung herausgenommen und frühestens 30 min nach der Anwendung wieder eingesetzt werden. Besonders vorsichtig ist bei konservierten Zubereitungen und dem Einsatz von Kontaktlinsen zu verfahren (Cave: Benzalkoniumchlorid). Vor dem Eintropfen in den Bindehautsack sollte die Flasche auf Körpertemperatur aufgewärmt werden, um eine zusätzliche Reizung des Auges zu vermeiden. Zur Anwendung wird der Kopf in den Nacken gelegt und der Tropfen in den Bindehautsack getropft, ohne das Auge mit der Tülle zu berühren.

Augensalben

Die Anwendung im Bindehautsack führt zu einer Beeinträchtigung des Sehvermögens und führt damit zu einer Beeinträchtigung der Fahrtüchtigkeit/des Reaktionsvermögens. Die Berührung des Auges mit der Tülle sollte unbedingt vermieden werden. Die Haltbarkeit ist bei Anwendung im Auge i.d.R. auf 4 Wochen begrenzt. Zum Einbringen in den Bindehautsack wird der untere Lidrand herabgezogen und die Salbe in den Bindehautsack eingelegt. Anschließend Augenlider langsam und sanft schließen.

Dermatika

Cremes
Bei allen halbfesten Zubereitungen ist bei Anwendung im Rektal- oder Vaginalbereich mit einer Beeinträchtigung der Sicherheit und Stabiliät von Kondomen zu rechnen.

Gele
Bei allen halbfesten Zubereitungen ist bei Anwendung im Rektal- oder Vaginalbereich mit einer Beeinträchtigung der Sicherheit und Stabiliät von Kondomen zu rechnen. Gele sorgen im Regelfall für eine Austrocknung der Haut.

Salben
Bei der Anwendung sollte ein direkter Kontakt der Haut oder Schleimhaut mit der Salbentube vermieden werden. Tuben ist grundsätzlich der Vorzug vor Kruken zu geben, um die Kontaktfläche möglichst klein zu halten. Bei allen halbfesten Zubereitungen ist bei Anwendung im Rektal- oder Vaginalbereich mit einer Beeinträchtigung der Sicherheit und Stabiliät von Kondomen zu rechnen.

Dosieraerosole
Vor der Anwendung sind im Regelfall die Schutzkappen zu entfernen. Pulverinhalatoren sind empfindlich gegen Feuchtigkeit. Die Patienten sollten nicht in den Inhalator ausatmen.

Injektionen
Die Anwendung erfolgt im Regelfall durch den Arzt. Bei empfindlichen Patienten kann der vorherige Einsatz eines Lokalanästhetikums hilfreich sein. Häufig ist auf die Lagerung bei 4–8 °C zu achten.

Klysma
Die Anwendung erfolgt im Liegen. Nach der Anwendung sollte der Patient noch einige Zeit liegen bleiben. Am besten ist daher meist eine abendliche Anwendung, wenn chronopharmakologische Aspekte (z. B.

Glucocorticoide) etc. nicht dagegen sprechen. Die Anwendung sollte nach dem Stuhlgang erfolgen.

Pflaster

Vor der Anwendung ist im Regelfall eine Schutzfolie zu entfernen. Bei der Entsorgung gebrauchter Pflaster ist daran zu denken, dass diese nicht in die Hände von Kindern gelangen dürfen, da sie noch eine große Menge Wirkstoff enthalten (besonders gefährlich bei Opioiden). Eine Teilung der Pflaster ist im Regelfall nicht möglich.
Grundsätzlich sollten die Pflaster nicht auf stark behaarte Hautareale geklebt werden (ggf. ist eine vorherige Rasur erforderlich). Bei starker Beanspruchung (starkes Schwitzen, Baden, Sauna) kann sich das Pflaster ablösen.

Ohrentropfen

Vor Gebrauch sollten die Tropfen in der Hand auf Körpertemperatur erwärmt werden. Die Anwendung sollte im Liegen erfolgen. Der Patient sollte auf der Seite liegen und einen Moment nach der Anwendung liegen bleiben.

Rhinologika

Allgemein sollten konservierungsmittelfreie Präparate bevorzugt werden. Eine Weitergabe der Präparate in der Familie sollte vermieden werden (Keimübertragung). Packungen sollten mit dem Datum des Anbruchs versehen werden. Auch Nasensprays oder Tropfen enthalten häufig eine Schutzkappe, die vor der Anwendung entfernt werden muss.

Nasensprays

Die meisten Nasensprays kommen als Dosiersprays oder Pumpzerstäuber in den Handel. Vor der Anwendung muss eine Schutzkappe entfernt werden. Zahlreiche Nasensprays sind nicht für Kinder unter 2 Jahren geeignet. Vor der ersten Anwendung Behältnis nach oben halten, Zerstäubermechanik mehrmals betätigen, bis ein feiner Sprühnebel austritt. Vor jeder Anwendung ist die Nase zu reinigen, während der Anwendung ist bei aufrechter Kopfhaltung einzuatmen. Bei mehreren Sprühstößen sollte der Zerstäuber zum Luftansaugen aus der Nase entfernt werden. Nach der Anwendung ist der Nasenadapter zu reinigen und zu trocknen. Suspensionen vor Gebrauch schütteln.

Nasentropfen
Bei der Anwendung sollte der Patient mit der Pipette nicht die Nasenschleimhaut berühren. Sprays sorgen für eine feinere Verteilung in der Nase.

Suppositorien
Die Anwendung sollte nach dem Stuhlgang erfolgen. Die Suppositorien sollten vor Gebrauch etwas angefeuchtet oder kurz in warmes Wasser getaucht werden. Bei allen halbfesten Zubereitungen ist bei Anwendung im Rektal- oder Vaginalbereich mit einer Beeinträchtigung der Sicherheit und Stabiliät von Kondomen zu rechnen. Im Sommer und bei Reisen in die Tropen etc. ist an eine besondere Lagerung zu denken. Meist ist eine abendliche Anwendung sinnvoll oder der Patient sollte nach der Anwendung eine Zeit liegen bleiben.

Vaginalia und Ovula
Die Anwendung sollte in Rückenlage bei leicht angezogenen Beinen erfolgen, meist abends, normalerweise nicht während der Regelblutung.

Vaginalcremes
Die Anwendung sollte im Liegen erfolgen, normalerweise abends und nicht während der Regelblutung.

WEITERE BERATUNGSHINWEISE

Pharmakokinetik
Bei fehlenden Angaben wird die folgende Unterscheidung gemacht:
k.A. (keine Angaben) = Autoren konnten keine Daten finden,
keine bekannt = vom Hersteller waren keine Daten erhältlich.

Schwangerschaft und Stillzeit
Eine genaue Angabe ist hier schwierig. Häufig wird in den Fachinformationen von einer Anwendung abgeraten und in Lehrbüchern wird diese für möglich gehalten. Daher haben wir zur besseren Bewertung oft noch Angaben zur Teratogenität bzw. zum Übergang in die Muttermilch gemacht.

Nebenwirkungen
Bei den Nebenwirkungen wurden im Regelfall nur die häufigsten (häufig und sehr häufig) aufgeführt. Wo keine prozentualen Angaben stehen, kann folgende Häufigkeit zu Grunde gelegt werden.

Deutsch	Englisch	Angabe [%]
sehr häufig	very common	> 10
häufig	common	> 1 bis < 10
gelegentlich	uncommon	> 0,1 bis < 1
selten	rare	> 0,01 bis < 0,1
sehr selten	very rare	< 0,01

Wechselwirkungen
Ebenso konnten bei den Wechselwirkungen nur die wichtigsten angeführt werden. Bei rein topischer Anwendung ohne eine systemische Wirkung sind diese auch deutlich geringer als bei systemischen Anwendungen. Grundsätzlich kann jede topische Arzneiform bei Anwendung im Anal- oder Genitalbereich zur Beeinflussung der Sicherheit von Kondomen führen.

8 Weitere Beratungshinweise

Kontraindikationen

Auch hier konnten nicht alle möglichen Kontraindikationen aufgeführt werden. Die Schwangerschaft und Stillzeit ist hier nicht noch einmal erwähnt. Bei den rein topisch zur Anwendung gelangenden Wirkstoffen ist meist nur eine Überempfindlichkeit gegen den Wirkstoff oder die Hilfsstoffe eine absolute Kontraindikation.

Off-label-use

Für die Anwendung bei Kindern sind leider meist nur wenige Angaben zu finden. In der Tabellenspalte „Z" ist das Alter genannt, ab dem laut Zulassung Kinder behandelt werden dürfen. Im Rahmen von Anwendungsbeobachtungen kann der Arzt im Einzelfall aber einen Einsatz außerhalb der Altersgrenzen verantworten.

Arzneiformen

DERMATIKA

1 Adstringentia

1.1 Adstringentia als halbfeste Zubereitungen

1.1.1 Gerbstoffe und verwandte Verbindungen

Pharmakodynamik

Adstringentia werden zur symptomatischen Behandlung von akuten, entzündlichen, nässenden und juckenden Erkrankungen der Haut z.B. Ekzemen eingesetzt, z.T. werden halbfeste Arzneiformen und Lotionen auch bei Windeldermatitis oder bei Hyperhidrosis angewendet. Die gerbenden und schorfbildenden Eigenschaften der Adstringentien werden durch deren Fähigkeit, Eiweiß zu fällen, vermittelt. Dabei wird das kolloidale Gefüge der Haut verdichtet, wodurch eine oberflächliche Abdichtung erreicht wird, was u.a. den Flüssigkeitsverlust bei Wundbehandlung, Verbrennungen usw. verringert. Entzündungshemmende Eigenschaften ergeben sich also durch Fällung reaktiver Eiweißspezies, sowie durch den Einfluss der Adstringentia auf entzündungsvermittelnde Enzyme und Stoffe. Die vermehrte Schweißsekretion wird durch die adstringierende Wirkung vermindert.

Pharmakokinetik

Arzneistoff	Konz [%]	WE [d]	WD [h]	AW_{max}/d	AWD_{max} [Wo]	Z [a]	Ap/Rp
Aluminium-acetattartrat	1	k.A.	k.A.	3	k.A.	k.A.	Ap
Methenamin	13,0	k.A	12–24	1	k.A	k.A	Ap
Synth. Gerbst.[1]	0,4–1,0	k.A	4	1	2–4	0	Ap
Synth. Gerbst.[2]	1,0	k.A.	4	3	3	0	Ap

[1] Phenol-Methanal-Harnstoff-Polykondensat, sulfoniert, Natriumsalz
[2] Phenolsulfonsäure-Phenol-Harnstoff-Methanal-Kondensat, Natriumsalz

Schwangerschaft und Stillzeit

Für synthetische Gerbstoffe liegen in Schwangerschaft und Stillzeit keine Einschränkungen vor, da die Wirkstoffe nicht resorbiert werden. Für einige Zubereitungen (Gel) fehlen aber die klinischen Erfahrungen.

Methenamin darf in der Stillzeit nicht an der laktierenden Brust angewendet werden. Für die Anwendung in der Schwangerschaft liegen keine ausreichenden Erkenntnisse vor.

Nebenwirkungen

Als Nebenwirkungen können Hautreizungen und in seltenen Fällen Sensibilisierung gegen den Wirkstoff auftreten. Überempfindlichkeitsreaktionen können ebenfalls durch Hilfsstoffe auftreten.

Adstringentia reizen die Augen und trocknen die Haut aus.

Wechselwirkungen

Gerbstoffe dürfen nicht zusammen mit alkalischen Seifen angewendet werden, da sonst die Wirksamkeit beeinträchtigt wird. Sie werden durch Schwermetallsalze gefällt und reagieren mit Alkaloiden, Gelatine, Albumin, Stärke und oxidierenden Substanzen.

Kontraindikationen

Kontraindiziert ist die Anwendung am Auge. Gerbstoffhaltige Zubereitungen sollten nicht angewendet werden, wenn eine Überempfindlichkeit gegen den Wirkstoff oder einen der Hilfsstoffe besteht. Methenamin darf nicht auf blasig veränderter oder nässender Haut angewendet werden.

Anwendung

1–3 × tgl. dünn auf die erkrankten Hautstellen auftragen. Die Behandlungsdauer richtet sich nach dem Erfolg der Behandlung und wird vom Arzt festgelegt. Allerdings entwickeln Patienten häufig nach etwa 3 Wochen eine Unverträglichkeit gegen die Zubereitungen. Fettcremes und Lotionen werden besonders auch im intertriginösen Bereich angewendet.

1.2 Adstringentia zur dermalen Anwendung als Bad

1.2.1 Gerbstoffe und verwandte Verbindungen

Pharmakodynamik

Adstringentia werden als Bäder bei Hämorrhoiden, entzündlichen, nässenden oder juckenden Hauterkrankungen (z. B. Windeldermatitis), Juckreiz, speziell im Genito-Anal-Bereich und bei Hyperhidrosis als Voll-, Sitz- oder Teilbad angewendet.

Sie werden zur symptomatischen Behandlung von akuten, entzündlichen, nässenden und juckenden Erkrankungen der Haut angewendet. Die gerbenden und schorfbildenden Eigenschaften der Adstringentien werden durch deren Fähigkeit, Eiweiß zu fällen, vermittelt. Dabei wird das kolloidale Gefüge der Haut verdichtet, wodurch eine oberflächliche Abdichtung erreicht wird, was u. a. den Flüssigkeitsverlust bei Wundbehandlung, Verbrennungen usw. verringert. Entzündungshemmende Eigenschaften ergeben sich ebenfalls durch Fällung reaktiver Eiweißspezies, sowie durch den Einfluss der Adstringentia auf entzündungsvermittelnde Enzyme und Stoffe.

Pharmakokinetik

Arzneistoff	Konz [%]	WE [d]	WD [h]	AW_{max}/d	AWD_{max} [Wo]	Z [a]	Rp
Aluminium-acetattartrat	1,0	0	k.A.	1	k.A.	0	Ap
Synth. Gerbstoff[1]	0,008–0,04	0	24–48	1	2	0	Ap

[1] Phenol-Methanal-Harnstoff-Polykondensat, sulfoniert, Natriumsalz

Schwangerschaft und Stillzeit

Für Schwangerschaft und Stillzeit liegen keine Einschränkungen vor.

Nebenwirkungen

Als Nebenwirkungen können Hautreizungen und in seltenen Fällen Sensibilisierung gegen den Wirkstoff auftreten. Zudem reizen Adstringentia die Augen.

Wechselwirkungen
Gerbstoffe dürfen nicht zusammen mit alkalischen Seifen angewendet werden, da sonst die Wirksamkeit beeinträchtigt wird.

Kontraindikationen
Nicht zur Anwendung am Auge. Vollbäder belasten den Kreislauf und dürfen deswegen nicht bei schwerer Herz- und Kreislauferkrankung, sowie bei Bluthochdruck, fieberhaften Erkrankungen und Tuberkulose angewendet werden.

Anwendung
Als Waschungen, Teilbad, Sitzbad oder Vollbad; je großflächiger die Anwendung, desto geringer die Konzentration an Wirkstoff.

Ist die Haut derart empfindlich, dass sie bereits bei leichter Berührung mit Schmerz reagiert, so wird die Konzentration auf 0,05% herabgesetzt.

Voll-, Teil- oder Sitzbäder sollten eine Temperatur von 32–35 °C haben und eine Dauer von 15 min nicht überschreiten. Feuchte Umschläge, Waschungen und Kompressen werden bis zu 3 × tgl. für bis zu 20 min aufgelegt.

Mit Aluminiumacetattartrat-Lösung getränkte Umschläge oder Kompressen werden mehrmals täglich erneuert.

1.3 Adstringentia zur dermalen Anwendung als Puder

1.3.1 Gerbstoffe

Pharmakodynamik

Adstringentia werden als Puder zur Behandlung von akuten, entzündlichen, nässenden und juckenden Erkrankungen der Haut. z.B. Ekzeme, Windeldermatitis, Hyperhidrosis angewendet. Die adstringierenden, gerbenden und schorfbildenden Eigenschaften der Adstringentia werden durch deren Fähigkeit, Eiweiß zu fällen, vermittelt. Dabei wird das kolloidale Gefüge der Haut verdichtet, wodurch eine oberflächliche Abdichtung erreicht wird, was u.a. den Flüssigkeitsverlust bei Wundbehandlung, Verbrennungen, usw. verringert. Entzündungshemmende Eigenschaften ergeben sich ebenfalls durch Fällung reaktiver Eiweißspezies, sowie durch den Einfluss der Adstringentia auf entzündungsvermittelnde Enzyme und Stoffe. Die vermehrte Schweißsekretion wird durch die adstringierende Wirkung vermindert.

Pharmakokinetik

Arzneistoff	Konz [%]	WE [d]	WD [h]	AW_{max}/d	AWD_{max} [Wo]	Z [a]	Rp
Synth. Gerbstoff[1]	1,2	0	12-24	1-2	1-2	k.A.	Ap

[1] Phenol-Methanal-Harnstoff-Polykondensat, sulfoniert, Natriumsalz

Schwangerschaft und Stillzeit

Für Schwangerschaft und Stillzeit liegen keine Einschränkungen vor, da die Wirkstoffe nicht resorbiert werden.

Nebenwirkungen

Als Nebenwirkungen können Hautreizungen und in seltenen Fällen Sensibilisierung gegen den Wirkstoff auftreten. Adstringentia reizen die Augen und trocknen die Haut aus.

Wechselwirkungen
Gerbstoffe dürfen nicht zusammen mit alkalischen Seifen angewendet werden, da sonst die Wirksamkeit beeinträchtigt wird. Sie werden durch Schwermetallsalze gefällt und reagieren mit Alkaloiden, Gelatine, Albumin, Stärke und oxidierenden Substanzen.

Kontraindikationen
Nicht zur Anwendung am Auge. Gerbstoffhaltige Zubereitungen sollten nicht angewendet werden wenn eine Überempfindlichkeit gegen den Wirkstoff oder einen der Hilfsstoffe besteht.

Anwendung
1–2 × tgl. dünn auf die betroffenen Hautstellen aufstreuen. Bei der Behandlung der Windeldermatitis wird der Puder bei jedem Windelwechseln appliziert.

2 Aknetherapeutika

2.1 Aknetherapeutika zur dermalen Anwendung

2.1.1 Azelainsäure

Pharmakodynamik

Azelainsäure ist eine Dicarbonsäure mit antibakterieller und komedolytischer Wirkung. Ein genauer Wirkmechanismus ist nicht bekannt. Die antibakterielle Wirkung kommt über einen Eingriff in die bakterielle Proteinbio- und DNA-Synthese zustande. Unter der Therapie kommt es zu einer Abnahme der Hornschicht und einer Auflockerung des Zellverbandes.

Pharmakokinetik

Arzneistoff	Konz [%]	WE [Wo]	WD [h]	AW_{max}/d	AWD_{max} [m]	Z [a]	Ap/Rp
Azelainsäure	20–30	3–4	12	2	∞ [5]	0	Rp

Schwangerschaft und Stillzeit

Von der Substanz ist keinerlei toxisches oder teratogenes Potential bekannt. Eine Anwendung in der Schwangerschaft und Stillzeit ist möglich.

Nebenwirkungen

Die Substanz gilt als sehr gut verträglich. Selten zu Beginn Rötung, Schuppung, Juckreiz.

Wechselwirkungen

Keine bekannt.

Kontraindikationen

Überempfindlichkeit gegen den Wirkstoff.

Anwendung

Die Azelainsäure wird 2 × tgl. morgens und abends aufgetragen. Die Wirkung zeigt sich nach ca. 4 Wochen. Die Anwendung sollte über mehrere Monate erfolgen. Meist erfolgt eine Kombination mit anderen Aknetherapeutika wie Retinoiden. Mit den meisten Wirkstoffen sollte eine zeitlich versetzte Anwendung (morgens/abends) erfolgen.

2.1.2 Benzoylperoxid

Pharmakokinetik

Benzoylperoxid wird bei leichter bis mittelschwerer Akne eingesetzt. Die Substanz wirkt antibakteriell und keratolytisch (Schälkur). Sie zerfällt in Benzoesäure und Sauerstoff, daher wirkt sie gut gegen anaerobe Bakterien, vor allem auch gegen Propionibakterien etc. Auch ein Einfluss auf die Talgdrüse wird diskutiert. Für die Wirksamkeit ist die Teilchengröße entscheidend. Unter Benzoylperoxid treten keine Resistenzen auf.

Pharmakodynamik

Arzneistoff	Konz [%]	WE [Wo]	WD [h]	AW_{max}/d	AWD_{max} [Wo]	Z [a]	Ap/Rp
Benzoylperoxid	2–10	4–8	12	2–3	12	k.A.	Ap

Schwangerschaft und Stillzeit

Strenge Indikationsstellung, keine Anwendung im letzten Monat der Schwangerschaft.

Nebenwirkungen

Kontaktallergien, leichte Hautreaktionen mit Brennen, Jucken, Rötung.

Wechselwirkungen

Die Substanz sollte nicht gleichzeitig mit anderen oxidationsempfindlichen Dermatika wie Tretinoin oder Isotretinoin angewendet werden.

Aknetherapeutika zur dermalen Anwendung

Die Kombination mit Erythromycin kann eine Resistenzentwicklung des Antibiotikums verzögern.

Kontraindikationen

Überempfindlichkeit gegen den Wirkstoff. Die Anwendung bei Atopikern und Patienten mit trockener Haut sollte vorsichtig erfolgen (niedrige Konzentration in geeigneter Grundlage).

Bei längerer Behandlung entwickeln bis zu 3% der Patienten eine Kontaktallergie.

Anwendung

1–2 (3) × tgl. nach der Körperreinigung auf die Haut auftragen. Vorsicht: Substanz kann Kleidung und Haare bleichen, nicht auf Schleimhäute auftragen, eine direkte UV-Bestrahlung behandelter Hautareale kann die Nebenwirkungen verstärken. Die Anwendung sollte über 4 – 12 Wochen erfolgen.

Häufig wird bereits mit 5%igen Zubereitungen die maximale Wirkung erzielt. Zubereitungen stehen zur Leave-on- und Rinse-off-Therapie zur Verfügung.

2.1.3 Hexachlorophen

Pharmakodynamik

Hexachlorophen ist ein Antiseptikum, das bei Akne oder anderen bakteriell entzündlichen Hauterkrankungen eingesetzt werden kann. Es wird in Form von Salben oder Cremes bzw. zur Hautdesinfektion als Lösung eingesetzt.

Pharmakokinetik

Arzneistoff	Konz [%]	WE	WD	AW_{max}/d	AWD_{max} [Wo]	Z [a]	Ap/Rp
Hexachlorophen	0,5	k.A.	k.A.	2	k.A.	k.A.	Ap

Schwangerschaft und Stillzeit
Die Anwendung sollte in der Schwangerschaft und Stillzeit nicht erfolgen, da die Gefahr resorptiver Vergiftungen gegeben ist (insbesondere bei großflächiger Anwendung oder auf Brandwunden). Ferner ist die Substanz neurotoxisch und steht im Verdacht ein karzinogenes Potential zu haben.

Nebenwirkungen
Allergien wurden beobachtet, Neurotoxizität.

Wechselwirkungen
Keine Angaben.

Kontraindikationen
Anwendung bei Säuglingen und Kleinkindern (resorptive Vergiftungen). Allergien gegen den Wirkstoff.

Anwendungen
1–2 × tgl. anwenden.

2.1.4 Natrium- und Ammoniumbituminosulfonat (Ichthyol)

Pharmakodynamik
Ichthyol wird topisch bei Akne, eitrigen Entzündungen und Arthrose angewandt. Die Substanz wirkt antibakteriell, analgetisch und antiphlogistisch. Die niedrigen Konzentrationen finden sich in der Aknetherapie, die höheren in der Rheumatherapie oder der Behandlung eitriger Entzündungen. Teilweise wird Ichthyol auch in Kombination mit Antibiotika z.B. Chloramphenicol eingesetzt. Ichthyol ist ein sulfoniertes Schieferöl aus überwiegend Thiophensulfonsäuresalzen.

Pharmakokinetik

Arzneistoff	Konz [%]	AW_{max}/d	AWD_{max} [Wo]	Z [a]	Ap/Rp
Ammoniumbituminosulfonat	1–50	2	∞	k.A.	Ap
Natriumbituminosulfonat	1	2	∞	k.A.	Ap

Schwangerschaft und Stillzeit
Untersuchungen an trächtigen Kaninchen zeigten bei peroraler Gabe von Natriumbituminosulfonat bis zu 400 mg/kg keine toxischen Effekte. Eine Anwendung im Brustbereich bei stillenden Frauen ist kontraindiziert. Keine großflächige Anwendung in der Schwangerschaft.

Nebenwirkungen
Die Substanz gilt als gut verträglich. Es wurden keine toxischen, phototoxischen oder teratogenen Effekte an Ratten, Mäusen oder Kaninchen festgestellt. In Einzelfällen kann es zu Hautreizungen bzw. Kontaktallergien kommen.

Wechselwirkungen
Keine Angaben.

Kontraindikationen
Keine Anwendung bei Säuglingen. Allergien gegen den Wirkstoff (Schieferöle), großflächige Anwendung bei Niereninsuffizienz.

Anwendung
2 × tgl. nach der Hautreinigung. Eine Anwendung kann bis zur vollständigen Abheilung erfolgen. Bei Anwendung im Gesicht ist ein Augenkontakt zu vermeiden.

2.1.5 Retinoide

Pharmakodynamik

Retinoide werden topisch zur Behandlung der Akne (und anderer Verhornungsstörungen wie Psoriasis) eingesetzt. Sie wirken keratolytisch, komedolytisch, sebostatisch und antientzündlich. Die Anwendung führt zu einer Verdünnung und Auflockerung der Hornschicht der Haut. Eng verwandt mit den Retinoiden der ersten Generation sind das Adapalen und das Tazaroten, die auch als Retinoide der dritten Generation bezeichnet werden und eine ähnliche Wirkung zeigen. Tazaroten wird allerdings nicht in der Aknetherapie, sondern in der Behandlung der leichten bis mittelschweren Psoriasis (bis zu 10% Befall der KOF) eingesetzt. Alitretinoin wird zur Behandlung des Kaposi-Sarkoms eingesetzt.

Pharmakokinetik

Arzneistoff	Konz [%]	WE [Wo]	WD [h]	AW_{max}/d	AWD_{max} [Wo]	Z [a]	Ap/Rp
Adapalen	1	4–8	24	1	12	k.A.	Rp
Alitretinoin	0,1	k.A.	k.A.	2–4	12	k.A.	Rp
Isotretinoin	0,05–0,1	3–4	12–24	2	6–8	12	Rp
Tazaroten	0,05–0,1	1	24	1	12	18	Rp
Tretinoin	0,05	3–5	12–24	2	14	k.A.	Rp

Schwangerschaft und Stillzeit

Die Substanzen sind stark teratogen. Die Anwendung in der Schwangerschaft und bei Frauen, die eine Schwangerschaft planen, ist kontraindiziert. Eine Schwangerschaft sollte möglichst erst einen Monat nach Therapieende eintreten (Empfehlung bei peroraler Anwendung). Während der Stillzeit ist ein Kontakt der Brust mit der Substanz strengstens zu vermeiden. Die Resorption über die Haut ist allerdings als gering zu bewerten, so dass ein mögliches Risiko für ein ungeborenes Kind ebenfalls gering ist. Ein teratogenes Potential von Adapalen ist bisher nicht bekannt. Eine Anwendung in Schwangerschaft und Stillzeit sollte aber auch hier nicht erfolgen.

Nebenwirkungen
In den ersten Wochen der Behandlung tritt eine Reizung der Haut mit Brennen, Rötung, Schuppung auf. Es kann auch zum sog. Aufblühen der Akne kommen.

Wechselwirkungen
Die Exposition gegenüber Sonnenlicht und Solarien kann zu Lichtdermatosen führen. Auch bei Röntgenstrahlen ist eine verstärkte Reizung der Haut zu beachten. Adapalen ist nicht phototoxisch oder oxidationsempfindlich.

Kontraindikationen
Schwangere und Frauen, die eine Schwangerschaft planen.

Anwendung
Adapalen: 1 × tgl. am besten abends nach der Hautreinigung.
Alitretinoin: 2 × tgl. (Steigerung auf 4 × tgl. möglich).
Isotretinoin: 1–2 × tgl.
Tazaroten: 1 × tgl. abends.
Tretinoin: 1–2 × tgl. anwenden.

Bei Hellhäutigen nur einmal. Zu Behandlungsbeginn tritt immer eine Reizung der Haut auf. Bei starken Nebenwirkungen eventuell nur jeden 2. Tag anwenden. Die Wirkung zeigt sich nach etwa 4 Wochen. Behandelte Hautareale nicht der Sonne oder anderen UV-Quellen aussetzen. Nach der Anwendung sind die Hände gründlich zu waschen. Die Salben oder Lösungen sollten möglichst mit einem Wattebausch aufgetragen werden und dürfen nicht auf Schleimhäute aufgebracht werden. Gel 3–5 min antrocknen lassen, 3 Stunden nicht waschen, schwimmen, etc.

3 Analgetika und NSAR

3.1 Analgetika und NSAR zur dermalen Anwendung

3.1.1 Bufexamac

Pharmakodynamik

Bufexamac kann zu den NSAR gerechnet werden. Es zeigt eine antiphlogistische und antipruriginöse Aktivität und wird nur lokal angewendet. Die Wirkung beruht auf einer COX-Hemmung. Die Substanz wird bei Entzündungssymptomen der Haut, wie Neurodermitis, chronischen Ekzemen, hyperkeratotischen Prozessen im chronischen und subakuten Zustand eingesetzt.

Pharmakokinetik

Arzneistoff	Konz [%]	WE [min]	WD [h]	AW_{max}/d	AWD_{max} [Wo]	Z [a]	Ap/Rp
Bufexamac	5	k.A.	k.A.	1–3	24	0	Ap

Schwangerschaft und Stillzeit

Strenge Indikationsstellung. Negative Auswirkungen auf das Ungeborene sind bisher nicht bekannt. Kontraindikation im letzten Trimenon.

Nebenwirkungen

Allergien, lokale Reizungen, Austrocknung der Haut.

Wechselwirkungen

Keine Angaben.

Kontraindikationen

Überempfindlichkeit gegen den Wirkstoff oder Para-Allergien.

Anwendung

1–3 × tgl. dünn auftragen.

3.1.2 NSAR

Pharmakodynamik

NSAR werden als nicht selektive COX-Hemmer äußerlich zur unterstützenden Behandlung bei schmerzhaften und entzündlichen Erkrankungen des Bewegungsapparates wie Entzündungen der Sehnen oder Sehnenscheiden, schmerzhafter Schultersteife, Prellungen, Zerrungen oder Verstauchungen sowie Rheuma angewendet. Durch äußerliche Anwendung gelangen pharmakologisch wirksame Konzentrationen in Muskeln, Sehnen, Gelenkinnenhaut oder Gelenkflüssigkeit. Diclofenac wird auch zur Behandlung aktinischer Keratosen eingesetzt.

Pharmakokinetik

Arzneistoff	Konz [%]	WE [min]	WD [h]	AW_{max}/d	AWD_{max} [Wo]	Z [a]	Ap/Rp
Diclofenac	1–(3)[2]	≈ 30	6 bis 48	4	k.A	6	Rp/Ap
Etofenamat	5	≈ 30	6	k.A	k.A	k.A.	Ap
Felbinac	2,5–3	≈ 30	6–12	4	k.A	6	Ap
Flufenaminsäure	3	≈ 30	6	k.A	k.A	14	Ap
Hydroxyethylsalicylat	10	≈ 30	6	k.A	k.A	k.A	Ap
Ibuprofen	5	≈ 30	6	4	k.A	14[1]	Ap
Indometacin	1	≈ 30	6	4	k.A	14[1]	Rp/Ap
Ketoprofen	2,5	≈ 30	6	4	1–2	18	Ap
Piroxicam	0,5	≈ 30	6	4	1–2 [3]	14	Ap

[1] je nach Hersteller
[2] zur Behandlung aktinischer Keratosen

Schwangerschaft und Stillzeit

Im letzten Trimenon sollten NSAR-haltige Salben nicht über einen größeren Zeitraum und großflächig angewendet werden. Zur Anwendung von Ketoprofen in der Stillzeit liegen keine Untersuchungen vor. Für Felbinac liegen keine Erfahrungen zum Einsatz in Schwangerschaft, Stillzeit oder bei Kleinkindern vor.

Analgetika und NSAR

Nebenwirkungen
Selten können allergische Hautreaktionen wie Jucken, Rötung oder Brennen der Haut auftreten.

Wechselwirkungen
Wechselwirkungen von Diclofenac, Piroxicam oder Ketoprofen sind bei kutaner Anwendung bisher nicht bekannt.

Kontraindikationen
Allergien gegen einen der Wirk- oder Hilfsstoffe oder andere NSAR.

Anwendung
Diclofenac: 3–4 × tgl. 2–4 g (walnussgroße Menge).
Etofenamat: 3–4 × tgl. einen 5–10 cm langen Strang auftragen und in die Haut einreiben.
Felbinac: 2–4 × tgl. 1–2 g Gel auf die schmerzenden Partien auftragen und leicht einmassieren, maximal 20 g/Tag.
Flufenaminsäure: 3–4 × tgl. einen 5–10 cm langen Salbenstrang auftragen
Hydroxyethylsalicylat: 2–3 × tgl. jeweils bis zu 5 g in dünner Schicht über der Schmerzzone auftragen.
Ibuprofen: 3–4 × tgl. 4–10 cm Strang.
Indometacin: 2–4 × tgl.
Ketoprofen: 3–4 × tgl. 2–4 g (maximal 400 mg).
Piroxicam: 3–4 × tgl. eine haselnussgroße Menge (ca. 1 g) einreiben.

Die Anwendung sollte nicht auf offenen Wunden, also nur auf intakter Haut erfolgen.

4 Antibiotika

4.1 Antibiotika zur dermalen Anwendung

4.1.1 Aminoglykoside

Pharmakodynamik

Aminoglykoside werden zur Behandlung primärer bakterieller Hautinfektionen (Impetigo, Folliculitis superficialis, Furunkulose, Sykose, Ekthyma) und sekundären Hautinfektionen wie Dermatitis seborrhoides, Akne, Neurodermitis und infizierten Wunden verschiedenen Ursprungs (Verbrennungen, Insektenstiche) eingesetzt. Sie greifen in die bakterielle Proteinbiosynthese ein und wirken gegen grampositive und gramnegative Bakterien.

Pharmakokinetik

Arzneistoff	Konz [%]	WE [d]	WD [h]	AW_{max}/d	AWD_{max} [Wo]	Z [a]	Ap/Rp
Framycetin	0,5–2	k.A.	24	1	1	0,5	Rp
Gentamycin	0,1	k.A.		2–3	1		Rp
Kanamycin	0,3	k.A.		1	1		Rp
Neomycin	0,5	k.A.		2–3	8–(4[1])		Rp

[1] bei Kindern

Schwangerschaft und Stillzeit

Kanamycin ist in der Schwangerschaft kontraindiziert. Bei lokaler Anwendung von Kanamycin sind jedoch die angewandten Mengen und die systemische Verfügbarkeit gering. Schäden für das Kind sind nicht zu erwarten. Kanamycin geht in die Muttermilch über. Die orale Aufnahme von Kanamycin durch den Säugling ist allerdings sehr gering. Kanamycin kann lokal während der Stillzeit angewendet werden. Gentamycin sollte ebenfalls nur nach strenger Abwägung in der Schwangerschaft eingesetzt werden, insbesondere bei großflächiger Anwendung oder beim Einsatz auf geschädigter Haut. Framycetin sollte nicht in der Schwangerschaft angewendet werden.

Nebenwirkungen
Veränderungen der kutanen Mikroflora. Allergische Hautreaktionen mit Rötung, Brennen, Juckreiz.

Wechselwirkungen
DMSO verstärkt die Resorption von Neomycin und kann zu systemischen Wirkungen führen.

Kontraindikationen
Überempfindlichkeit gegen Aminoglykoside.

Anwendung
Framycetin: 1 × tgl. dünn auftragen, auf großen Flächen max. 8 Tage.
Gentamycin: 1–3 × tgl. dünn auf die betroffenen Hautbezirke.
Kanamycin: 1 × tgl.
Neomycin: 2–3 × tgl. dünn, danach 1 × tgl., Säuglinge nur 1 × tgl.

4.1.2 Chloramphenicol

Pharmakodynamik
Das Breitspektrum-Antibiotikum Chloramphenicol ist Bestandteil von Akne-Lösungen meist in Kombination mit Salicylsäure oder Natriumbituminosulfonat. Daneben findet sich Chloramphenicol in Augensalben zur Behandlung von bakteriellen Binde- und Hornhautinfektionen. Chloramphenicol ist ein bakteriostatisch wirkendes Breitspektrum-Antibiotikum (MHK < 2 µg/ml). Es hemmt die Proteinbiosynthese durch Angriff an der 50-S-Ribosomenuntereinheit der Bakterien. Meist wird es in Form alkoholischer Lösungen eingesetzt.

Pharmakokinetik

Arzneistoff	Konz [%]	AW_{max}/d	AWD_{max} [Wo]	Z [a]	Ap/Rp
Chloramphenicol	1	2[1]	6–8	k.A.	Rp

[1] in Kombination mit Ichthyol

Schwangerschaft und Stillzeit
Chloramphenicol darf nicht während der Schwangerschaft oder Stillzeit angewendet werden.

Nebenwirkungen
Allergische Reaktionen.

Wechselwirkungen
Mit anderen Medikamenten, die auf das hämatopoetische System wirken, kann es auch bei topischer Anwendung zu einer Wirkungsverstärkung oben genannter Nebenwirkung kommen.

Kontraindikationen
Überempfindlichkeit gegen Chloramphenicol, Leberfunktionsstörungen und Blutbildstörungen (Erkrankungen des hämatopoetischen Systems).

Anwendung
Die Lösungen werden 1–2 × tgl. angewendet. Die Anwendung sollte auf 6–8 Wochen beschränkt werden, um Resistenzentwicklungen zu vermeiden.

4.1.3 Fusidinsäure

Pharmakodynamik
Fusidinsäure hemmt die bakterielle Proteinsynthese und führt damit zu einem Zusammenbruch der Zellwandstruktur. Sie wirkt gegen eine Reihe grampositiver Bakterien und gramnegativer Kokken. Gegen Pilze und gramnegative Bakterien besteht keine Wirksamkeit. Die Anwendung erfolgt bei infizierten Hauterkrankungen. Der Wirkstoff dringt gut ein und durchdringt auch Wundschorf, Eiter etc.

Pharmakokinetik

Arzneistoff	Konz [%]	WE [d]	WD [h]	AW$_{max}$/d	AWD$_{max}$ [Wo]	Z [a]	Ap/Rp
Fusidinsäure	2	k.A.	k.A.	3	k.A.	0	Rp

Schwangerschaft und Stillzeit
Keine Angaben.

Nebenwirkungen
Leichtes Brennen (insbesondere bei großflächiger Anwendung). Allergien gegen den Wirkstoff.

Wechselwirkungen
Bei der Behandlung mit fusidinsäurehaltiger Creme oder Salbe im Genital- oder Analbereich kann es wegen der Hilfsstoffe Paraffin und Vaselin bei gleichzeitiger Anwendung von Kondomen zu einer Verminderung der Reißfestigkeit und damit zur Beeinträchtigung der Sicherheit von Kondomen kommen.

Kontraindikationen
Allergien gegen den Wirkstoff.

Anwendung
Allgemein 2–3 × tgl. dünn, bei Anwendung in Nase oder Ohr 2 × tgl. mit Wattestäbchen.

Ein- bis mehrmals tgl. auf die geschädigte Haut dünn auftragen. Bei Behandlung ohne Verband soll die fusidinsäurehaltige Creme oder Salbe 3 × tgl. aufgetragen werden, bei Anlegen eines Verbandes genügt die 1 × tgl. Anwendung.

4.1.4 Gyrasehemmer

Pharmakodynamik
Nadifloxacin wird bei Akne leichter bis mittelschwerer Form zur Hemmung des Wachstums von Propionibakterien eingesetzt. Gyrasehemmer wirken bakterizid durch Hemmung der bakteriellen Gyrase (Topoisomerase II und IV), wodurch die Vermehrung gehemmt wird.

Pharmakokinetik

Arzneistoff	Konz [%]	WE [d]	WD [h]	AW_{max}/d	AWD_{max} [Wo]	Z [a]	Ap/Rp
Nadifloxacin	1	k.A.	k.A.	2	8–12	14	Rp

Schwangerschaft und Stillzeit
Die Anwendung in der Schwangerschaft sollte nur unter strenger Indikationsstellung erfolgen, eine Anwendung in der Stillzeit sollte unterbleiben, auf keinen Fall darf die Zubereitung im Bereich der Brust angewendet werden.

Nebenwirkungen
Erhöhte Lichtempfindlichkeit. Hautreizungen.

Wechselwirkungen
Keine bekannt.

Kontraindikationen
Allergien gegen den Wirkstoff.

Anwendung
Im Regelfall 2 × tgl. Eine starke Sonnenbestrahlung insbesondere der Besuch von Solarien sollte während der Behandlung unterbleiben.

4.1.5 Lincosamide

Pharmakodynamik

Clindamycin aus der Gruppe der Lincosamide wird topisch zur Behandlung der Akne eingesetzt. Clindamycin wird als Phosphorsäureester in der kutanen Therapie eingesetzt. Die antibakterielle Wirkung tritt erst ein, wenn in den Talgdrüsenfolikeln der Phosphatrest hydrolytisch abgespalten wird. Clindamycin hemmt als Antibiotikum der Lincosamide die Proteinbiosynthese und wirkt bakteriostatisch und bakterizid. In seinem Wirkspektrum ist es dem Erythromycin vergleichbar. Clindamycin zeigt zusätzlich antiphlogistische Eigenschaften.

Pharmakokinetik

Arzneistoffe	Konz [%]	AW_{max}/d	AWD_{max} [Wo]	Z [a]	Ap/Rp
Clindamycinphosphat	1	2	4–6	k.A.	Rp

Schwangerschaft und Stillzeit

Keine Anwendung in Schwangerschaft und Stillzeit (bisher aber keine Berichte über Teratogenität oder nachteilige Effekte für den Säugling).

Nebenwirkungen

Kontaktdermatitis, systemische Nebenwirkungen nach Resorption sind nicht 100%ig auszuschließen (pseudomembranöse Kolitis etc.).

Wechselwirkungen

Eine gleichzeitige Gabe von Clindamycin und Erythromycin ist nicht zweckmäßig (Kreuzresistenz).

Kontraindikationen

Überempfindlichkeit gegen Lincosamide.

Anwendung

Clindamycin: 1–2 × tgl. dünn auf die betroffenen Hautpartien auftragen, Kreuzresistenz mit Erythromycin beachten.

4.1.6 Makrolide

Pharmakodynamik

Das Makrolidantibiotikum Erythromycin wird in Salben, Lösungen und Gelen zur Behandlung von Akne leichter bis mittelschwerer Form eingesetzt. Erythromycin ist ein Schmalspektrum-Antibiotikum, das über einen Eingriff in die bakterielle Proteinbiosynthese wirkt. Zusätzlich zeigt Erythromycin eine antiphlogistische Wirkung.

Pharmakokinetik

Arzneistoff	Konz [%]	WE [d]	WD [h]	AW_{max}/d	AWD_{max} [Wo]	Z [a]	Ap/Rp
Erythromycin	1–4	k.A.	k.A.	2	4–6	0	Rp

Schwangerschaft und Stillzeit

Es gibt keine Hinweise auf fruchtschädigende Wirkung von Erythromycin oder nachteilige Effekte für den Säugling in der Stillzeit bei topischer Anwendung.

Nebenwirkungen

Gelegentlich Jucken und Brennen der Haut, entzündliche Rötungen, Schuppenbildung.

Wechselwirkungen

Nicht bekannt, Kreuzresistenz mit Clindamycin.

Kontraindikationen

Überempfindlichkeit gegen Erythromycin.

Anwendung

2 × tgl. dünn, im Regelfall bis zu 4–6 Wochen, bei Lösungen sollten diese mit einem Wattestäbchen aufgetragen werden. In Kombinationstherapie mit Zink oder Benzoylperoxid kann die Therapie auch bis zu 8 Wochen durchgeführt werden, da geringere Resistenzentwicklung.

4.1.7 Mupirocin

Pharmakodynamik

Mupirocin ist ein atypisches Antibiotikum zur Elimination von Staphylokokken aus der Nasenschleimhaut (einschl. methicillinresistenter Stämme). Es weist einen bisher einmaligen Wirkmechanismus auf. Die Wirkung von Mupirocin beruht auf einer kompetitiven Hemmung der bakteriellen Isoleucyl-transfer-RNA-Synthetase. Über die Hemmung der Proteinbiosynthese kommt es zum Zelltod der Bakterienzelle.

Pharmakokinetik

Arzneistoff	Konz [%]	WE [d]	WD [h]	AW_{max}/d	AWD_{max} [d]	Z [a]	Ap/Rp
Mupirocin	2	k.A.	k.A.	3	7	1	Rp

Schwangerschaft und Stillzeit

Sehr strenge Indikationsstellung. Es liegen keine Erfahrungen am Menschen vor, teratogene Eigenschaften sind nicht nachgewiesen.

Nebenwirkungen

In sehr seltenen Fällen können an der Applikationsstelle Unverträglichkeiten wie leichtes Brennen, Jucken, Stechen oder Prickeln und Rhinitis auftreten.

Selten (über 0,01 % und unter 0,1 %) sind Überempfindlichkeitsreaktionen gegenüber dem Wirkstoff Mupirocin an Haut und Nasenschleimhaut beobachtet worden.

Wechselwirkungen

Nicht bekannt.

Kontraindikationen

Säuglinge, Überempfindlichkeit gegen Mupirocin.

Anwendung
Erwachsene und Kinder 2–3 × tgl. eine streichholzkopfgroße Menge in den vorderen Bereich der Nase einbringen. Die Anwendung sollte über 5–7 Tage durchgeführt werden.

Die Nasensalbe wird mit Hilfe des kleinen Fingers oder eines Watteträgers in jedes Nasenloch eingeführt, die Nase durch seitliches Zusammendrücken der Nasenflügel verschlossen und anschließend zwischen Daumen und Finger massiert; dadurch wird eine gleichmäßige Verteilung der Salbe gewährleistet. Bei Kindern oder schwerkranken Patienten sollte die Applikation mit Hilfe eines Watteträgers erfolgen.

4.1.8 Nitroimidazole

Pharmakokinetik
Metronidazol wird als Breitspektrumantibiotikum vor allem bei mäßig ausgeprägter entzündlicher papulo-pustulöser Rosacea dermal angewendet. Es wirkt vor allem bei anaeroben Bakterien bakterizid über eine Hemmung der Nukleinsäuresynthese. Daneben zeigt es gute Wirksamkeit gegen Protozoen.

Pharmakodynamik

Arzneistoff	Konz [%]	WE [d]	WD [h]	AW_{max}/d	AWD_{max} [Wo]	Z [a]	Ap/Rp
Metronidazol	0,75–2	k.A.	k.A.	2	12	18	Rp

Schwangerschaft und Stillzeit
Ein teratogenes Potential ist nicht bekannt. Wegen Meldungen über karzinogene Wirkungen im Tierversuch sollte es in Schwangerschaft und Stillzeit nicht verwendet werden.

Nebenwirkungen
Bei bis zu 2% der behandelten Patienten leichte unerwünschte Wirkungen wie Brennen, Rötung, Juckreiz oder Tränen der Augen, wenn die Creme zu nahe aufgetragen wurde.

Wechselwirkungen
Keine bekannt.

Kontraindikationen
Überempfindlichkeit gegen den Wirkstoff, Patienten mit bekannter Blutdyskrasie.

Anwendung
2 × tgl. morgens und abends, Haut nicht Sonne oder UV-Licht aussetzen.

4.1.9 Polypeptid-Antibiotika

Pharmakodynamik
Die Peptid-Antibiotika Polymyxin B, Bacitracin und Tyrothricin werden als so genannte Lokalantibiotika bei infektionsgefährdeten oder infizierten Hautverletzungen, Wunden oder Verbrennungen, Hautentzündungen, Unterschenkelgeschwüren, Soorpilzbefall der Haut oder Ekzemen eingesetzt. Polymyxin B wird nur noch in der Gynäkologie, Ophtalmologie oder Hals-Nasen-Ohren-Heilkunde (in Kombination mit anderen Antibiotika und Cortisonen) eingesetzt. Während Polymyxin B überwiegend gegen gramnegative Bakterien wirkt, wirken Bacitracin und Tyrothricin vor allem gegen grampositive Kokken und Stäbchen. Die meisten Fertigarzneimittel enthalten Kombinationen mit anderen Antibiotika.

Pharmakokinetik

Arzneistoff	Konz [%]	AW_{max}/d	AWD_{max} [d]	Z [a]	Ap/Rp
Bacitracin	250–300 I.E./g	1–4	k.A.	k.A.	Ap
Polymyxin B	7500–10 000 I.E./g	2–3	k.A.	k.A.	Rp
Tyrothricin	0,1	2	k.A.	k.A.	Ap

Schwangerschaft und Stillzeit
Bei Einsatz in der Gynäkologie strenge Indikationsstellung.

Antibiotika zur dermalen Anwendung

Nebenwirkungen
Selten Sensibilisierungserscheinungen.

Wechselwirkungen
Nicht bekannt.

Kontraindikationen
Allergien gegen die Arzneistoffe oder verwendete Hilfsstoffe.

Anwendung
Meist 1–2 × tgl. in dünner Schicht, teilweise auch häufiger pro Tag.

4.1.10 Tetracycline

Pharmakodynamik
Tetracycline hemmen als Breitspektrumantibiotika durch Angriff an den Ribosomen die bakterielle Proteinbiosynthese und wirken dadurch bakteriostatisch. Sie werden zur Behandlung bakterieller Hautinfektionen (alle bakteriell infizierten Wunden, Verbrennungen, Pyodermien, Furunkulosen, Ulcus cruris u.a., zur Verhütung von Oberflächeninfekten nach Verletzungen und Hautabschürfungen), insbesondere auch bei entzündlichen Akneformen eingesetzt. Neben dem antibiotischen zeigen sie auch einen antientzündlichen Effekt.

Pharmakokinetik

Arzneistoff	Konz [%]	WE [d]	WD [h]	AW_{max}/d	AWD_{max} [Wo]	Z [a]	Ap/Rp
Chlortetracyclin	3	k.A.	k.A.	1–2	8	k.A.	Rp
Meclocyclin	1	k.A.	k.A.	1–2	8	k.A.	Rp
Oxytetracyclin	1	k.A.	k.A.	4–5	8	k.A.	Rp
Tetracyclin	3	k.A.	k.A.	3	8	k.A.	Rp

Schwangerschaft und Stillzeit
Nur unter strenger Indikationsstellung des Arztes. Schädigende Auswirkung von topisch angewendetem Chlortetracyclin während der Schwangerschaft und Stillzeit sind nicht bekannt.

Nebenwirkungen
Selten allergische Reaktionen.

Wechselwirkungen
Bei kutaner Anwendung sind keine Wechselwirkungen bzw. systemischen Wirkungen bekannt.

Kontraindikationen
Allergie gegen Tetracycline. Mit Pilzen infizierte Hautareale.

Anwendung
Chlortetracyclin: 1–2 × tgl.
Meclocyclin: 1–2 × tgl. dünn auf die erkrankten Hautstellen auftragen.
Oxytetracyclin: 4–5 × tgl.
Tetracyclin: 2 × tgl. (1–3 ×).

Die Salben sollten dünn in die Haut einmassiert werden. Um die Gefahr von Resistenzen zu vermeiden, sollte die Therapie auf 4–8 Wochen beschränkt werden.

5 Antihistaminika

5.1 Antihistaminika zur dermalen Anwendung

Pharmakodynamik

H_1-Antihistaminika werden äußerlich bei Juckreiz (Urticaria), Insektenstichen, Sonnenbrand und allergischen Hauterkrankungen, z.B. Nesselfieber, Quallenverbrennungen oder Überempfindlichkeitsreaktionen eingesetzt. Die Substanzen wirken juckreizlindernd, antientzündlich und kühlend (insbesondere Gele). Die Verbindungen blockieren Histaminrezeptoren. Dimetinden führt zu einer Aktivierung des Histaminabbaus und hemmt die Freisetzung aus den Mastzellen.

Pharmakokinetik

Arzneistoff	Konz [%]	WE [min]	WD [h]	AW_{max}/d	AWD_{max} [Wo]	Z [a]	Ap/Rp
Bamipinlactat	2	wenige	k.A.			0	Ap
Chlorphenoxamin	1,5	wenige	12–24			0	Ap
Clemastin	0,3	wenige	k.A.		∞	0	Ap
Dimetinden	0,1	wenige	k.A.			0	Ap
Diphenhydramin	1–2	wenige	k.A.	2–6		0	Ap
Tripelenamin	2	wenige	k.A.		1	0	Ap

Schwangerschaft und Stillzeit

Dimetinden ist im 1. Trimenon kontraindiziert, in 2. und 3. nur sparsam anwenden. In der Stillzeit sollte keine Anwendung im Bereich der Brust erfolgen. Bamipin strenge Indikationsstellung im 1. Trimenon. Chlorphenoxamin nicht großflächig im 1. Trimenon, keine Anwendung an der Brustwarze in der Stillzeit (fruchtschädigende Wirkung nicht bekannt).

Nebenwirkungen

Selten leichte, vorübergehende, lokale Hautreaktionen wie Trockenheit, Rötung oder Brennen. Einzelfälle von allergischen Hautreaktionen.

Wechselwirkungen
Keine Angaben.

Kontraindikationen
Überempfindlichkeit gegen den Wirkstoff, großflächige Anwendung bei Säuglingen und Kleinkindern, nicht auf offene Wunden.

Anwendung
Mehrmals tgl. dünn auftragen (in 0,5–1 Stunde Abstand), kein Kontakt mit Augen, Schleimhäuten oder offenen Wunden, keine großflächige Anwendung bei Säuglingen und Kleinkindern (max. Effekt bei Chlorphenoxamin: 4–6 h als Gel bzw. 8–12 h als Creme).

6 Antimykotika

6.1 Antimykotika zur dermalen Anwendung

6.1.1 Allylamine

Pharmakodynamik

Die Antimykotika Amorolfin, Terbinafin und Naftifin greifen in der Ergosterolbiosynthese ein, allerdings an anderer Stelle als die Azole. Auch sie stören damit den Aufbau der Pilzzellmembran. Die Wirkung setzt meist schnell ein und hält lange an. Amorolfin nimmt chemisch eine Sonderstellung ein. Es wirkt fungistatisch und fungizid gegen ein breites Spektrum von Hefen, Dermatophyten und Schimmelpilzen. Es greift an zwei Punkten in die Ergosterolbiosynthese ein. Alle drei Vertreter werden bei verschiedenen Hautpilzen, vor allem Fußpilz, eingesetzt.

Pharmakokinetik

Arzneistoff	Konz [%]	WE [h]	WD [h]	AW_{max}/d	AWD_{max} [Mo]	Z [a]	Ap/Rp
Amorolfin	0,25	k.A.	24	1	1½	18	Ap
Naftifin	1	k.A.	24	1–2	6		Ap
Terbinafin	1	k.A.	24	1	0,25–1	5	Ap

Schwangerschaft und Stillzeit

Keine Anwendung in Schwangerschaft und Stillzeit, im angewendeten Konzentrationsbereich ist aber keine embryotoxische Wirkung zu erwarten (Tierversuch). Insbesondere eine Anwendung im Brustbereich ist bei Stillenden kontraindiziert.

Nebenwirkungen

Selten Erythem, Pruritus, leichtes Brennen, allergische Reaktionen.

Wechselwirkungen

Keine Angaben.

Kontraindikationen
Allergien gegen den Wirkstoff.

Anwendung
Amorolfin: 1 × tgl., möglichst abends, nicht kürzer als 2 Wochen.
Naftifin: 1 × tgl., möglichst abends, bei Onychomykosen 2 × tgl., 1–2 Wochen nachbehandeln!
Terbinafin: 1 × tgl. Tinea pedis interdigitalis: 1 Woche (die Substanz soll bis zu einer Woche in der Hornschicht verbleiben, Depoteffekt). Tinea pedis plantaris: 4 Wochen. Tinea corporis, Tinea cruris: 1–2 Wochen. Candidose der Haut: 2 Wochen. Pityriasis versicolor: 2 Wochen.

Die Zubereitungen dürfen nicht in die Augen oder auf Schleimhäute gebracht werden. Die Behandlung sollte 1–2 Wochen über das Abklingen der Symptome hinaus erfolgen.

6.1.2 Azole

Pharmakodynamik
Die Azole hemmen die Ergosterolbiosynthese des Pilzes und führen damit zu einer Schädigung im Aufbau der Zellmembran. Sie zeigen ein breites Wirkspektrum gegen Dermatophyten, Hefen, Schimmelpilze und dimorphe Pilze. Daneben wirken sie antibakteriell gegen eine ganze Reihe von Bakterien. Die Azolantimykotika werden zur Behandlung von Pilzinfektionen der Haut und Schleimhäute verwendet. Sie wirken fungizid und fungistatisch. Zusätzlich liegt zum Teil ein antiphlogistischer Effekt vor. Zum Teil wirken die Substanzen (z.B. Croconazol) auch zusätzlich antiphlogistisch und antibakteriell (z.B. Miconazol). Miconazol wird daher auch in der Aknetherapie eingesetzt.

Pharmakokinetik

Arzneistoff	Konz [%]	WE [h]	WD [h]	AW_{max}/d	AWD_{max} [Wo]	Z [a]	Ap/Rp
Bifonazol	1	6[1]	24	1	4	0	Ap
Clotrimazol	1		8	3	5	0	Ap
Croconazol	1	24	24	1	5	k.A.	Ap
Econazol	1		24	2	5		Ap
Fenticonazol	2			1–2			Ap
Isoconazol	1			1	4		Ap
Ketoconazol	2						Ap
Miconazol	2			2–3	5		Ap
Omoconazol	1	k.A.	24	1	3	5	Ap
Oxiconazol	1			2	24		Ap
Sertaconazol	2	k.A.	12	2	4	k.A.	Ap
Terconazol[2]	0,8			1–2			Ap
Tioconazol	1		12–24	2			Ap

[1] Erreichen wirksamer Konzentrationen in der Haut
[2] in Deutschland außer Handel

Schwangerschaft und Stillzeit

Sertaconazol: Keine Anwendung in der Schwangerschaft, nicht im Bereich der Brust während der Stillzeit. Bifonazol: strenge Indikationsstellung. Croconazol, Omoconazol: in der Schwangerschaft nicht großflächig, keine Anwendung im Bereich der Brust während der Stillzeit. Tioconazol: Kontraindikation in 1. Trimenon.

Nebenwirkungen

Gelegentlich (1–3%) Hautirritationen, Hautjucken, Schuppung und Rötungen, selten Kontaktdermatitiden.

Wechselwirkungen

Nicht beschrieben. Ausnahme: Clotrimazol vermindert die Wirksamkeit von Polyenantibiotika.

Bei gleichzeitiger Anwendung von Kondomen kann die Festigkeit der Kondome beeinflusst werden.

Antagonistische Wirkung zu Polyen-Antimykotika möglich.

Kontraindikationen

Säuglinge sollten mit Bifonazol nur unter ärztlicher Aufsicht behandelt werden.

Überempfindlichkeit gegen die Wirkstoffe.

Anwendung

Bifonazol: 1 × tgl. 0,5 cm Salbenstrang auftragen, am besten abends.

Clotrimazol: 2–3 × tgl. dünn auftragen (Behandlungsdauer bis 4 Wochen).

Croconazol: 1 × tgl., bei Hautpilzen über 2 Wochen, bei Fußpilz bis zu 5 Wochen.

Econazol: Creme: 2 × tgl. nach dem Waschen, Spray u. Puder 2–3 × tgl. über 2–5 Wochen.

Omoconazol: 1 × tgl. 0,5–1 cm Creme.

Sertaconazol: 2 × tgl. über 28 Tage.

Tioconazol: 1–2 × tgl. morgens und (oder) abends.

Bei allen Antimykotika hängt die Behandlungsdauer von der Erkrankung ab: Fußpilz 2–3 (5) Wochen, Hautfalten 2–3 Wochen, Candidainfektion 2–4 Wochen. Sind bei einer Fußpilzbehandlung nicht nur der Zehenzwischenraum sondern auch die ganzen Zehen oder die Fußsohle betroffen, sollte die Behandlung über 4–6 Wochen erfolgen. Bifonazol dringt gut in die Haut ein, bereits nach einer Stunde ist ein Abwaschen nicht mehr möglich.

6.1.3 Polyene

Pharmakodynamik

Polyenantibiotika schädigen die Pilzzelle durch Einlagerung in Membranen (Veränderung der Membranpermeabilität). Sie werden äußerlich bei Candidosen, Windeldermatitis, Wundsein (Intertrigo) unter der Brust, in der Leisten- und Aftergegend, Nagelrandentzündungen (Paronychie), Pilzinfektionen zwischen den Fingern und Zehen (so genannten Interdigitalmykosen), Dermatitis und anderen Mykosen eingesetzt. Häufig in Kombination mit Zinkoxid verwendet. Sie wirken bei Infektionen, die durch nachgewiesene nystatinempfindliche Hefepilze (*Candida albicans*, *Torulopsis glabrata* u. a.) hervorgerufen worden sind.

Pharmakokinetik

Arzneistoff	Konz [%]	WE [h]	WD [h]	AW_{max}/d	AWD_{max} [Wo]	Z [a]	Ap/Rp
Amphotericin	3–10[1]		12	1–2	4	0[2]	Rp
Natamycin[3]	2				6	k.A.	Rp
Nystatin	2		8	5	3	0	Ap

[1] Lokalbehandlung von Mundsoor als Lösung
[2] keine Anwendung bei Frühgeborenen, vorsichtige Anwendung bei Neugeborenen
[3] zurzeit in Deutschland nur als Augencreme im Handel.

Schwangerschaft und Stillzeit
Bei Amphotericin ist die Sicherheit der Anwendung in der Schwangerschaft und Stillzeit nicht systematisch untersucht worden. Die Anwendung sollte daher nur nach sorgfältiger Nutzen-Risiko-Abwägung erfolgen.

Nebenwirkungen
In seltenen Fällen allergische Reaktionen.

Wechselwirkungen
Sind nicht bekannt.

Kontraindikationen
Überempfindlichkeit gegen die Wirkstoffe.

Anwendung
Amphotericin: 1–2 × tgl., maximal 4 Wochen.
Nystatin: 2–3 × tgl. auftragen; in schweren Fällen auch häufiger. Bei Säuglingen nach dem Wickeln, maximal 5 × tgl. Nach Abklingen der Erkrankung sollte die Anwendung zur Sicherung des Behandlungserfolges weitere 8–10 Tage fortgesetzt werden.

6.1.4 Sonstige Antimykotika

Pharmakodynamik

Ciclopirox wird bei Pilzerkrankungen der Haut und Nägel eingesetzt. Ciclopirox besitzt zusätzlich entzündungshemmende Eigenschaften. Tolnaftat wird bei Dermatomykosen (der unbehaarten und behaarten Haut) durch Trichophyton, Mikrosporum oder Epidermophyton hervorgerufen, wie z.B. Tinea pedis, T. manuum, T. inguinalis, T. corporis, Pityriasis versicolor eingesetzt. Es ist nicht wirksam bei Infektionen durch Hefepilze.

Pharmakokinetik

Arzneistoff	Konz [%]	WE [h]	WD [h]	AW_{max}/d	AWD_{max} [Wo]	Z [a]	Ap/Rp
Ciclopirox	1	k.A.	12	2	4	k.A.	Rp
Tolnaftat	1	k.A.	12	1–2	2–6	k.A.	Ap

Schwangerschaft und Stillzeit

Strenge Indikation in der Schwangerschaft bei Ciclopirox, keine Anwendung von Ciclopirox in der Stillzeit. Ciclopirox zeigte im Tierversuch keine Fetotoxizität. Tolnaftat sollte in der Stillzeit nicht im Bereich der Brust eingesetzt werden, ansonsten gilt strenge Indikationsstellung. Tolnaftat zeigte im Tierversuch keine teratogene Wirkung.

Nebenwirkungen

Bläschen, Jucken, Rötung.

Wechselwirkungen

Eine Beeinflussung der Sicherheit von Kondomen (vor allem Latex) kann nicht ausgeschlossen werden.

Kontraindikationen

Säuglinge, Kleinkinder, Schwangere oder Stillende, da noch keine Erfahrungen vorliegen.
    Allergie gegen andere Antimykotika.

Anwendung
Ciclopirox: 2 × tgl. auf die erkrankten Stellen auftragen und leicht einreiben bzw. antrocknen lassen.
Tolnaftat: 1–2 × tgl. über 2–4 Wochen, in einzelnen Fällen 4–6 Wochen. Keine Anwendung am Auge oder auf Schleimhäuten.

6.2 Antimykotika in spezieller Darreichungsform

6.2.1 Antimykotika als Nagellack

Pharmakodynamik

Ciclopirox wirkt primär fungistatisch (MHK: 0,5–5 µg/ml). Ciclopirox und Amorolfin werden auch als Nagellack zur Behandlung von Nagelpilzen eingesetzt. Amorolfin, ein Morpholin-Antimykotikum, greift in die Ergosterolbiosynthese ein.

Pharmakokinetik

Arzneistoff	Konz [%]	WE [h]	WD [h]	AW_{max}/d	AWD_{max} [m]	Z [a]	Ap/Rp
Amorolfin	5	k.A.	k.A.	2	k.A.		Ap
Ciclopirox	8	k.A.	k.A.	2	6		Ap

Schwangerschaft und Stillzeit

Keine Erfahrungen zur Anwendung in Schwangerschaft und Stillzeit, keine Hinweise auf teratogene oder mutagene Wirkung von Ciclopirox.

Nebenwirkungen

Leichtes Brennen, Pruritus, Rötung, Schuppung (< 1 %).

Wechselwirkungen

Keine bekannt.

Kontraindikationen

Überempfindlichkeit gegen den Wirkstoff.

Anwendung

Amorolfin: 1–2 × pro Woche auf den Nagel auftragen.
Ciclopirox: Im ersten Monat: jeden 2. Tag. Im zweiten Monat: 1 × wöchentlich. Im dritten Monat 1 × wöchentlich.

Die Lackschicht muss 1 × pro Woche komplett entfernt werden und mit einer (Einweg)-Nagelfeile sollte möglichst viel des befallenen Nagels beseitigt werden.

7 Antiparasitika

7.1 Antiparasitika zur dermalen Anwendung

Pharmakodynamik

Die Antiparasitika unterscheiden sich im Indikationsgebiet: benzylbenzoat-, bioallethrin-, crotamiton und mesulfenhaltige Zubereitungen werden gegen Scabies, allethrin-, permethrin-, pyrethrumextrakt- und kokosölhaltige Präparate gegen Läuse eingesetzt, Lindan für beide Indikationsgebiete.

Benzylbenzoat zeigt akarizide und ovizide Wirkung. Die Kontaktinsektizide Bioallethrin, Permethrin und ein standartisierter Pyrethrumextrakt z.T. mit Synergisten wirken auf das Nervensystem der Parasiten. Synergisten verbessern die Penetrierbarkeit des Insektizids durch den Insektenpanzer und die metabolische Stabilität des Insektizids. Das Kontakt-/Fraß- und Atemgift Lindan wirkt ebenfalls neurotoxisch.

Kokosöl umhüllt und erstickt Läuse und löst die Kittsubstanz, mit der die Laus ihre Eier dicht am Haarboden an die Haarschäfte klebt. Nissen lassen sich so leichter aus den Haaren auswaschen.

Pharmakokinetik

Arzneistoff	Konz [%]	WE [d]	WD [h]	AW-$_{max}$/d	AWD$_{Max}$ [Wo]	AB [% KOF]	Z [a]	Ap/Rp
Allethrin Piperonylbutoxid	0,66 2,64	k.A.	k.A.	1	1		>Kleinkindesalter	Ap
Benzylbenzoat	10–25	k.A.	k.A.	1	3 aufeinander folgende Tage	100	10 % ab Kindesalter 25 % ab 12 Jahre	Ap
Bioallethrin 5-[2-(2-Butoxyethoxy)-ethoxymethyl]-6-propyl-1,3-benzodioxol	0,63 5,04	k.A.	k.A.	1 ganzer Körper	1x, ggf. nach frühestens 10 Tagen wiederholen	100	>Kleinkindesalter	Ap
Crotamiton	5–10	k.A.	k.A.	1	3–5 Tage bis Beschwerdefreiheit	k.A.		Ap
Kokosöl		k.A.	k.A.		Wh nach 3–5 Tagen	k.A.	ab Säuglingsalter	Ap
Lindan	0,3–1,0	k.A.	k.A.	1	2–3 Tage	100	>3 Jahre, 0–3 Jahre unter ärztl. Aufsicht	Rp
Mesulfen	10	k.A.	k.A.	mehrmals	kurzfristig	kleinflächig	ab Kindesalter	Ap
Permethrin	0,4	k.A.	k.A.	1	1x, nach 8–10 Tagen ggf. erneut	k.A.	>3 Monate	Ap
Pyrethrum Piperonylbutoxid	0,075 0,7	k.A.	k.A.	k.A.	k.A.	k.A.	>Kleinkindesalter	Ap

Schwangerschaft und Stillzeit

Benzylbenzoat (nicht an der stillenden Brust) und Crotamiton sind nur nach sorgfältiger Nutzen-Risiko-Abschätzung anzuwenden.

Keine Anwendung sollte erfolgen wegen unzureichender Erfahrungen bei Mesulfen, Permethrin, Pyrethrumextrakt (bisher kein Verdacht auf embryotoxische/teratogene Wirkungen) und Allethrin (nicht im 1. Trimenon, Stillzeit).

Lindan darf nicht während Schwangerschaft/Stillzeit angewendet werden.

Kokosöl: Es liegen keine Erkenntnisse vor, die gegen eine Anwendung sprechen.

Nebenwirkungen

<0,01–10%: Hautreizungen, örtliche Sensibilitätsstörungen. 0,1–1%: Photosensibilisierung (Mesulfen). Bei Einatmen: Übelkeit, Erbrechen, Durchfall (Allethrin).

Wechselwirkungen

Bisher wurden keine Wechselwirkungen beschrieben. Benzylbenzoat wurde nur als Monosubstanz eingesetzt, um Interaktionen zu vermeiden. Lindan darf nicht gleichzeitig mit Externa angewendet werden, die durch Resorptionsverstärkung die Pharmakokinetik der Substanz beeinflussen können (Seifen, Syndets, stark fetthaltige Externa).

Kontraindikationen

Allgemein: Überempfindlichkeit, Anwendung auf Schleimhäuten und im Augenbereich.

Benzylbenzoat: Neugeborene bis Kleinkinder (z.T. letal!).

Bioallethrin: großflächig gereizte Haut, bronchopulmonale Erkrankungen, Anwendung an Kopf, After.

Crotamiton: akute exsudative Dermatitis.

Lindan: nur nach ärztlicher Rücksprache bei Patienten mit Anfallsleiden, reduziertem Allgemeinzustand, schweren Begleiterkrankungen oder altersbedingter Abwehrschwäche, stark geschädigter Haut.

Pyrethrumextrakt: großflächig erkrankte Haut, Allergie gegen Chrysanthemen.
Allethrin/Piperonylbutoxid: Personen mit bronchopulmonalen Erkrankungen.

Anwendung
Krätze/Scabies: Benzylbenzoat, Bioallethrin, Mesulfen, Crotamiton, Lindan

Den gesamten Körper nach gründlicher Reinigung vorzugsweise abends (besonders intertriginöse Bereiche, Brust, Gesäß, Analgegend; aussparen: Augen, Schleimhäute, irritierte Haut) einreiben, bzw. bei Spray-Zubereitungen in gut durchlüfteten Räumen (nicht im Freien) nach Abdecken von Mund und Nase mit einem Taschentuch den ganzen Körper gleichmäßig besprühen. Bei einer Anwendung im Gesicht Zubereitungen auf einen Lappen geben und Gesicht betupfen. Benzylbenzoat am 4. Tag, Bioallethrin frühestens nach 12 h abseifen. Crotamiton und Mesulfen nur kleinflächig anwenden.

Lindanhaltige Zubereitungen werden auf die trockene, gereinigte und nach einem Vollbad wieder abgekühlte Haut sorgfältig (bes. intertriginöse Bereiche, Schleimhäute aussparen) vorzugsweise abends aufgetragen. Am nächsten Morgen Körper mit klarem, lauwarmem Wasser waschen. Prozedur an 3 aufeinander folgenden Tagen wiederholen. Kinder von 3–10 Jahren nach 3 h Einwirkzeit ohne Seife waschen, Kinder bis 3 Jahre unter ärztlicher Kontrolle pro Tag eine Körperhälfte 3 h lang behandeln. Prozedur wiederholen. Um die Resorption durch Inhalation nicht zu erhöhen, Aufenthalt in sehr warmen Räumen, heiße Bäder, heißes Föhnen vermeiden.

Wechsel der Bett-/Körperwäsche und Nachtdecken in Abständen von 12–24 h über eine Zeit von mindestens 2 Tagen. Handtücher 2 × tgl. wechseln. Entwesung: von innen heiß bügeln; einige Wochen in dicht schließenden Plastiksäcken aufbewahren oder Handtücher, Decken, Wäsche mit einer Kerntemperatur von mind. 60°C über 10 min. (besser auskochen) waschen. Reinigung der Gegenstände (Kamm, Bürste), mit denen der Infizierte regelmäßig in Berührung kam. Kontaktpersonen von Scabies-Patienten (Latenzzeit von einigen Wochen) müssen untersucht werden.

Antiparasitika

Läuse: Lindan, Permethrin, Kokosöl, Pyrethrum, Allethrin
Haare und Kopfhaut vor der Behandlung durch eine Kopfwäsche reinigen. Lindan-, Permethrin- und Kokosöl-Präparate in das feuchte Haar, Pyrethrum- und Allethrin-Präparate in das trockene Haar gleichmäßig einarbeiten und leicht in die Kopfhaut einmassieren (Haaransatz!) bzw. behaarte Körperpartien sorgfältig bis zur gleichmäßigen Benetzung bearbeiten. Nach dem Einreiben von Lindan-/Allethrin-Präparaten Hände gründlich waschen, ggf. Handschuhe zum Auftragen benutzen. Nach angegebener Einwirkzeit mit warmem Wasser und Seife (bei Permethrin, Pyrethrum, Lindan: ohne Seife) ausspülen, mit einem feinzinkigen Nissenkamm sorgfältig frisieren und Anwendung ggf. wiederholen. Kontrolle nach 8–10 Tagen.

Da Läuse leicht überwandern, empfiehlt es sich in der Zeit der Befallsgefahr (max. 12 Tage) alle Familienmitglieder außer Säuglingen unter ärztlicher Kontrolle zu behandeln (auch wenn die Läuse nur bei einer Person festgestellt wurden). Hierzu sollte nach jeder Haarwäsche das ausgespülte, aber noch nasse Haar, möglicherweise mit dem beschriebenen Kokosöl-Präparat bearbeitet werden. Danach die Haare wie gewohnt föhnen. Um Übertragungen zu vermeiden, sollte stets ein eigener Nissenkamm benutzt werden. Handtücher, Bettwäsche und Kleidungsstücke müssen unbedingt gewechselt und gewaschen werden. Nicht waschbare Kleidung sollte ca. 4 Wochen in einem verschlossenen Plastikbeutel möglichst warm gelagert werden, um die Läuse auszuhungern.

8 Antipsoriatika

8.1 Antipsoriatika zur dermalen Anwendung

8.1.1 Ammoidin

Pharmakodynamik

Ammoidin (Methoxsalen, 8-Methoxypsoralen) wird in der Photochemotherapie mit UV-A als Photosensibilisator (PUVA) eingesetzt. Es kommt zum Einsatz bei schwereren Formen der Psoriasis wie Pseroderma pustulosa, P. erythrodermica und bei Therapieresistenzen.

Pharmakokinetik

Arzneistoff	Konz [%]	WE [h]	WD [h]	AW_{max}/Wo	AWD_{max} [Wo]	Z [a]	Ap/Rp
Ammoidin	0,3	k.A.	k.A.	4	6	12	Rp

Schwangerschaft und Stillzeit

Kontraindiziert.

Nebenwirkungen

Pruritus und Erythem. Abhängig von der Häufigkeit der PUVA-Therapie erhöhtes Risiko für Hautkrebs. Juckreiz, Übelkeit und Konjunktivitis (Schutzbrille).

Wechselwirkungen

Gleichzeitige Einnahme von Medikamenten mit photosensibilisierenden Eigenschaften führt zu verstärkter Empfindlichkeit auf Sonnenlicht (Substanzen: Dimethylchlortetracyclin, Phenothiazine, Sulfonamidderivate, Furocumarine, u.a.). Keine äußerliche Anwendung von photoallergisierenden Substanzen, z.B. halogenierte Salicylanilide.

Erhöhung des Karzinomrisikos durch gleichzeitige oder vorangegangene Behandlung mit Methotrexat, UV-B, Arsen, Teer oder ionisierenden Strahlen.

Kontraindikationen

Xeroderma pigmentosum, Lupus erythematodes, Porphyrien, Patienten mit Katarakt, Aphakie, Hepatopathie oder eingeschränkter Nierenfunktion. Vollbäder nicht bei Patienten mit Herz-Kreislauf-Erkrankungen, Bluthochdruck oder fieberhaften Erkältungen. Patienten mit Hauttumoren, früherer Arsen-, Zytostatika- oder Methotrexatbehandlung oder früherer Behandlung mit ionisierender Strahlung sowie N-Lost-Derivaten. Kontraindiziert auch bei Immundefekten, HIV-Infizierten und Kindern unter 12 Jahren.

Anwendung

Gefahr lebensgefährlicher Verbrennungen bei unkontrollierter Anwendung. Anwendung der PUVA-Therapie nur durch erfahrenen Arzt.

Das Konzentrat wird nach Verdünnung als Bad angewendet. Anschließend erfolgt Bestrahlung mit UV A-Strahlung.

Bis zu 4 Stunden nach PUVA-Behandlung soll keine UV-Exposition (Sonne, Solarium usw.) stattfinden. Die Anwendungsdauer beträgt 20 min.

Art des Bades	Menge an Konzentrat	Volumen fertiges Bad
Vollbad	25 ml	ad 150 l
Teilbad	25 ml	ad 1,5 l

8.1.2 Salicylsäure

Pharmakodynamik

Salicylsäurehaltige Zubereitungen werden als Keratolytika und wegen ihrer schwach antiseptischen Wirkung bei verschiedenen Hautkrankheiten eingesetzt. Niedrige Konzentrationen eher in der Aknetherapie, höhere Konzentrationen bei Psoriasis. Sie werden kleinflächig äußerlich bei leichter bis mittelschwerer Psoriasis vom Plaque-Typ angewendet.

Pharmakokinetik

Arzneistoff	Konz [%]	WE [h]	WD [h]	AW_{max}/ Wo	AWD_{max} [Wo]	Z [a]	Ap/Rp
Salicylsäure	1–10	k.A.	k.A.	3[1]	52	k.A.	Ap

[1] 10%ige Zubereitung

Schwangerschaft und Stillzeit
Keine Anwendung in der Schwangerschaft aufgrund der hohen Wirkstoffkonzentration. Während der Stillzeit dürfen salicylsäurehaltige Produkte nicht auf der Brust angewendet werden.

Nebenwirkungen
Lokale Reizungen.

Wechselwirkungen
Wirkt für diverse dermal angewendete Substanzen als Schlepper. Durch Resorption systemisch verfügbare Salicylsäure kann die Toxizität von Methotrexat erhöhen und die hypoglykämische Wirkung von Sulfonylharnstoffen verstärken.

Kontraindikationen
Säuglinge und Kinder sowie Patienten mit eingeschränkter Nierenfunktion.

Anwendung
10%ige Lösungen werden 2–3 × wöchentlich (kurmäßig über 3–4 Wo.) auf die Kopfhaut aufgetragen und nach der Einwirkzeit (max. 30 min) mit warmem Wasser abgespült. Kontakt mit den Augen sowie mit unbehaarten Kopfbereichen muss vermieden werden. Bei großflächiger Anwendung kann es zu resorptiver Vergiftung kommen. Max. Dosis von 2 g/Tag darf nicht länger als eine Woche angewendet werden.

1–5%ige Lösungen werden als Aknespiritus 1–2 × tgl. angewendet, auch zur Entfettung vor anderen Externa.

8.1.3 Vitamin-D-Analoga

Pharmakodynamik

Vitamin-D-Analoga werden bei Psoriasis bei leichter bis mittelschwerer Form vom Plaque-Typ eingesetzt. Vitamin-D-Analoga fördern die Differenzierung und inhibieren die Proliferation von Keratinozyten.

Pharmakokinetik

Arzneistoff	Konz [%]	WE [h]	WD [h]	AW_{max}/d	AWD_{max} [Wo]	Z [a]	Ap/Rp
Calcipotriol	0,0050	k.A.	12	2	52	12	Rp
Calcitriol	0,0003	k.A.	12	2	6	12	Rp
Tacalcitol	0,0004	k.A.	24	1	78	12	Rp

Schwangerschaft und Stillzeit

In der Schwangerschaft sollten Vitamin-D-Analoga nicht angewendet werden. 0,0003%ige Zubereitungen dürfen in begrenztem Maße bei Schwangeren aufgetragen werden. Während der Stillzeit dürfen Vitamin-D-Derivate nicht aufgetragen werden, da nicht bekannt ist, ob sie in die Muttermilch übergehen.

Nebenwirkungen

Hautreizungen und Überempfindlichkeitsreaktionen.

Wechselwirkungen

Gleichzeitige Gabe von calciumhaltigen Produkten und Vitamin-D-Präparaten erfordert eine Überwachung des Serum-Calciumspiegels.

Kontraindikationen

Nicht bei Kindern < 12 Jahren, nicht bei Patienten mit geschädigter Niere, Leber- oder Herzschäden. Nicht bei Patienten, deren Calciumstoffwechsel gestört ist und nicht bei Psoriasis punctata und Psoriasis pustulosa. Nicht mit den Augen in Berührung bringen.

Hinweise

Calcipotriol: Max. TD: 75 µg, max. 30% KOF, bei sehr niedrig dosierten Cremes auch 35%.
Calcitriol: Max. TD: 90 µg, max. 35% KOF.
Tacalcitol: Max. TD: 42 µg. Anwendungsdauer 8 Wochen → max. 15% der KOF. Anwendungsdauer 18 Wochen → max. 10% KOF.

Lösungen werden üblicherweise auf der Kopfhaut angewendet. Grundsätzlich sollten Antipsoriatika vom Typ der Vitamin-D-Derivate nicht im Gesicht angewendet werden. Ausnahme sind sehr niedrig dosierte calcipotriolhaltige Cremes, die sehr vorsichtig im Gesicht aufgetragen werden dürfen. Sonnen- und UV-Licht beschleunigenden Abbau von Vitamin-D-Analoga. Bei Patienten sollte der Serum-Calciumspiegel regelmäßig kontrolliert werden.

9 Antiseptika

9.1 Antiseptika in halbfesten Zubereitungen

9.1.1 Benzethoniumchlorid

Pharmakodynamik

Benzethoniumchlorid wird zur Behandlung von Verbrennungen, Verätzungen, Sonnenbrand, Schürfwunden, bakteriellen Infektionen der Haut, Nagelumlauf oder Insektenstichen eingesetzt. Die Substanz ist ein quartäres Ammoniumsalz mit einem breiten Wirkungsspektrum gegen grampositive und gramnegative Keime.

Pharmakokinetik

Arzneistoff	Konz [%]	WE [h]	WD [h]	AW_{max}/d	AWD_{max} [Wo]	Z [a]	Ap/Rp
Benzethoniumchlorid	0.1	k.A.	k.A.	k.A.	k.A.	k.A.	Ap

Schwangerschaft und Stillzeit

Keine Angaben.

Nebenwirkungen

Keine Angaben.

Wechselwirkungen

Keine Angaben.

Kontraindikationen

Keine großflächige Applikation.

Anwendung

Die Zubereitung wird gleichmäßig auf die zu behandelnde Stelle aufgetragen. Dünn auftragen, ggf. mehrmals tgl. wiederholen. Nicht zur Anwendung am Auge.

9.1.2 Clioquinol

Pharmakodynamik

Clioquinol (Vioform®) wird zur Behandlung infizierter Hauterkrankungen eingesetzt. Es ist ein bakterizid, antifungal und amoebizid wirkender Arzneistoff, der die für das Supercoiling verantwortliche DNA-Gyrase hemmt, wodurch die DNA-Synthese, Replikation, Transkription und Rekombination unmöglich wird.

Pharmakokinetik

Arzneistoff	Konz [%]	WE [h]	WD [h]	AW_{max}/d	AWD_{max} [Wo]	Z [a]	Ap/Rp
Clioquinol	0,5	k.A.	12	2	k.A.	k.A.	Ap

Schwangerschaft und Stillzeit

Kontraindiziert wegen mangelnder Untersuchungen.

Nebenwirkungen

Überempfindlichkeit gegen den Wirkstoff. Bei Langzeitanwendung Schilddrüsenstörungen möglich.

Wechselwirkungen

Keine bekannt.

Kontraindikationen

Überempfindlichkeit gegen Clioquinol und Chinolinderivate. Nicht anzuwenden bei Otitis media, nicht am Auge anwenden.

Anwendung

Die Zubereitung wird gleichmäßig auf die zu behandelnde Stelle aufgetragen. Rötliche Verfärbung weißer Haare möglich.

9.1.3 Enzyme

Pharmakodynamik

Katalase wird bei Ulcus cruris, Dekubitus, schlecht heilenden Wunden, oberflächlichen und tiefen Verbrennungen, chirurgischen und traumatischen Wunden und schweren Schürfwunden eingesetzt. Das Enzym baut entzündungsfördernde, zelltoxische Stoffe ab. Die Katalase wird aus Pferdeleber gewonnen.

Pharmakokinetik

Arzneistoff	Konz [I.E.]	WE [h]	WD [h]	AW_{max}/d	AWD_{max} [Wo]	Z [a]	Ap/Rp
Katalase	800 000	k.A.	k.A.	k.A.	k.A.	0	Rp

Schwangerschaft und Stillzeit

Keine Erfahrungen. Nur nach Nutzen-Risiko-Abwägung.

Nebenwirkungen

Allergische Reaktion verbunden mit Hautausschlag und Juckreiz.

Wechselwirkungen

Quecksilberhaltige Verbindungen führen zu Wirksamkeitsverlust.

Kontraindikationen

Überempfindlichkeit gegen einen der Wirkstoffe.

Anwendung

Dauer der Behandlung vom Krankheitsverlauf abhängig. Säuglinge und Kleinkinder nur unter ärztlicher Überwachung. Katalase wird als Pulverspray zur Anwendung gebracht.

9.1.4 Ethacridinlactat (Rivanol)

Pharmakodynamik

Das Antiseptikum Ethacridinlactat (Rivanol®) wird zur örtlichen Anwendung auf der Haut und Schleimhaut eingesetzt. Ethacridin wirkt antibakteriell über eine Wechselwirkung mit der bakteriellen DNA (Interkalation). Ethacridinlactat kann zur antiseptischen Behandlung von Haut und Schleimhäuten verwendet werden.

Pharmakokinetik

Arzneistoff	Konz [%]	WE [h]	WD [h]	AW_{max}/d	AWD_{max} [Wo]	Z [a]	Ap/Rp
Ethacridinlactat	0,25–10	k.A.	6	3	k.A.	k.A.	Ap

Schwangerschaft und Stillzeit

Kontraindiziert, da keine Studien vorliegen. Im Tierversuch konnte keine Entstehung von Mißbildungen nachgewiesen werden.

Nebenwirkungen

Kontaktdermatitiden, Urticaria, in seltenen Fällen Gesichtsödeme, Kopfschmerzen und Konvulsionen.

Wechselwirkungen

Keine Angaben.

Aluminiumacetat-tartrat-Lösung und Ammoniumsalze, Schieferöle, Calciumchlorid, Salicylsäure, Silbersalze, Tannin oder Zinkchlorid zeigen galenische Unverträglichkeiten.

Kontraindikationen

Schwangerschaft u. Stillzeit, Überempfindlichkeit gegen den Wirkstoff.

Anwendung

Salbe 3 × tgl. auf die erkrankte Haut auftragen.

0,1 % Lsg. 2 × tgl. mindestens 30 min einwirken lassen.

9.1.5 Iod-PVP

Pharmakodynamik

Iod-PVP-Salbe wird äußerlich zur Haut- und Schleimhautdesinfektion eingesetzt. Die Anwendung kann bei Ulcus cruris, Decubitus, oberflächlichen Wunden, Verbrennungen, infizierten und superinfizierten Dermatosen erfolgen. Auch ein Einsatz bei Tonsillitis, Stomatitis oder in Form von Flüssigseifen ist möglich.

Eine 11%ige Lösung von Iod-PVP wird zur einmaligen Desinfektion der intakten äußeren Haut bei Operationen, Biopsien, Injektionen, Punktionen, Blutentnahme oder Katheterisierung verwendet sowie unter zeitlicher Begrenzung bei Ulcus cruris, Decubitus, oberflächlichen Wunden, Verbrennungen, infizierten und superinfizierten Dermatosen.

Pharmakokinetik

Arzneistoff	Konz [%]	WE [h]	WD [h]	AW_{max}/d	AWD_{max} [Wo]	Z [a]	Ap/Rp
Povidon-Iod	10–11	k.A.	k.A.	1	2	k.A.	Ap

Schwangerschaft und Stillzeit

Eine orale Aufnahme von Iod durch den Säugling muss vermieden werden.

Halbfest: Nur unter **strengster** Indikationsstellung, sowohl in der Schwangerschaft als auch in der Stillzeit.

Flüssig: Kontraindikation sowohl in der Schwangerschaft als auch in der Stillzeit (Ausnahmen u. U. möglich).

Nebenwirkungen

Selten Überempfindlichkeitsreaktion der Haut mit Juckreiz, Bläschenbildung, Rötung. Gefahr einer Hyperthyreose besonders bei längerfristiger Anwendung von Povidon-Iod auf ausgedehnten Wunden und Verbrennungen. Die Anwendung auf großen Wunden oder starken Verbrennungen kann zur Störung der Serum- und Elektrolytosmolarität, zu Niereninsuffizienz und zu einer metabolischen Azidose führen.

Wechselwirkungen

Iod reagiert mit Eiweiß, Blut- und Eiterbestandteilen, Enzymen, Wasserstoffperoxid, Taurolidin, Silber-, Quecksilber- und Wismutsalzen und Salicylsäure unter Wirksamkeitsverlust. Bei gleichzeitiger Verwendung von quecksilberhaltigen Arzneistoffen kann es zur Bildung von ätzendem Quecksilber-(I)-iodid kommen. Bei Patienten, die mit Lithium behandelt werden, kann eine längere Anwendung von Povidon-Iod zu einem synergistischen Effekt führen.

Beeinflussung von Messmethoden wie Hämoglobin- oder Glucosebestimmung im Stuhl oder Urin (falsch positiv), Störung der Funktionsüberwachung der Schilddrüsen (mind. 1–2 Wochen Karenzzeit).

Kontraindikationen

Manifeste Schilddrüsenerkrankungen. Nicht anzuwenden vor, während oder nach einer Radioiodtherapie und bei einer Unverträglichkeit gegen Iod oder einen der Inhaltsstoffe. Strenge Indikationsstellung und Überwachung der Schilddrüsenfunktion bei akuten und abgeklungenen Schilddrüsenerkrankungen. Halbfest: Strenge Indikationsstellung und Überwachung der Schilddrüsenfunktion bei Neugeborenen und Kleinkindern bis zu einem Alter von 2 Jahren. Die Zubereitungen sollten bei Säuglingen äußerst limitiert bzw. überhaupt nicht angewendet werden. Flüssig: Nicht für Kinder unter 6 Monaten.

Anwendung

Halbfeste Zubereitungen werden gleichmäßig mehrmals täglich auf die zu behandelnde Stelle aufgetragen.

Bei flüssigen Zubereitungen wird zur Wunddesinfektion oder zur Händedesinfektion die 10- oder 11%ige Lösung unverdünnt aufgetragen. Für Spülungen werden Verdünnungen von 1:2 bis 1:20 verwendet, für antiseptische Waschungen 1:2 bis 1:25. Antiseptische Teilbäder werden 1:25, Vollbäder 1:100 verdünnt.

Die Anwendung erfolgt solange, bis die Infektion abgeklungen ist. Bei Rezidiven kann neu mit der Behandlung begonnen werden. Die Braunfärbung der Präparate ist ein Indiz für deren Wirksamkeit. Entfärbung oder teilweise Entfärbung sind Anzeichen für einen Verlust der Wirksamkeit.

Sonderform der Applikation: PVP-Iod Puderspray, Salbengaze oder Wundgaze.

9.2 Antiseptika zur Anwendung auf der Haut als Bad

9.2.1 Benzalkoniumchlorid

Pharmakodynamik

Benzalkoniumchlorid wird zur Oberflächen- und Gerätedesinfektion, zur Wunddesinfektion, Pilz- und Mikrobenbekämpfung (auch HIV und HBV), hygienischen Hautdesinfektion, Desinfektion und Waschung in der Gynäkologie und Geburtshilfe, Prophylaxe und Therapie von Hautpilzerkrankungen eingesetzt. Benzalkoniumchlorid ist ein quartäres Ammoniumsalz, das auch als Konservierungsmittel verwendet wird.

Pharmakokinetik

Arzneistoff	Konz [%]	WE [h]	WD [h]	AW_{max}/d	AWD_{max} [Wo]	Z [a]	Ap/Rp
Benzalkoniumchlorid	1–10	k.A.	k.A.	k.A.	k.A.	k.A.	Ap

Schwangerschaft und Stillzeit
Keine Angaben.

Nebenwirkungen
Selten Überempfindlichkeitsreaktion der Haut.

Wechselwirkungen
Kein Zusatz von Haushaltsreiniger oder Waschmittel. Wirksamkeitsverlust.

Kontraindikationen
Überempfindlichkeit gegen einen der Inhaltsstoffe.

Anwendung

Waschungen, Fußbäder	max.	1,0 %
Antiseptische Spülungen – auch Gynäkologie	max.	0,5 %
Flächendesinfektion (4 h einwirken lassen)	max.	2,0 %
Flächendesinfektion (15 min einweichen lassen)	max.	4,0 %

9.2.2 Formaldehyd

Pharmakodynamik
Formaldehyd wird heute nur noch selten verwendet. Er wird meist zur Oberflächen- und Gerätedesinfektion, zur Wunddesinfektion, Pilz- und Mikrobenbekämpfung (auch HIV und HBV), hygienischen Haut- und Schleimhautdesinfektion, Wäschedesinfektion, Prothesendesinfektion und Reinigung, sowie zur Seuchenbekämpfung eingesetzt, meist in Kombination mit Glyoxal, Glutaral u.a.

Pharmakokinetik

Arzneistoff	Konz [%]	WE [h]	WD [h]	AW_{max}/d	AWD_{max} [Wo]	Z [a]	Ap/Rp
Formaldehyd	4–8	k.A.	k.A.	s.u.	k.A.	18	Ap

Schwangerschaft und Stillzeit
Es liegen keine ausreichenden Untersuchungen vor, Schäden oder Gefahren sind nicht zu erwarten.

Nebenwirkungen
Selten Überempfindlichkeitsreaktion der Haut.

Wechselwirkungen
Kein Zusatz von Haushaltsreiniger oder Waschmittel. Wirksamkeitsverlust.

Kontraindikationen
Überempfindlichkeit gegen einen der Inhaltsstoffe.

Anwendung
Haut-/Schleimhautdesinfektion, Körperhygiene	max.	1,0 %
Wunddesinfektion (vorsichtig abtupfen)	max.	0,5 %
Fußpilztherapie (30 min)	max.	2,5 %
Strumpfdesinfektion (4 h einweichen)	max.	4,0 %
Schuhdesinfektion (in Plastikbeutel 8 h einwirken)	max.	4,0 %

68   Antiseptika

Flächendesinfektion (4 h einwirken lassen)	max.	3,0 %
Wäschedesinfektion (4 h einweichen lassen)	max.	2,0 %
Instrumente (0,5 h einlegen)	max.	2,0 %
Zahnprothesen (1 h einlegen)	max.	1,0 %

9.2.3 Wasserstoffperoxid (H_2O_2)

Pharmakodynamik
Wasserstoffperoxid wird zur örtlichen antiseptischen Anwendung auf der Haut und Schleimhaut eingesetzt. Der Einsatz kann zur Wunddesinfektion und bei Entzündungen der Haut oder Schleimhaut, auch Mundschleimhaut erfolgen. Die Substanz setzt in Verbindung mit Gewebskatalase Sauerstoff frei und wirkt oxidierend auf Bakterien, Pilze etc.

Pharmakokinetik

Arzneistoff	Konz [%]	WE [min]	WD [h]	AW_{max}/d	AWD_{max} [Wo]	Z [a]	Ap/Rp
Wasserstoffperoxid	0,5–3	0	6–12	3	3	k.A.	Ap

Schwangerschaft und Stillzeit
Nur unter ärztlicher Anleitung.

Nebenwirkungen
Leichtes Brennen kurz nach der Anwendung.

Wechselwirkungen
WW mit starken Oxidationsmitteln wie Iod, Permanganat, u. a.

Kontraindikationen
Überempfindlichkeit gegen H_2O_2.

Anwendung
2–3 × tgl. anwenden. Die Zubereitung wird gleichmäßig auf die zu behandelnde Stelle aufgetragen.

Wasserstoffperoxid bleicht Kleidung, Haut und Haare. Flüssige Zubereitungen nicht in die Sonne oder Hitze stellen, Flaschen können Überdruck aufbauen. Berührung mit den Augen vermeiden.

Neben dem Einsatz in der Wunddesinfektion ist auch eine Verwendung als Mundspüllösung oder als Ohrentropfen möglich.

9.3 Antiseptika zur Anwendung als Puder

9.3.1 Iodoform (Triiodmethan)

Pharmakodynamik

Iodoform wird zur antiseptischen Tamponade und Drainage von Wundtaschen nach chirurgischen Infektsanierungen von Fisteln und Körperhöhlen eingesetzt.

Pharmakokinetik

Arzneistoff	Konz [%]	WE [h]	WD [h]	AW_{max}/d	AWD_{max} [Wo]	Z [a]	Ap/Rp
Iodoform	bis 57 mg/cm²	k.A.	k.A.	k.A.	k.A.	k.A.	Ap

Schwangerschaft und Stillzeit

Strenge Indikationsstellung in der Stillzeit und bei Neugeborenen.

Nebenwirkungen

Allergische Reaktionen, betäubungsähnliche Symptome.

Wechselwirkungen

WW mit enzymatischen Wundbehandlungsmitteln.

Kontraindikationen

Iodüberempfindlichkeit, Hyperthyreose, Schwangerschaft; strenge Indikationsstellung bei Schilddrüsenfunktionsstörungen.

Anwendung

Abhängig von Indikation und Situation, wird durch den Arzt bestimmt.

9.3.2 Tyrothricin

Pharmakodynamik
Das bakterizid wirkende Lokalantibiotikum (aus der Gruppe der Polypeptidantibiotika) Tyrothricin wird als Salbe oder Puder zur Behandlung (und Vorbeugung) bei infizierten Wunden, eitrigen Hautentzündungen, Verbrennungen, Ulcus cruris, Ekzemen, Soorpilz und Lippenbläschen eingesetzt. Es wirkt vorwiegend gegen grampositive Kokken und Bakterien und gegen einige gramnegative Bakterien sowie einige Pilzarten *(Candida albicans)*.

Pharmakokinetik

Arzneistoff	Konz [%]	WE [h]	WD [h]	AW_{max}/d	AWD_{max} [Wo]	Z [a]	Ap/Rp
Tyrothricin	0,1	k.A.	k.A.	3	k.A.	k.A.	Ap

Schwangerschaft und Stillzeit
Nur unter ärztlicher Anleitung.

Nebenwirkungen
Überempfindlichkeit gegen den Wirkstoff.

Wechselwirkungen
Bisher keine bekannt.

Kontraindikationen
Überempfindlichkeit gegen Tyrothricin.

Anwendung
1–2 × tgl. Die Zubereitung wird gleichmäßig auf die zu behandelnde Stelle aufgetragen und ggf. mit Verbandstoff abgedeckt.

9.4 Antiseptika zur sonstigen Anwendung

9.4.1 Quartäre Ammoniumverbindungen (Quats)

Pharmakodynamik

Chlorhexidin wird als Spray zur lokalen antiseptischen Behandlung von oberflächlichen Hautverletzungen, Schnitt-, Schürf- oder Risswunden, als Salbengaze auch zur Behandlung großflächigerer und tieferer Wunden wie z.B. Ulcus cruris eingesetzt. Als Puder zur Nabelpflege des Neugeborenen, Behandlung infizierter Gewebsdefekte, Entzündungen in Achselhöhlen, unter der Brust, im Oberschenkel-, Genital- und Analbereich. Lösungen von Chlorhexidinacetat, Cetylpyridiniumchlorid, Dequaliniumchlorid und Hexetidin werden auch als Spray oder Lösung zur temporären Desinfektion des Mund- und Rachenbereiches eingesetzt.

Pharmakokinetik

Arzneistoff	Konz [%]	WE [h]	WD [h]	AW_{Max}/d	AWD_{Max} [Wo]	Z [a]	Ap/Rp
Cetylpyridinium-chlorid	0,05[1]	k.A.	k.A.	mehr-mals	k.A.	k.A.	Ap
Chlorhexidindi-gluconat	0,1–0,2	k.A.	k.A.	2	k.A.	k.A.	Ap
Dequalinium-chlorid	0,01	k.A.	k.A.	2	½	k.A.	Ap
Hexetidin	0,10	k.A.	k.A.	2	k.A.	k.A.	Ap

[1] Cetylpyridiniumchlorid-Lutschtablette oder -Pastille enthält 1,4 mg bis 2,5 mg Cetylpyridiniumchlorid·$1H_2O$.

Schwangerschaft und Stillzeit

Nach Rücksprache mit dem Arzt und unter strenger Indikationsstellung. Kein Hinweis auf eine fruchtschädigende Wirkung.

Nebenwirkungen

Allergische Reaktionen, Kontaktdermatitiden oder Photosensibilisierung bei sehr häufiger Anwendung.

Antiseptika zur sonstigen Anwendung

Dequaliniumchlorid verzögert bei Anwendung auf Wunden die Wundheilung.

Wechselwirkungen
Inaktivierung durch Saccharose, Magnesium-, Zink- und Calciumsalze sowie durch Polysorbat 80. Inkompatibilität mit Seifen, anionischen Substanzen. Außerdem erfolgt durch Eiweiß, Eiter, Serum und durch oberflächenaktive sowie poröse Substanzen eine Inaktivierung.

Dequaliniumchlorid ist außerdem mit Phenol und Chlorocresol inkompatibel.

Kontraindikationen
Nicht bei schlecht durchblutetem Gewebe, am Trommelfell, am Auge, in der Augenumgebung sowie bei tiefen und großflächigen Wunden und Ulzerationen.

Dequaliniumchlorid darf generell nicht auf Wunden angewendet werden.

Anwendung
Die Dauer der Behandlung bestimmt der Arzt. Bei nicht infizierten Wunden reicht einmaliges Auftragen.

Chlorhexidindigluconat zur Wundbehandlung als Puder, Spray oder Salbengaze. Mundspülungen dürfen nicht bei Säuglingen und Kleinkindern angewendet werden. Um die oben beschriebene Wechselwirkung zwischen Seifen und Chlorhexidin zu vermeiden, empfiehlt es sich, einen halbstündigen Abstand zwischen dem Zähneputzen und der Mundspülung einzuhalten.

Lutschtabletten werden nicht für Kinder unter 6 Jahren empfohlen, um Verschlucken zu vermeiden.

Sprays oder Gurgellösungen: 2–(3) × tgl. nach den Mahlzeiten anwenden (0,5–1 min gurgel).

10 Antivarikosa

10.1 Aescin

Pharmakodynamik
Aescin und Rosskastanienextrakt enthaltende Salben werden zur Besserung des Befindens bei müden Beinen, Venenschwäche etc. eingesetzt. Es handelt sich um Triterpensaponine, denen eine venentonisierende Wirkung zugeschrieben wird.

Pharmakokinetik

Arzneistoff	Konz [%]	WE [h]	WD [h]	AW_{max} /d	AWD_{max} [Wo]	Ap/Rp
Aescin	1	k.A.	k.A.	3	∞	Ap
Rosskastanien-Trockenextrakt	3,8	k.A.	k.A.	3	∞	Ap

Schwangerschaft und Stillzeit
Keine ausreichenden Untersuchungen, deswegen nicht in Schwangerschaft und Stillzeit.

Nebenwirkungen
Selten Allergische Reaktion.

Wechselwirkungen
Keine Angaben.

Kontraindikationen
Nicht auf offenen Wunden, Ekzemen oder Verbrennungen. Nicht bei Kindern unter 12 Jahren, da keine ausreichenden Untersuchungen gemacht wurden.

Anwendung
Mehrmals tgl. in die Haut einmassieren. Der Massage der Beine kommt eine besondere Bedeutung zu.

10.2 Chondroitinpolysulfat

Pharmakodynamik
Chondroitinpolysulfat wird zur Behandlung von stumpfen Traumen, Hämatomen und oberflächlichen Venenentzündungen eingesetzt.

Pharmakokinetik

Arzneistoff	Konz [I.E.]	WE [h]	WD [h]	AW_{max}/d	AWD_{max} [Wo]	Ap/Rp
Chondroitinpoly-sulfat	25000–40000	k.A.	6	3	2	Ap

Schwangerschaft und Stillzeit
Keine Berichte über Schädigungen und Missbildungen.

Nebenwirkungen
Selten Überempfindlichkeitsreaktionen.

Wechselwirkungen
Keine.

Kontraindikationen
Nicht auf offenen Wunden, verletzte Haut oder Schleimhäute.

Anwendung
Bei Schwellungen und stumpfen Verletzungen vorsichtig in die Haut einmassieren.

Bei schmerzhaften Venenentzündungen **nicht** einmassieren. Abhängig von der Zubereitung sind chondroitinhaltige Arzneimittel zur Anwendung als Salbenverband geeignet. Mittel der Wahl ist bei oberflächlichen Venenentzündungen die Kompressionstherapie.

10.3 Cumarin

Pharmakodynamik
Cumarine werden äußerlich bei Bindegewebserkrankungen, venöslymphatischen Stauungen, Sport- und Unfallverletzungen eingesetzt. Cumarine sollen die proteolytische Wirkung von Makrophagen in eiweißreichen Ödemen stimulieren, wodurch Ödeme und Entzündungen schneller verschwinden. Der Einsatz erfolgt häufig in Kombination mit Benzylnicotinat, Hydroxyethylsalicylat u. a.

Pharmakokinetik

Arzneistoff	Konz [%]	WE [h]	WD [h]	AW_{max}/d	AWD_{max} [Wo]	Ap/Rp
Cumarin	0,38–0,5	k.A.	6	3	k.A.	Ap

Schwangerschaft und Stillzeit
Prinzipiell möglich. Sollte aber nur nach Rücksprache mit dem Arzt angewendet werden.

Nebenwirkungen
Lokale Reizungen, Allergien.

Wechselwirkungen
Keine bekannt.

Kontraindikationen
Nicht auf Schleimhäute und offene Wunden (Ulcus cruris).

Anwendung
1–3 × tgl., parallele Anwendung zu Antikoagulantien vom Typ der Vitamin-K-Antagonisten möglich.

10.4 Heparin

Pharmakodynamik
Heparin wird in niedrigen Konzentrationen bei Hämatomen, stumpfen Verletzungen und Schwellungen eingesetzt, in hohen Konzentrationen bei oberflächlicher Venenentzündung. Heparin hemmt in der Gerinnungskaskade eine Serinprotease und damit die Aktivität einiger Gerinnungsfaktoren, ferner besitzt es eine die Lipolyse fördernde Wirkung.

Pharmakokinetik

Arzneistoff	Konz [I.E./100 g]	WE [h]	WD [h]	AW_{max}/d	AWD_{max} [Wo]	Ap/Rp
Heparin-Natrium	30 000–180 000	k.A.	6	3	2	Ap

Schwangerschaft und Stillzeit
Bei der Anwendung während der Geburt ist eine epidurale Anästhesie kontraindiziert. Ansonsten können heparinhaltige Salben, Cremes und Gele während Schwangerschaft und Stillzeit eingesetzt werden.

Nebenwirkungen
Lokale Reizungen bzw. allergische Reaktionen. Bei Zubereitungen mit 180 000 I.E. kann es zu verstärkter Blutungsneigung und zur Verstärkung von Hämatomen kommen.

Bei großflächiger Anwendung und gleichzeitiger Verwendung von Antikoagulantien kann es auch bei niedrig dosierten Produkten zu einer verstärkten Blutungsneigung kommen.

Wechselwirkungen
Für topisch angewendete **niedrig dosierte** Heparine nicht bekannt. Bei heparinhaltigen topischen Arzneiformen besteht ein erhöhtes Blutungsrisiko bei einer Kombinationstherapie mit Antikoagulantien und Acetylsalicylsäure.

Kontraindikationen

Nicht bei bekannten Überempfindlichkeitsreaktionen. Nicht auf offene Wunden und nässende Ekzeme, nicht am Auge (außer Augensalben).

Anwendung

Im Regelfall 2–3 × tgl. über 1–2 Wochen (bei oberflächlichen Venenentzündungen).

Zunächst sollte bei oberflächlicher Venenentzündung eine Kompressionsbehandlung durchgeführt werden. Bei schmerzhaften Venenentzündungen sollten Cremes, Gele und Salben nicht einmassiert werden. Nicht alle Zubereitungen sind für Salbenverbände geeignet.

11 Hormone

11.1 Androgene

Pharmakodynamik

Androgene werden dermal beim Mann bei primärem und sekundärem Hypogonadismus zur Aufrechterhaltung der sekundären Geschlechtsmerkmale eingesetzt.

Pharmakokinetik

Arznei-stoff	ED [mg]	TD [mg]	WE [h]	WD [h]	PB [%]	BV [%]	t_{max} [h]	$t_{1/2}$ [h]	E	Z [a]	Ap/Rp
Testosteron	50	50–100	1,0	24	98	9–14	Tag 1: 22 Tag 30: 7,9 Tag 90: 4	24	R, B	>18[1]	Rp

[1] Jugendliche und erwachsene Männer

Schwangerschaft und Stillzeit

Kontraindikation, jeden Hautkontakt mit Hautflächen meiden, auf denen das Gel aufgetragen wurde. Bei versehentlichem Hautkontakt so schnell wie möglich mit Wasser und Seife abwaschen.

Nebenwirkungen

Hautreaktionen (10%), 1–10%: Kopfschmerzen, Veränderung von Laborwerten, Prostatabeschwerden, Mastodynie, Gynäkomastie, Stimmungsschwankungen, Hypertonie, Diarrhoe, Haarausfall, Amnesie, Hyperästhesie. Darüber hinaus je nach individueller Empfindlichkeit: erhöhte Libido, Nausea, Elektrolytveränderung, Blutdruckanstieg, Oligospermie, Priapismus.

Wechselwirkungen

Wirkungsbeeinträchtigung durch Phenobarbital, Blutgerinnungsstatus bei Antikoagulantien überprüfen. Dosisanpassungen bei Antidiabetika und Oxyphenbutazon. Mit ACTH und Corticosteroiden steigt das Ödembildungsrisiko. Obwohl Laborparameter beeinflusst werden, liegt keine Beeinträchtigung der Schilddrüsenfunktion vor.

Kontraindikationen
Androgene sind nicht geeignet, bei gesunden Personen den Muskelansatz zu fördern. Prostata-/Mammakarzinome.

Anwendung
1 × tgl., vorzugsweise morgens, auf eine saubere, trockene, gesunde Hautstelle der Schultern, Arme oder Bauch dünn auftragen und 3–5 min antrocknen lassen, anschließend Hände mit Wasser und Seife waschen. Testosteron-Gel kann durch engen Kontakt auf andere Personen übertragen werden und kann dort wirken. Deshalb behandelte Hautstelle durch Kleidung abdecken, oder vor engem Kontakt duschen. Für eine akzeptable Resorption erst 6 Stunden nach dem Auftragen duschen. Schwangere Frauen und Kinder sollten jeden Kontakt meiden!

11.2 Gestagene

Pharmakodynamik

Gestagene werden dermal zur Behandlung hormonbedingter Brustschmerzen vor der Periode eingesetzt. Durch die Gestagengabe kommt es zur Normalisierung einer aus dem Gleichgewicht geratenen Östrogen/Gestagen-Bilanz: Östrogenrezeptoren werden down-reguliert, die 17α-Dehydrogenase wird aktiviert, ein Enzym, das hochwirksames Estradiol in schwächeres Estron umwandelt. Die dermale Gabe darf hierbei nicht als Hormonersatztherapie missverstanden werden. Klinisch festzustellen ist ein flüssigkeitsmobilisierender, diuretischer Effekt, wodurch ein Brustspannen reduziert wird.

Pharmakokinetik

Arzneistoff	Konz [%]	ED [mg]	TD [mg]	WE [d]	WD [h]	BV [%]	AW-$_{max}$/d	AWD$_{max}$ [Wo]	AB [% KOF]	E	Z [a]	Ap-/Rp
Progesteron	1,0	50	50–100	5–7	~48	10	1	k.A.	Brüste	R	>18	Rp

Schwangerschaft und Stillzeit

Es gibt keine Indikation für eine Anwendung in der Schwangerschaft. Progesteron geht in die Muttermilch über, eine Schädigung des Säuglings ist jedoch nicht zu erwarten.

Nebenwirkungen

< 0,01 %: Hautreizungen.

Wechselwirkungen

Keine beschrieben.

Kontraindikationen

Ausschließlich Überempfindlichkeiten gegenüber einem Bestandteil der Zubereitung.

Anwendung

Hände und Brüste vor der Anwendung sorgfältig waschen. Vom 10.–25. Zyklustag wird jede Mamma mit 50 mg Progesteron behandelt: entsprechende Gelmenge abmessen, auftragen, verteilen und einziehen lassen. Alle 3 Monate sind ärztliche Kontrollen angezeigt.

11.3 Östrogene

Pharmakodynamik

Östrogene werden dermal im Rahmen der Hormonsubstitutionstherapie (HRT) bei natürlicher oder operativ ausgelöster Menopause zur Behandlung des klimakterischen Syndroms eingesetzt. Im Vordergrund stehen hier die Beseitigung oder Linderung vasomotorischer und thermoregulatorischer Störungen (Hitzewallungen, Schweißausbrüche), Schlafstörungen, emotionaler Labilität und einer fortschreitenden Urogenitalatrophie.

Eine Sonderstellung nimmt Alfatradiol ein, das 17α-Stereoisomer des weiblichen Sexualhormons mit vergleichsweise niedriger uterotropen Potenz (1,5–5% im Vergleich zu 17β-Estradiol). Es wird bei leichter androgenetischer Alopezie bei Männern und Frauen eingesetzt: hier antagonisiert es die hemmende Wirkung von Testosteron und Dihydrotestosteron an Anagenhaarfollikeln (Hemmung der Testosteron-5α-Reduktase).

Pharmakokinetik

Arzneistoff	Konz [%]	ED [mg]	TD [mg]	WE [d]	WD [h]	AW_{max}/d	AWD_{max} [Wo]	AB [% KOF]	Z [a]	Ap/Rp
Alfatradiol	0,025	0,75	0,75	30–180	k.A.	tgl.	52	Kopfhaut	>18	Ap
Estradiol	0,06–0,1	0,5–3,0	0,5–3,0	1[1]	30[2]	tgl.	k.A.	2 × Handfläche	[3]	Rp

[1] Plateau nach 1 Tag, Steady state nach 2–4 Tagen
[2] Plateau hält bis 30 h nach Applikation
[3] ab Klimakterium

Schwangerschaft und Stillzeit

Estradiol: Kontraindikation.
Alfatradiol: Es liegen keine Erfahrungen in Schwangerschaft und Stillzeit vor.

Nebenwirkungen

1–10 %: Hautreizungen, Durchbruch- und Schmierblutungen, Veränderung des Vaginalsekrets, Uterustumoren, Spannungsgefühl in den Brüsten, GIT-Beschwerden, Kopfschmerzen, Ödeme.

0,1–1 %: Augenreizung beim Tragen von Kontaktlinsen, thromboembolische Ereignisse.

Alfatradiol: kurzfristiges Brennen, Rötung, Juckreiz.

Wechselwirkungen

Mit Enzyminduktoren (Rifabutin, Rifampicin, Antikonvulsiva, Barbiturate, Meprobamat, Griseofulvin)

Bei gleichzeitiger Anwendung oraler Antidiabetika/Insulin kann eine Dosisanpassung notwendig werden.

Alfatradiol: keine Wechselwirkungen bekannt.

Kontraindikationen

Tumoren, Endometriose, Leberfunktionsstörungen, schwere Herz- und Nieren-Erkrankungen, Thrombosen, schwerer Diabetes, vaginale Blutungen ungeklärter Ursache

Alfatradiol: Anwendung bei Personen unter 18 Jahren.

Anwendung

Alfatradiol: Die Alfatradiol-Lösung wird 1 × tgl. auf die Kopfhaut aufgetragen. Bei Besserung kann die Anwendung auf jeden 2. oder 3. Tag reduziert werden.

Estradiol: Das Gel wird nach der Körperpflege auf eine Hautstelle, die 2 × so groß wie eine Hand ist, auf Bauch, Oberschenkel, Arme oder Schultern aufgetragen. Ankleiden in 2-minütigem Abstand nach Anwendung möglich; nach dem Auftragen Hände waschen. Sequenzielle und kontinuierliche Anwendungsschemata, ggf. mit zusätzlicher Gabe eines Gestagens an 12 Tagen, sind beschrieben. Die möglicherweise ungenaue erste Dosis eines Dosierspenders verwerfen.

11.4 Glucocorticoide

11.4.1 Schwach wirksame Glucocorticoide (I nach Niedner)

Pharmakodynamik

Glucocorticoide werden dermal zur Behandlung von entzündlichen, allergischen oder juckenden Hautkrankheiten eingesetzt. Sie sind Mittel der ersten Wahl zur symptomatischen Behandlung von Ekzemen. Sie werden verwendet bei Dermatitiden, Neurodermitis, Allergien, Verbrennungen und (weniger erfolgreich) bei Psoriasis. Neben der Anwendung als Monosubstanzen werden Glucocorticoide auch mit Antibiotika, Antimykotika, Sexualhormonen, Keratolytika und einigen anderen Arzneistoffen kombiniert.

Pharmakokinetik

Arzneistoff	Konz [%]	WE[1] [d]	WD[1] [h]	AW_{max}/d	AWD_{max} [Wo]	AB [% KOF]	Z [a]	Ap/Rp
Clobetason	0,05	k.A.	k.A.	2	längerfristig	k.A.	k.B.	Rp
Dexamethason	0,03	1	12–16	mehrmals	3–4	20, Kinder bis 2 Jahre 10	k.B.	Rp
Hydrocortison	0,1–1,0	1	12	2–3	4	20, Kinder bis 2 Jahre 10	k.B.	Rp/Ap[2]
Hydrocortison-acetat	0,25–1,0	1	12	2–3	4, Säuglinge/Kleinkinder 3	<20, Kinder bis 2 Jahre 10	k.B.	Rp/Ap[3]
Prednisolon	0,1–0,5	k.A.	18–36	2–3	3–4	10–20	ab Kindesalter	Rp

[1] Angaben zu WE (grundsätzlich verzögert) und WD sind abhängig von Faktoren wie Zubereitung, Konzentration, Hautzustand, Hautdicke, Fläche, Okklusion.
[2] Hydrocortison: Rp 0,1 %, 100 g, Kinder unter 6 Jahren; 1,0 % alle Packungsgrößen. Ap: 0,1 %, ≤ 50 g
[3] Hydrocortisonacetat: Rp > 0,25 %, Kinder unter 6 Jahren, Ap: 0,25 %, ≤ 50 g

Schwangerschaft und Stillzeit

Während der Schwangerschaft (besonders im 1. Trimenon) nur nach strengster Nutzen-Risiko-Abwägung. Ist die Behandlung Schwangerer notwendig, nicht großflächig, nicht längerfristig, nicht unter Okklusion und nicht an hochresorbierenden Hautstellen einsetzen. Anwendung bei Stillenden nur nach strenger Nutzen-Risiko-Abwägung. Der Brustbereich ist unter allen Umständen auszuschließen. Der Kontakt von Kind und Corticoid ist zu vermeiden.

Nebenwirkungen

Die Nebenwirkungswahrscheinlichkeit steigt mit der Behandlungsdauer, der Behandlungsart (Okklusion), der Größe und der Beschaffenheit der behandelten Körperstelle. Möglichkeit der systemischen Resorption, insbesondere bei Kindern.

Bei Kindern wurde bei topischer Anwendung eine Suppression der Hypothalamus-Hypophysen-Nebennieren-Achse, Cushing-Syndrom, Wachstumsverzögerung, verminderte Gewichtszunahme und Hirndrucksteigerung beobachtet. Akute Symptome des Hypercortizismus sind weitgehend reversibel. Störungen im Elektrolythaushalt sind zu behandeln.

In seltenen Fällen bis häufig (0,1–10%) treten lokale Nebenwirkungen wie Jucken, Brennen, Hautrötung oder -trockenheit, Hautreizung oder Papelbildung auf. Bei länger dauernder Anwendung wurden Follikulitis, Steroidakne, örtliche Hautabblassung/Depigmentierung, periorale Dermatitis, allergische Kontaktdermatitis, Mazeration, Hautverdünnung/Hautatrophie, Hautstreifenbildung, Bläschenbildung, Sekundärinfektion, veränderter Haarwuchs/Hypertrichose, Teleangiektasien, Striae, purpuraähnliche Blutungen beschrieben. Eine Anwendung am Augenlid kann zu einer Erhöhung des Augeninnendruckes führen (Glaukom).

Wechselwirkungen

Bei Anwendung im Anal-Genitalbereich kann es zur Beeinflussung der Festigkeit von Kondomen kommen.

Bei bestimmungsgemäßem Gebrauch ist die Resorption systemisch wirksamer Steroidmengen nicht zu erwarten.

Kontraindikationen

Virale Erkrankungen der Haut (z.B. Herpes simplex, Windpocken), Impfreaktionen, bakterielle (z.B. Akne) und parasitäre Hauterkrankungen, Dermatitis perioralis, Pruritus ano-genitalis, Rosacea, Pigmentveränderungen, Rhagaden und Ulzerationen, spezifische Hautprozesse (Lues, Tbc) und Mykosen, ausgedehnte Formen der chronisch stationären Psoriasis (Entwicklung pustularer Psoriasis, erhöhte Toxizität wegen geringerer Barrierefunktion der Haut). Überempfindlichkeit gegenüber einem der Bestandteile. Bei bakteriellen Hautinfektionen und Mykosen im Anwendungsbereich ist zusätzlich eine spezifische Therapie erforderlich.

Anwendung

Glucocorticoide werden in der Regel dünn aufgetragen und, soweit es die Hauterkrankung zulässt, 2–3 min leicht einmassiert. Bei einer Besserung der Symptomatik kann die Behandlungshäufigkeit reduziert werden.

Hautbereiche mit hoher Empfindlichkeit, wie Gesicht, Periorbitalregion, männliche Genitale, Hals und jede intertriginöse Haut sind mit größter Vorsicht zu behandeln. Die gesamte übrige Haut, ohne die behaarte Kopfhaut, Handflächen und Fußsohlen, zeigt ein mittleres atrophogenes Risiko. Hier werden schwache bis mittelstarke Glucocorticoide eingesetzt. Die behaarte Kopfhaut, die Handflächen und Fußsohlen zeigen wegen einer gut ausgebildeten Epidermis ein geringes Risiko Atrophien auszubilden. Diese Hautareale sind der Einsatzbereich für stark wirksame Glucocorticoide.

Okklusivverbände (im Allgemeinen nicht über 24 Stunden, bei längerer Behandlungsdauer alle 12 Stunden wechseln) sind unter größter Vorsicht ausschließlich bei chronischen oder therapieresistenten Dermatosen unter strenger Überwachung einzusetzen.

11.4.2 Mittelstark wirksame Glucocorticoide (II nach Niedner)

Pharmakodynamik

Glucocorticoide werden zur Behandlung von entzündlichen, allergischen oder juckenden Hautkrankheiten eingesetzt. Sie sind Mittel der

Wahl zur symptomatischen Behandlung von Ekzemen, ferner bei Dermatitiden, Neurodermitis, Allergien, Verbrennungen und bei Psoriasis. Neben der Anwendung als Monosubstanzen werden Glucocorticoide auch mit Antibiotika, Antimykotika, Sexualhormonen, Keratolytika und einigen anderen Arzneistoffen kombiniert.

Pharmakokinetik

Arzneistoff	Konz [%]	WE[1] [h]	WD[1] [h]	AW$_{max}$/d	AWD$_{max}$ [Wo]	AB [% KOF]	Z [a]	Ap/Rp
Clocortolonpivalat/-hexanoat	0,03–0,1	6	10–18	1–2	Säuglinge/Kleinkinder 2	k.A.	k.B.	Rp
Dexamethason	0,1	1	12–16	mehrmals	3–4	20, Kinder bis 2 Jahre 10	k.B.	Rp
Flumetason	0,02	7	8–12	1–3	< 10 Tage	k.A.	2	Rp
Fluprednidan	0,05–0,1	verzögert	8–12	1–3	2–4	< 10	2	Rp
Hydrocortisonbuteprat	0,1	k.A.	k.A.	2–3	3(–6), Säuglinge/Kleinkinder 1	k.A.	k.B.	Rp
Hydrocortisonbutyrat	0,1	k.A.	k.A.	2–3 Säuglinge/Kleinkinder 1	8, Kinder 4	< 10–20	k.B.	Rp
Methylprednisolon	0,1	k.A.	k.A.	1	6, Kinder über 3 Jahre 3	40(–60) < 7 Tage	k.B.	Rp
Triamcinolonacetonid	0,025–0,1	1	12–16	1–2	3–4	20, Kinder bis 2 Jahre 10	k.B.	Rp

[1] Angaben zu WE (grundsätzlich verzögert) und WD sind lediglich als Anhaltspunkte zu verstehen, da die Resorption nach topischer Anwendung von Faktoren wie Zubereitung, Konzentration, Hautzustand, Hautdicke, Fläche, Okklusion abhängt.

Schwangerschaft und Stillzeit
Während der Schwangerschaft (besonders im 1. Trimenon) nur nach strengster Nutzen-Risiko-Abwägung. Ist die Behandlung Schwangerer notwendig, nicht großflächig, nicht längerfristig, nicht unter Okklusion und nicht an hochresorbierenden Hautstellen einsetzen. Anwendung bei Stillenden nur nach strenger Nutzen-Risiko-Abwägung. Der Brustbereich ist unter allen Umständen auszuschließen. Der Kontakt von Kind und Corticoid ist zu vermeiden.

Nebenwirkungen
Die Nebenwirkungswahrscheinlichkeit steigt mit der Behandlungsdauer, der Behandlungsart (Okklusion), der Größe und der Beschaffenheit der behandelten Körperstelle. Die Möglichkeit einer systemischen Resorption ist in Betracht zu ziehen. Dies gilt insbesondere für Kinder.

Bei Kindern, die Corticosteroide äußerlich verabreicht bekamen, wurde eine Suppression der Hypothalamus-Hypophysen-Nebennieren-Achse, Cushing-Syndrom, Wachstumsverzögerung, verminderte Gewichtszunahme und Hirndrucksteigerung beobachtet. Akute Symptome des Hypercortizismus sind weitgehend reversibel. Unter med. Überwachung ausschleichend absetzen. Störungen im Elektrolythaushalt sind zu behandeln. Bestehen chronisch-toxische Schäden, so sind Corticosteroide allmählich abzusetzen.

In seltenen Fällen bis häufig (0,1–10 %) treten lokale Nebenwirkungen, wie Jucken, Brennen, Hautrötung oder -trockenheit, Hautreizung oder Papelbildung auf. Bei längerdauernder Anwendung wurden Follikulitis, Steroidakne, örtliche Hautabblassung/Depigmentierung, periorale Dermatitis, allergische Kontaktdermatitis, Mazeration, Hautverdünnung/Hautatrophie, Hautstreifenbildung, Bläschenbildung, Sekundärinfektion, veränderter Haarwuchs/Hypertrichose, Teleangiektasien, Striae, purpuraähnliche Blutungen beschrieben. Eine Anwendung am Augenlid kann zu einer Erhöhung des Augeninnendruckes führen (Glaukom).

Wechselwirkungen
Bei Anwendung im Anal-Genitalbereich kann es zu Beeinflussung der Festigkeit von Kondomen kommen.

Hydrocortisonbutyrat: Wirkstoffabschwächung bei gleichzeitiger Anwendung nicht kompatibler Präparate (mit Zinkoxid, Erythromycin).

Kontraindikationen

Virale Erkrankungen der Haut (z.B. Herpes simplex, Windpocken), Impfreaktionen, bakterielle (z.B. Akne) und parasitäre Hauterkrankungen, Dermatitis perioralis, Pruritus ano-genitalis, Rosacea, Pigmentveränderungen, Rhagaden und Ulzerationen, spezifische Hautprozesse (Lues, Tbc) und Mykosen, ausgedehnte Formen der chronisch stationären Psoriasis (Entwicklung pustularer Psoriasis, erhöhte Toxizität wegen geringerer Barrierefunktion der Haut). Überempfindlichkeit gegenüber einem der Bestandteile. Bei bakteriellen Hautinfektionen und Mykosen im Anwendungsbereich ist zusätzlich eine spezifische Therapie erforderlich.

Anwendung

Glucocorticoide werden in der Regel dünn aufgetragen und, soweit es die Hauterkrankung zulässt, 2-3 min leicht einmassiert. Bei einer Besserung der Symptomatik kann die Behandlungshäufigkeit reduziert werden.

Hautbereiche mit hoher Empfindlichkeit, wie Gesicht, Periorbitalregion, männliche Genitale, Scrotalhaut, Hals und jede intertriginöse Haut sind mit größter Vorsicht zu behandeln. Die gesamte übrige Haut, ohne die behaarte Kopfhaut, Handflächen und Fußsohlen, zeigt ein mittleres atrophogenes Risiko. Hier werden schwache bis mittelstarke Glucocorticoide eingesetzt. Die behaarte Kopfhaut, die Handflächen und Fußsohlen zeigen wegen einer gut ausgebildeten Epidermis ein geringes Risiko Atrophien auszubilden. Diese Hautareale sind der Einsatzbereich für stark wirksame Glucocorticoide.

Okklusivverbände (im Allgemeinen nicht über 24 Stunden, bei längerer Behandlungsdauer alle 12 Stunden wechseln) sind unter größter Vorsicht ausschließlich bei chronischen oder therapieresistenten Dermatosen unter strenger Überwachung einzusetzen.

11.4.3 Stark wirksame Glucocorticoide (III nach Niedner)

Pharmakodynamik

Glucocorticoide werden dermal zur Behandlung von entzündlichen, allergischen oder juckenden Hautkrankheiten eingesetzt. Sie sind Mittel der Wahl zur symptomatischen Behandlung von Ekzemen. Sie werden verwendet bei Dermatitiden, Neurodermitis, Allergien, Verbrennungen und bei Psoriasis. Neben der Anwendung als Monosubstanzen werden Glucocorticoide auch mit Antibiotika, Antimykotika, Sexualhormonen, Keratolytika und einigen anderen Arzneistoffen kombiniert.

Pharmakokinetik

Arzneistoff	Konz [%]	WE[1] [h]	WD[1] [h]	AW$_{max}$/d	AWD$_{max}$ [Wo]	AB [% KOF]	Z [a]	Ap/Rp
Alclometason	0,05	7	24	1–2	8, Kinder 4	nicht festgelegt	k.B.	Rp
Betamethasondipropionat	0,05	18	24	1–2	3–4, Kinder 2	< 10	k.B.	Rp
Betamethasonvalerat	0,1	18	24	2–mehrmals tgl.	3–4, Kinder 2	nicht festgelegt	k.B.	Rp
Desoximethason	0,25	12	24–48	3	4	10	k.B.	Rp
Diflorason	0,01–0,05	7	12–24	1–3	3	k.B.	k.B.	Rp
Diflucortolon	0,1	1–3	k.A.	2–3	3, Kinder 2	20, Kinder und länger als 1 Woche <10	k.B.	Rp
Fluocinolon	0,01–0,025	7	k.A.	1–2	2–3	< 20	k.B.	Rp
Fluocinonid	0,05	1–7	12	1–2	2–3	< 20	k.B.	Rp
Fluocortolon/-hexanoat/-pivalat	0,25	k.A.	k.A.	2–3	3	k.A	k.B.	Rp

Arzneistoff	Konz [%]	WE[1] [h]	WD[1] [h]	AW$_{max}$/d	AWD$_{max}$ [Wo]	AB [% KOF]	Z [a]	Ap/Rp
Fluticason	0,005–0,05	k.A.	k.A.	2	2–4	<50, Kinder 4 bis 12 Jahre 20	ab 1	Rp
Halometason	0,05	verzögert	12	1–2	20 Tage, Kinder 2, Kinder unter 2 Jahren 1	<10	k.B.	Rp
Mometason	0,1	18	24	1	3	nicht festgelegt	ab 2	Rp
Prednicarbat	0,25	12	24–48	1–2	4	<30	k.B.	Rp

[1] Angaben zu WE (grundsätzlich verzögert) und WD sind lediglich als Anhaltspunkte zu verstehen, da die Resorption nach topischer Anwendung von Faktoren wie Zubereitung, Konzentration, Hautzustand, Hautdicke, Fläche, Okklusion abhängt.

Schwangerschaft und Stillzeit

Während der Schwangerschaft (besonders im 1. Trimenon) nur nach strengster Nutzen-Risiko-Abwägung. Ist die Behandlung Schwangerer notwendig, nicht großflächig, nicht längerfristig, nicht unter Okklusion und nicht an hochresorbierenden Hautstellen einsetzen. Anwendung bei Stillenden nur nach strenger Nutzen-Risiko-Abwägung. Der Brustbereich ist unter allen Umständen auszuschließen. Der Kontakt von Kind und Corticoid ist zu vermeiden.

Nebenwirkungen

Die Nebenwirkungswahrscheinlichkeit steigt mit der Behandlungsdauer, der Behandlungsart (Okklusion), der Größe und der Beschaffenheit der behandelten Körperstelle. Die Möglichkeit einer systemischen Resorption ist in Betracht zu ziehen. Dies gilt insbesondere für Kinder.

Bei Kindern, die Corticosteroide äußerlich verabreicht bekamen, wurde eine Suppression der Hypothalamus-Hypophysen-Nebennieren-Achse, Cushing-Syndrom, Wachstumsverzögerung, verminderte Gewichtszunahme und Hirndrucksteigerung beobachtet. Akute Symptome des Hypercortizismus sind weitgehend reversibel. Glucocorticoide unter medizinischer Überwachung ausschleichend absetzen. Störungen im Elektrolythaushalt sind zu behandeln. Bestehen chronisch-toxische Schäden, so sind Corticosteroide allmählich abzusetzen.

In seltenen Fällen bis häufig (0,1–10%) treten lokale Nebenwirkungen, wie Jucken, Brennen, Hautrötung oder -trockenheit, Hautreizung oder Papelbildung auf. Bei längerdauernder Anwendung wurden Follikulitis, Steroidakne, örtliche Hautabblassung/Depigmentierung, periorale Dermatitis, allergische Kontaktdermatitis, Mazeration, Hautverdünnung/Hautatrophie, Hautstreifenbildung, Bläschenbildung, Sekundärinfektion, veränderter Haarwuchs/Hypertrichose, Teleangiektasien, Striae, purpuraähnliche Blutungen beschrieben. Eine Anwendung am Augenlid kann zu einer Erhöhung des Augeninnendruckes führen (Glaukom).

Wechselwirkungen
Bei Anwendung im Anal-Genitalbereich kann es zu Beeinflussung der Festigkeit von Kondomen kommen. Betamethason: Zersetzung durch Licht, stark alkalisch wirkende Substanzen, Oxidationsmittel.

Kontraindikationen
Virale Erkrankungen der Haut (z.B. Herpes simplex, Windpocken), Impfreaktionen, bakterielle (z.B. Akne) und parasitäre Hauterkrankungen, Dermatitis perioralis, Pruritus ano-genitalis, Rosacea, Pigmentveränderungen, Rhagaden und Ulzerationen, spezifische Hautprozesse (Lues, Tbc) und Mykosen, ausgedehnte Formen der chronisch stationären Psoriasis (Entwicklung pustularer Psoriasis, erhöhte Toxizität wegen geringerer Barrierefunktion der Haut). Überempfindlichkeit gegenüber einem der Bestandteile. Bei bakteriellen Hautinfektionen und Mykosen im Anwendungsbereich ist zusätzlich eine spezifische Therapie erforderlich.

Anwendung
Glucocorticoide werden in der Regel dünn aufgetragen und, soweit es die Hauterkrankung zulässt, 2–3 min leicht einmassiert. Bei einer Bes-

serung der Symptomatik kann die Behandlungshäufigkeit reduziert werden.

Hautbereiche mit hoher Empfindlichkeit, wie Gesicht, Periorbitalregion, männliche Genitale, Scrotalhaut, Hals und jede intertriginöse Haut sind mit größter Vorsicht zu behandeln. Die gesamte übrige Haut, ohne die behaarte Kopfhaut, Handflächen und Fußsohlen, zeigt ein mittleres atrophogenes Risiko. Hier werden schwache bis mittelstarke Glucocorticoide eingesetzt. Die behaarte Kopfhaut, die Handflächen und Fußsohlen zeigen wegen einer gut ausgebildeten Epidermis ein geringes Risiko Atrophien auszubilden. Diese Hautareale sind der Einsatzbereich für stark wirksame Glucocorticoide.

Okklusivverbände (im Allgemeinen nicht über 24 Stunden, bei längerer Behandlungsdauer alle 12 Stunden wechseln) sind unter größter Vorsicht ausschließlich bei chronischen oder therapieresistenten Dermatosen unter strenger Überwachung einzusetzen.

Aufgrund einer zu langen Hypohysenvorderlappen-Suppression eignen sich die höher potenten Glucocorticoide wie z.B. Betamethason nicht zur Intervalltherapie.

11.4.4 Sehr stark wirksame Glucocorticoide zur dermalen Anwendung (IV nach Niedner)

Pharmakodynamik

Glucocorticoide werden dermal zur Behandlung von entzündlichen, allergischen oder juckenden Hautkrankheiten eingesetzt. Mittel der Wahl zur symptomatischen Behandlung von Ekzemen. Sie werden verwendet bei Dermatitiden, Neurodermitis, Allergien, Verbrennungen und bei Psoriasis. Neben der Anwendung als Monosubstanzen werden Glucocorticoide auch mit Antibiotika, Antimykotika, Sexualhormonen, Keratolytika und einigen anderen Arzneistoffen kombiniert.

Pharmakokinetik

Arzneistoff	Konz [%]	WE[1] [d]	WD[1] [h]	AW_{max}/d	AWD_{max} [Wo]	AB [% KOF]	Z [a]	Ap/Rp
Amcinonid	0,1	7	12–24	1–2	4	10–20	k.B.	Rp
Clobetasol	0,05	k.A.	k.A.	1	2–3	20	1	Rp

[1] Angaben zu WE (grundsätzlich verzögert) und WD sind lediglich als Anhaltspunkte zu verstehen, da die Resorption nach topischer Anwendung von Faktoren wie Zubereitung, Konzentration, Hautzustand, Hautdicke, Fläche, Okklusion abhängt.

Schwangerschaft und Stillzeit

Während der Schwangerschaft (besonders im 1. Trimenon) nur nach strengster Nutzen-Risiko-Abwägung. Ist die Behandlung Schwangerer notwendig, nicht großflächig, nicht längerfristig, nicht unter Okklusion und nicht an hochresorbierenden Hautstellen einsetzen. Anwendung bei Stillenden nur nach strenger Nutzen-Risiko-Abwägung. Der Brustbereich ist unter allen Umständen auszuschließen. Der Kontakt von Kind und Corticoid ist zu vermeiden.

Nebenwirkungen

Die Nebenwirkungswahrscheinlichkeit steigt mit der Behandlungsdauer, der Behandlungsart (Okklusion), der Größe und der Beschaffenheit der behandelten Körperstelle. Die Möglichkeit einer systemischen Resorption ist in Betracht zu ziehen. Dies gilt insbesondere für Kinder.

Bei Kindern, die Corticosteroide äußerlich verabreicht bekamen, wurde eine Suppression der Hypothalamus-Hypophysen-Nebennieren-Achse, Cushing-Syndrom, Wachstumsverzögerung, verminderte Gewichtszunahme und Hirndrucksteigerung beobachtet. Akute Symptome des Hypercortizismus sind weitgehend reversibel. Unter med. Überwachung ausschleichend absetzen. Störungen im Elektrolythaushalt sind zu behandeln. Bestehen chronisch-toxische Schäden, so sind Corticosteroide allmählich abzusetzen.

In seltenen Fällen bis häufig (0,1–10%) treten lokale Nebenwirkungen, wie Jucken, Brennen, Hautrötung oder -trockenheit, Hautreizung oder Papelbildung auf. Bei längerdauernder Anwendung wurden Follikulitis, Steroidakne, örtliche Hautabblassung/Depigmentierung, periorale Dermatitis, allergische Kontaktdermatitis, Mazeration, Hautverdünnung/Hautatrophie, Hautstreifenbildung, Bläschenbildung, Sekundärinfektion, veränderter Haarwuchs/Hypertrichose, Teleangiektasien, Striae, purpuraähnliche Blutungen beschrieben. Eine Anwendung am Augenlid kann zu einer Erhöhung des Augeninnendruckes führen (Glaukom).

Wechselwirkungen
Bei Anwendung im Anal-Genitalbereich kann es zu Beeinflussung der Festigkeit von Kondomen kommen.

Kontraindikationen
Virale Erkrankungen der Haut (z.B. Herpes simplex, Windpocken), Impfreaktionen, bakterielle (z.B. Akne) und parasitäre Hauterkrankungen, Dermatitis perioralis, Pruritus ano-genitalis, Rosacea, Pigmentveränderungen, Rhagaden und Ulzerationen, spezifische Hautprozesse (Lues, Tbc) und Mykosen, ausgedehnte Formen der chronisch stationären Psoriasis (Entwicklung pustularer Psoriasis, erhöhte Toxizität wegen geringerer Barrierefunktion der Haut). Überempfindlichkeit gegenüber einem der Bestandteile. Bei bakteriellen Hautinfektionen und Mykosen im Anwendungsbereich ist zusätzlich eine spezifische Therapie erforderlich. **Nicht für die Augenheilkunde.**

Anwendung
Glucocorticoide werden in der Regel dünn aufgetragen und, soweit es die Hauterkrankung zulässt, 2–3 min leicht einmassiert. Bei einer Besserung der Symptomatik kann die Behandlungshäufigkeit reduziert werden.

Hautbereiche mit hoher Empfindlichkeit, wie Gesicht, Periorbitalregion, männliche Genitale, Scrotalhaut, Hals und jede intertriginöse Haut sind mit größter Vorsicht zu behandeln. Die gesamte übrige Haut, ohne die behaarte Kopfhaut, Handflächen und Fußsohlen, zeigt ein mittleres atrophogenes Risiko. Hier werden schwache bis mittelstarke Glucocorticoide eingesetzt. Die behaarte Kopfhaut, die Handflächen und Fußsohlen zeigen wegen einer gut ausgebildeten Epidermis ein geringes Risiko Atrophien auszubilden. Diese Hautareale sind der Einsatzbereich für stark wirksame Glucocorticoide.

Okklusivverbände (im Allgemeinen nicht über 24 Stunden, bei längerer Behandlungsdauer alle 12 Stunden wechseln) sind unter größter Vorsicht ausschließlich bei chronischen oder therapieresistenten Dermatosen unter strenger Überwachung einzusetzen.

Aufgrund einer zu langen Hypohysenvorderlappen-Suppression eignen sich die höher potenten Glucocorticoide wie z.B. Betamethason nicht zur Intervalltherapie.

12 Hyperämisierende Wirkstoffe

12.1 Hyperämisierende Wirkstoffe als Salbe

12.1.1 Campher

Pharmakodynamik

Campher wird äußerlich bei rheumatischen Gelenk- und Weichteilerkrankungen, z.B. Entzündungen des Muskel- und Bindegewebes, bei Nervenschmerzen, unterstützend bei Gelenkentzündungen, Rückenschmerzen, bei Muskelkater, Muskelverspannungen, sowie in der Sportmedizin als Massagemittel und zur Verbesserung der Durchblutung eingesetzt. Er wirkt hyperämisierend und reizt Schmerz- und Wärmerezeptoren.

Pharmakokinetik

Arzneistoff	Konz [%]	WE [h]	WD [h]	AW_{max}/d	AWD_{max} [Wo]	Z [a]	Ap/Rp
Campher	10,0	sofort	k.A.	k.A.	k.A.	k.A.	Ap

Schwangerschaft und Stillzeit
Kontraindiziert.

Nebenwirkungen
Selten Überempfindlichkeitsreaktionen/Kontaktekzeme.

Wechselwirkungen
Keine bekannt.

Kontraindikationen
Einreibungen: nicht bei geschädigter Haut, offenen Wunden im Anwendungsbereich, akuten entzündlichen Erkrankungen, Säuglingen und Kleinkindern im Gesicht.

Badezusatz: nicht bei Asthma bronchiale, Säuglingen und Kleinkindern.

Hyperämisierende Wirkstoffe

Generell sollen Vollbäder nicht oder nur nach Rücksprache mit dem Arzt bei größeren Hautverletzungen, akuten Hautkrankheiten, schweren fieberhaften, infektiösen Erkrankungen sowie bei Herzinsuffizienz und Hypertonie verwendet werden.

Anwendung
Halbfeste Zubereitungen: bei Bedarf mehrmals tgl. auftragen und einmassieren.

Badezusatz: 0,05–1,0 g Campher auf 100 l Wasser, 35–38 °C Badetemperatur, 3–4 Bäder pro Woche, 10–20 min lang.

Nicht auf Schleimhäute auftragen, besonders nicht im Bereich der Augen und der Nase anwenden!

12.1.2 Hydroxyethylsalicylat (HES)

Pharmakodynamik
Hydroxyethylsalicylat wird zur unterstützenden Behandlung bei Erkrankungen des rheumatischen Formenkreises, bei Muskelverspannungen, degenerativen Gelenkerkrankungen, Prellungen, Zerrungen, Verstauchungen eingesetzt. Es zeigt eine analgetische, antiphlogistische und hyperämisierende Wirkung.

Pharmakokinetik

Arzneistoff	Konz [%]	WE [h]	WD [h]	AW_{max}/d	AWD_{max} [Wo]	Z [a]	Ap/Rp
Hydroxyethylsalicylat	10,0	0	6	3	k.A.	2	Ap

Schwangerschaft und Stillzeit
Langzeitanwendung soll vermieden werden. Während der Stillzeit nicht im Brustbereich anwenden.

Nebenwirkungen
Selten Überempfindlichkeitsreaktionen.

Wechselwirkungen

Bei gleichzeitiger Anwendung von Methotrexat oder oralen Antidiabetika wird deren Wirkung verstärkt.

Kontraindikationen

Nicht anzuwenden bei Säuglingen und Kleinkindern bis zu 2 Jahren. Keine Langzeitbehandlung und Anwendung auf großen Flächen bei Schwangeren und Patienten mit vorgeschädigten Nieren. Nicht bei Hautentzündungen und Wunden im Anwendungsbereich, sowie bei Überempfindlichkeit gegen den Wirkstoff. Keine Anwendung auf Schleimhäuten.

Anwendung

2–3 × tgl. auftragen und einmassieren.

Reizt die Schleimhäute und besonders die Augen sehr stark! Sollte nicht auf empfindlichen Körperteilen, wie Hals, Unterleib oder Innenseite der Oberschenkel angewendet werden. Nach der Anwendung sollten die Hände gründlich gewaschen werden.

12.1.3 Weitere Wirkstoffe

Pharmakodynamik

Benzylnicotinat, Capsaicin oder Methylnicotinat werden in Form von Salben zur Behandlung von schmerzhaften Muskelverspannungen im Arm-Schulter-Bereich, sowie im Bereich der Wirbelsäule eingesetzt, daneben auch bei Erkrankungen vom rheumatischen Formenkreis sowie Myalgien oder Neuralgien. Die Wirkung erfolgt durch Freisetzung von Substanz P, einem Dekapeptid, das zu einer Reizung der Schmerz- und Wärmerezeptoren führt. Nicoboxil ist ein B-Vitaminderivat mit gefäßerweiternden Eigenschaften und wird in Kombination mit den anderen Substanzen verwendet.

Pharmakokinetik

Arzneistoff	Konz [%]	WE [min]	WD [h]	AW_{max}/d	AWD_{max} [Wo]	Z [a]	Ap/Rp
Benzylnicotinat	0,5–2	0		2–3			Ap
Capsaicin 3%	0,1–1	0			2 Tage[1]		Ap
Methylnicotinat	1,2–1,5	0	2–4				Ap
Nicoboxil	1–2,5	0	3–6				Ap
Nonivamid	0,2–0,4	0	3–6	2–3		8	Ap
Propylnicotinat	2	0					Ap

[1] bei hoher Dosis

Schwangerschaft und Stillzeit
Aufgrund fehlender Erfahrungen wird von einer Anwendung in Schwangerschaft und Stillzeit abgeraten. Über einen Übergang in die Muttermilch liegen keine Erkenntnisse vor.

Nebenwirkungen
Überempfindlichkeitsreaktionen, Brennen, Wärmegefühl. Sehr selten Schocksymptomatik und Blutdruckabfall.

Wechselwirkungen
Nicht bekannt.

Kontraindikationen
Nur anwenden bei Erwachsenen und Schulkindern. Nicht auf die Schleimhäute aufbringen.

Anwendung
Benzylnicotinat: 2–3 × tgl.

Capsaicin: 2–3 cm langen Salbenstrang für ca. handtellergroßen Hautbezirk bei niedrigen Konzentrationen (0,1%), schmerzende Körperstellen nach Bedarf einreiben, bei Kindern Zubereitung verdünnen; Anwendung nicht länger als zwei Tage an gleicher Stelle, 14 Tage warten.

Methylnicotinat: 2–4mal tgl. einen Salbenstrang von 2–4 cm Länge auftragen und leicht einmassieren.

Nonivamid, Nicoboxil: für eine handtellergroße Hautfläche 0,5 cm Creme oder Salbe. Einreiben und einmassieren in die Haut.

Propylnicotinat: Mehrmals tgl. auf die betroffene Stelle auftragen und einmassieren.

Patienten mit empfindlicher Haut sollten die Anwendung zunächst nur auf einem kleinen Bereich beschränken. Nach der Anwendung gründlich die Hände waschen, Substanz nicht in Augen, Nase oder auf Schleimhäute bringen oder auf andere Menschen übertragen.

Keine zusätzliche Wärmebehandlung (keine heißen Bäder oder Dusche)! Reizt die Schleimhäute und besonders die Augen sehr stark!

12.2 Hyperämisierende Wirkstoffe als Bad

12.2.1 Benzylnicotinat

Pharmakodynamik

Zur unterstützenden Behandlung bei Erkrankungen des rheumatischen Formenkreises, zur vorübergehenden Steigerung der peripheren Durchblutung, bei Erfrierungen 1. Grades.

Pharmakokinetik

Arzneistoff	Konz [%]	WE [h]	WD [h]	AW_{max}/d	AWD_{max} [Wo]	Z [a]	Ap/Rp
Benzylnicotinat	0,5–9	0	12	1	8		Ap

Schwangerschaft und Stillzeit

Keine Einschränkungen bekannt.

Nebenwirkungen

Selten Überempfindlichkeitsreaktionen.

Wechselwirkungen

Nicht bekannt.

Kontraindikationen

Nicht bei Kindern und Säuglingen, nicht bei dekompensierten Herz-, Leber- und Nieren-Erkrankungen, entzündlichen Hauterkrankungen, offenen Wunden, Überempfindlichkeit gegen den Wirkstoff, nicht bei fieberhaften Erkrankungen, Herzinsuffizienz und hohem Blutdruck.

Anwendung

Teilbad: 0,5%ige Lösung,
  Handbad, Armbad, Fußbad, Unterschenkelbad: 5 ml der Lösung auf 1 l Wasser.
  Kompressen: 0,5%ige Lösung, 10 ml Lösung auf 1 l Wasser.

Vollbad: 9,0%ige Lösung, 10 ml auf 150 l Wasser, eine Anwendung bei Kindern wird nicht empfohlen.

Reizt die Schleimhäute und besonders die Augen sehr stark! Nicht unverdünnt anwenden.

13 Neurodermitika

13.1 Neurodermitika zur topischen Anwendung

13.1.1 Dexpanthenol

Pharmakodynamik

Dexpanthenol wird äußerlich zur schnelleren Heilung bei Haut- und Schleimhautläsionen wie Dekubitus, Sonnenbrand, Windelbereich etc. eingesetzt. Als Augen- oder Nasensalbe wird es zur Wundheilung bzw. Pflege der Nasenschleimhaut bzw. Auges eingesetzt. Ferner wird Dexpanthenol bei rissiger Haut oder Lippenrhagaden eingesetzt.

Pharmakokinetik

Arzneistoff	Konz [%]	WE [d]	WD [h]	AW_{max}/d	AWD_{max} [Wo]	Z [a]	Ap/Rp
Dexpanthenol	5	k.A.	k.A.	∞	∞	0	Ap

Schwangerschaft und Stillzeit

Während der Schwangerschaft und Stillzeit besteht für Dexpanthenol keine Anwendungsbeschränkung.

Nebenwirkungen

Selten Allergien (< 1 %).

Wechselwirkungen

Bei gleichzeitiger Anwendung von Dexpanthenol-Salben im Genital- oder Analbereich und Kondomen kann es zu einer Verminderung der Reißfestigkeit und damit zur Beeinträchtigung der Sicherheit von Kondomen kommen.

Kontraindikationen

Überempfindlichkeitsreaktionen gegen den Wirkstoff oder die Hilfsstoffe des jeweiligen Arzneimittels.

Anwendung

Externa: 1 bis mehrmals tgl. auftragen.

Augen- und Nasensalben: 1 × tgl. dünn auf die Nasenschleimhaut bzw. in den Bindehautsack.

13.1.2 Pimecrolimus und Tacrolimus

Pharmakodynamik

Pimecrolimus und Tacrolimus werden topisch zur Kurz- und Langzeitbehandlung bei Neurodermitis und atopischer Dermatitis bei Kindern ab 2 Jahre eingesetzt. Pimecrolimus und Tacrolimus greifen in das Immunsystem des Patienten ein (an den T-Zellen) und verhindern die Freisetzung von Botenstoffen wie Histamin, die Juckreiz und andere Entzündungsanzeichen bewirken.

Pharmakokinetik

Arzneistoff	Konz [%]	WE [h]	WD [h]	$t_{1/2}$ [h]	AW_{max}/d	AWD_{max} [m]	Z [a]	Ap/Rp
Pimecrolimus	1		12		2	12	2	Rp
Tacrolimus	0,03–0,1		12	75[1]	2		2	Rp

Tacrolimus und Pimecrolimus werden nur minimal resorbiert
[1] Angaben bei oraler Anwendung

Schwangerschaft und Stillzeit

Keine Anwendung in Schwangerschaft und Stillzeit, Untersuchungen zur Anwendung in Schwangerschaft und Stillzeit liegen nicht vor. Bei systemischer Gabe sind die Substanzen teratogen.

Nebenwirkungen

Brennen an der Applikationsstelle (>10%). Reizung, Juckreiz, Erytheme, Hautinfektionen (1–10%). Tacrolimus: 50% der Patienten Hautreizungen.

Wechselwirkungen
Tacrolimus (bei systemischer Gabe): Ciclosporin, Corticosteroide, orale Kontrazeptiva.

Kontraindikationen
Überempfindlichkeit gegen den Wirkstoff, Überempfindlichkeit gegen Makrolide.

Anwendung
Pimecrolimus: 2 × tgl., tritt nach 6 Wochen keine Besserung ein, sollte die Therapie abgebrochen werden.

Die Anwendung ist bei Kindern ab zwei Jahren zugelassen. Studien laufen zurzeit bei Säuglingen. Sofort nach Auftragen der Creme können rückfettende Cremes angewendet werden. (Keine Beschränkung der Tagesdosis.)

Tacrolimus: 2 × tgl. beginnend mit 0,1 % bis 3 Wochen, dann Anschlussbehandlung mit 0,03 %. Anwendung nur nach Versagen anderer Therapieverfahren. (Hautpflegemittel erst 2 h vor und nach Applikation anwenden.)

Patienten sollten auf einen ausreichenden Sonnenschutz achten und die Aufenthaltszeit in der Sonne minimieren.

Nach Rückbildung der klinischen Symptome soll die Therapie mit beiden Substanzen abgesetzt werden (intermittierende Langzeitbehandlung ist aber möglich).

14 Proktologika

Pharmakodynamik

Salben werden zur Behandlung von Hämorrhoidalbeschwerden mit Juckreiz, Nässen oder Brennen eingesetzt. Es stehen eine Reihe verschiedener Substanzen zur Verfügung: neben einer Gruppe von juckreiz- und schmerzstillenden Lokalanästhetika (Lidocain: mittelstark, Cinchocain: stärker wirksam) werden adstringierende Hamamelis-Präparate, Corticoide (siehe dort), fibrinolytisch und antiphlogistisch wirkendes Pentosanpolysulfat und Immunsystem-stimulierende *E. coli*-Bakterienkultursuspensionen eingesetzt.

Pharmakokinetik

Arzneistoff	Konz [%]	WE [min]	WD [h]	AW_{max}/d	AWD_{max} [Wo]	AB [% KOF]	Z [a]	Ap/Rp
Benzocain	5–20	min	1–2	mehrmals	k.A.	k.A.	Vorsicht bei Kindern	Ap
Cinchocain	0,5	15–30	4–5	2	3	k.A.	Vorsicht bei Kindern	Rp
E. coli-Bakteriensuspension	16,7	k.A.	k.A.	2	k.A.	k.A.	k.A.	Ap
Hamamelis		k.A.	k.A.	2	k.A.	k.A.	14	Ap
Lidocain	5,0	min	2–3	3	4–6	kleinflächig	Vorsicht bei Kindern	Ap
Nystatin	100 000 i.E./g	1–3	k.A.	2–3	2–3	k.B.	k.B.	Ap
Pentosanpolysulfat	0,1	k.A.	k.A.	mehrmals	längere Zeit	k.A.	k.A.	Ap
Quinisocain	0,5	rasch	k.A.	2–3	k.A.	kleinflächig	k.A.	Ap

Schwangerschaft und Stillzeit
Benzocain/Quinisocain/Pentosanpolysulfat: keine Angaben. Cinchocain/Lidocain: nur nach strenger Indikationsstellung. Nystatin: keine fruchtschädigenden Wirkungen bekannt. Hamamelis: keine Bedenken.

Nebenwirkungen
Allergische Reaktionen (>10%), Überempfindlichkeit (<1%), Benzocain: Methämoglobinämie (<0,1%)

Wechselwirkungen
Bei Anwendung im Anal-Genitalbereich kann es zur Beeinflussung der Festigkeit von Kondomen kommen.

Kontraindikationen
Überempfindlichkeit. Quinisocain: stark blutende Hämorrhoidalknoten.

Anwendung
Hämorrhoidalsalben werden idealerweise nach der Stuhlentleerung vorsichtig mit dem Finger aufgetragen und eingerieben ggf. mit einer üblicherweise den Präparaten beiliegenden Salbenkanüle in den Analkanal eingebracht. Zur besseren Schmerzlinderung im äußeren Bereich kann die Salbe dick mit Hilfe von Mullstreifen aufgelegt werden. Zur Vermeidung von Rückfällen sollte bei Nystatin und Hamamelis-Präparaten einige Zeit (mind. 2 Tage) über ein Abklingen der Beschwerden hinaus weiterbehandelt werden.

15 Repellentien

Pharmakodynamik
Repellentien werden zur Abwehr von Ektoparasiten (Mücken, Bremsen, Zecken etc.) durch Verwirrung deren Geruchssinnes und Orientierungssinnes angewendet.

Pharmakokinetik

Arzneistoff	Konz [%]	WE [h]	WD [h]	AW_{max}/d	AWD_{max} [Wo]	Z [a]	Ap/Rp
Diethyltoluamid	5–90	0	2[1]–7	k.A.	k.A.	6	Ap
Ethyl-butyl-acetylamino-propionat	k.A.	0	k.A.	k.A.	k.A.	k.A.	Ap
1-Piperidincarboxylsäure-2-(2-hydroxymethyl)-1-methylpropylester	k.A.	0	4[1]–8	k.A.	k.A.	2	Ap

[1] Schutz vor Zecken

Schwangerschaft und Stillzeit
Die Anwendung sollte in der Schwangerschaft und Stillzeit nicht erfolgen. Einige Verbindungen stehen im Verdacht neurotoxisch zu sein.

Nebenwirkungen
Hautreizungen, selten allergische Reaktionen.

Wechselwirkungen
Keine Angaben. Diethyltoluamid: Kontakt mit Kunststoffen vermeiden. Die Aufnahme von anderen Externa kann beeinflusst werden.

Kontraindikationen
Keine Angaben. Säuglinge und Kleinkinder.

Anwendung
Bei Bedarf sorgfältig auftragen. Besonders an Kleidungsabschlüssen. Nach dem Bad und starkem Schwitzen erneut auftragen. Nach Körperpflegeprodukten als letzte Schicht auftragen. Kein Kontakt mit Augen oder Schleimhäuten.

16 Sonstige Dermatika

16.1 Eflornitin

Pharmakodynamik
Das Zytostatikum Eflornitin ist ein Ornithindecarboxylasehemmer und wird lokal bei übermäßiger Gesichtsbehaarung bei Frauen (Hirsutismus, exzessive Gesichtsbehaarung) eingesetzt. Peroral wird es auch gegen die Schlafkrankheit, in der Krebstherapie etc. eingesetzt. Es führt zu einer Verlangsamung des Haarwuchses.

Pharmakokinetik

Arzneistoff	Konz [%]	WE [Wo]	AWD$_{max}$/d	AWD$_{max}$ [Wo]	Z [a]	Rp
Eflornitin	11,5	bis 8	2	k.A.[1]	12	Rp

[1] Der Wirkmechanismus lässt eine Dauertherapie nötig erscheinen, über die aber der Arzt entscheiden muss.

Schwangerschaft und Stillzeit
Es liegen keine ausreichenden Erfahrungen zum Einsatz in der Schwangerschaft vor. Tierversuche gaben Hinweise auf eine Reproduktionstoxizität. Der Einsatz in der Stillzeit sollte unterbleiben, da unbekannt ist, ob die Substanz in die Muttermilch übertritt.

Nebenwirkungen
Hautreizungen (Brennen, Stechen, Erythem, trockene Haut).

Wechselwirkungen
Keine Angaben.

Kontraindikationen
Überempfindlichkeit gegen den Wirkstoff, Patienten mit schweren Nieren- und Leberfunktionsstörungen, Kinder und Jugendliche unter 12 Jahren, Schwangerschaft und Stillzeit.

Anwendung
2 × tgl. (je 0,5 g, TD: 1,0 g) im Abstand von 8 Stunden dünn auf die entsprechenden gereinigten und trockenen Hautstellen auftragen. Bei Empfindlichkeit der Haut auf 1 × tgl. reduzieren. Pro Monat sollten maximal 30 g angewendet werden. Ein Kontakt mit Augen oder Schleimhäuten muss unterbleiben. Andere Kosmetika, z.B. Sonnenschutz, sollten erst 5 Minuten nach Anwendung aufgetragen werden. Nach der Anwendung sollte die Haut ca. 4 Stunden nicht gereinigt werden. Tritt nach 4 Monaten keine Besserung ein, sollte die Therapie abgebrochen werden. Eine Anwendung sollte frühestens 5 Minuten nach der Rasur oder anderen Enthaarungsmaßnahmen angewendet werden. Weiße Patienten sprechen auf die Therapie besser an.

16.2 Harnstoff (Urea)

Pharmakodynamik
Harnstoff wird in niedriger Konzentration als Feuchthaltefaktor in Externa gegen trockene Haut und Neurodermitis eingesetzt. Höhere Konzentrationen werden zur Nagelerweichung eingesetzt oder zur Behandlung übermäßiger Verhornung (Fischschuppenkrankheit).

Pharmakokinetik

Arzneistoff	Konz [%]	AW_{max}/Tag	AW_{max} [Wo]	Z [a]	Rp
Harnstoff	3–12	1–2	3	k.A.	Ap

Schwangerschaft und Stillzeit
Ein teratogenes Potential zeigte sich im Tierversuch nicht.

Nebenwirkungen
Irritationen der Haut.

Wechselwirkungen
Die Liberation anderer Wirkstoffe aus Externa und deren Penetration in die Haut kann verstärkt werden (z.B. Corticosteroide, Dithranol, Fluoruracil).

Kontraindikationen
Überempfindlichkeit gegen Harnstoff.

Anwendung
10%ige Zubereitungen: 1–3 × tgl. im Regelfall bis zu 3 Wochen.

17 Virustatika

17.1 Imiquimod

Pharmakodynamik
Imiquimod wird zur Therapie von Feigwarzen im Genital- und Perianalbereich von Erwachsenen verwendet. Es besitzt keine direkte antivirale Aktivität sondern moduliert die Immunantwort.

Pharmakokinetik

Arzneistoff	Konz [%]	WE [h]	WD [h]	AW_{max}/Wo	AWD_{max} [Wo]	Z [a]	Ap/Rp
Imiquimod	5,0			3	16		Rp

Schwangerschaft und Stillzeit
Es besteht kein Verdacht auf Teratogenität und auf Embryotoxizität. Strenge Indikationsstellung.

Nebenwirkungen
Lokale Reizungen, Erythem, Erosion, Exkoriation, Schuppenbildung und Ödem.

Wechselwirkungen
WW mit anderen Arzneimitteln sind aufgrund der geringen Resorption nicht zu erwarten, es liegen aber auch keine Studien vor.

Kontraindikationen
Nicht bei Patienten mit bekannter Überempfindlichkeit. Nicht empfehlenswert ist die Behandlung von urethralen, intravaginalen, zervikalen, rektalen oder intraanalen Warzen. Offene Geschwüre und Wunden müssen erst abgeheilt sein, bevor die Stellen mit Imiquimod behandelt werden dürfen.

Anwendung

3 × wöchentlich mit je einem Tag Abstand, abends vor dem Zubettgehen auf die Feigwarzen auftragen und 6–10 Stunden einwirken lassen. Während der Einwirkzeit darf nicht geduscht oder gebadet werden. Die betroffenen Hautstellen müssen vor der Behandlung gründlich gereinigt werden, anschließend wird die Creme so lange einmassiert, bis sie vollständig eingezogen ist. Nach 6–10 Stunden wird mit Wasser und einer milden Seife gewaschen. Nur auf befallene Bereiche auftragen. Vor und nach dem Auftragen der Creme sind die Hände sorgfältig zu reinigen.

Unbeschnittene Männer sollten nur nach sorgfältiger Nutzen-Risiko-Abwägung mit Imiquimod behandelt werden. Es besteht immer die Gefahr einer Phimose bzw. einer Striktur, die durch Beschneidung zu beseitigen ist.

17.2 Monochloressigsäure

Pharmakodynamik
Monochloressigsäure wird zum Ätzen von gewöhnlichen Warzen (Verucae vulgaris) eingesetzt. Die starke Säure Monochloressigsäure wirkt haut- und schleimhautreizend durch stark saure und eiweißfällende Eigenschaften, worauf ihr Einsatz beim lokalen Abtragen der Warzen beruht.

Pharmakokinetik

Arzneistoff	Konz [%]	WE [h]	WD [h]	AW_{max}/Wo	AWD_{max} [Wo]	Ap/Rp
Monochloressigsäure	50	sofort	k.A.	1	5	Ap

Schwangerschaft und Stillzeit
Schwangerschaft und Stillzeit sind Kontraindikationen. Kontraindiziert ist auch die Anwendung bei Frauen, bei denen eine Schwangerschaft nicht ausgeschlossen werden kann.

Nebenwirkungen
Hautreizungen besonders häufig nach Entfernungsversuchen. Brennen und Röten der Hautstellen, besonders wenn Anwendungshinweise nicht beachtet wurden.

Wechselwirkungen
Nicht bekannt.

Kontraindikationen
Nicht anzuwenden bei Überempfindlichkeit gegen den Wirkstoff, bei Säuglingen oder bei geschädigter Haut. Keine Anwendung im Gesicht, besonders nicht am oder im Auge oder auf den Schleimhäuten. Nicht im Genitalbereich, auf Wunden und beschädigten Warzen, nicht sofort nach Entfernung der Warze mittels Skalpell, Elektro-Kauter, Kryochirurgie, Laserunterspritzung und Bleomycinbehandlung. Bei Entzündung und Rötung der Haut muss mindestens 4 Wochen gewar-

tet werden. Nicht zur Behandlung von Muttermalen und Alterswarzen geeignet.

Anwendung

Die Lösung wird gezielt auf die betroffene Hautstelle aufgetragen. Die umgebende gesunde Haut muss mittels einer gut haftenden Salbe (Vaseline, Zinkpaste, o.Ä.) vor der ätzenden Wirkung von Monochloressigsäure geschützt werden. Die maximal zu behandelnde Fläche beträgt 2 cm^2. Vor einer weiteren Behandlung müssen die befallenen Hautbezirke warm gebadet werden.

Hautareale mit dünner Epidermis dürfen nur mit einer geringen Menge an Monochloressigsäure behandelt werden, da sonst verstärkt Narbenbildung erfolgt.

17.3 Nucleosidanaloga

Pharmakodynamik

Aciclovir und Penciclovir: In virusbefallenen Zellen werden die beiden Nucleosidanaloga von der virusspezifischen Thymidinkinase aktiviert und anschließend in die Virus-DNA eingebaut, wo sie zum Abbruch der DNA-Synthese führen. Auch Idoxuridin wird in die Virus-DNA eingebaut und führt dort zum Abbruch der Replikation, der Einbau ist allerdings nicht an ein virusspezifisches Enzym gekoppelt und betrifft auch körpereigene Zellen. Aciclovir, Penciclovir und Idoxuridin werden bei Infektionen mit Herpes-simplex-Viren topisch angewendet.

Pharmakokinetik

Arzneistoff	Konz [%]	WE [h]	WD [h]	AW_{max}/d	AWD_{max} [Wo]	Z [a]	Ap/Rp
Aciclovir	5,0		4	5	2		Ap/Rp
Idoxuridin[1]	0,2		2	3–6	1/2		Rp
Penciclovir	1,0		2	6–8–12	1	18	Ap

[1] +DMSO (1,8 %).

Schwangerschaft und Stillzeit

Für Aciclovir gilt, dass bei topischer Anwendung keine Gefahr für das Kind besteht, grundsätzlich aber eine Nutzen-Risiko-Abwägung erfolgen sollte.

Für Penciclovir und Idoxuridin liegen keine Daten zur Anwendung in Schwangerschaft und Stillzeit vor, Idoxuridin hat aber ein teratogenes Potential.

Nebenwirkungen

Vorübergehendes Brennen oder Stechen, Rötung, Eintrocknen und Abschuppung der behandelten Hautareale; selten Kontaktdermatitis durch Hilfsstoffe, die sich durch verstärkte o. g. Nebenwirkungen äußern; Idoxuridin und Penciclovir können ein Angioödem hervorrufen. Durch den Hilfsstoff DMSO in idoxuridinhaltigen Präparaten kann sich ein knoblauchartiger Geschmack im Mund bilden, der aber bald abklingt.

Wechselwirkungen
WW mit anderen Arzneimitteln sind bei Aciclovir und Penciclovir nicht bekannt;

Idoxuridin kann in Kombination mit Glucocorticoiden zu einer Verzögerung der Wundheilung führen.

Kontraindikationen
Nicht anzuwenden bei einer Überempfindlichkeit gegen den Wirkstoff oder einen der Hilfsstoffe.

Die Nucleosidanaloga dürfen nicht am Auge oder auf den Schleimhäuten angewendet werden. Bei immunsupprimierten Personen ist Penciclovir kontraindiziert.

Anwendung
Mittels Wattestäbchen wird eine ausreichende Menge Creme auf die betroffene Hautstelle und das umgebende Gewebe aufgetragen.

Wird die Creme mit den Fingern aufgetragen, sollten diese vorher und nachher gründlich gereinigt werden, um zusätzliche Infektionen der erkrankten Hautpartien, sowie eine Infektion gesunder Haut- und Schleimhautbereiche durch Herpesviren zu vermeiden.

Die Behandlung sollte bei den ersten Anzeichen einer Infektion begonnen werden. Haben sich bereits Krusten gebildet, ist eine Behandlung mit Virustatika vom Typ der Nucleosidanaloga nicht mehr sinnvoll.

17.4 Podophyllotoxin

Pharmakodynamik
Podophyllotoxin wird zur äußerlichen Behandlung von umschriebenen Feigwarzen im äußeren Genitalbereich des Mannes (spitze Kondylome, Condyloma acuminata) eingesetzt. Die Substanz zeigt antimitotische Eigenschaften, wodurch die Nekrose des Feigwarzengewebes ausgelöst wird.

Pharmakokinetik

Arzneistoff	Konz [%]	WE [h]	WD [h]	AW_{max}/d	AWD_{max} [Wo]	Z [a]	Ap/Rp
Podophyllotoxin	0,15–0,5		4	2	4		Rp

Schwangerschaft und Stillzeit
Kontraindikation; teratogene Effekte durch Tierversuche nachgewiesen, retrospektive Studien lassen den Verdacht ebenfalls aufkommen.

Nebenwirkungen
Rötung, Stechen und Reizung. Entzündungsreaktionen.

Wechselwirkungen
Gleichzeitiger Genuss von Alkohol kann zu einer massiven Verstärkung unerwünschter Wirkungen führen.

Kontraindikationen
Kinder und Jugendliche bis 18 Jahre, Alkoholgenuss während der Therapie. Patienten mit Immunschwäche, bei Neigung zu Zelldysplasie oder mit rezidivierender Herpesinfektion. Entzündete oder blutende Feigwarzen, gleichzeitige Behandlung mit anderen podophyllotoxin- oder podophyllinhaltigen Arzneimitteln.

Anwendung

Die Lösung wird durch den Arzt auf die Warze aufgetragen. Behandlungsschema: 2 × tgl. an drei aufeinander folgenden Tagen. Die Lösung sollte nicht auf die umgebende Haut gelangen.

Gleichzeitig können maximal 10 Feigwarzen mit einer Größe von 1–10 mm behandelt werden. Die Dosis ist abhängig von der Beschaffenheit und Größe der Warzen. Die maximale Dosis beträgt 0,25 ml einer 0,5%igen Lösung.

17.5 Salicylsäure

Pharmakodynamik
Salicylsäure wird als Schälmittel bei Hyperkeratosen, z.B. Warzen, Klavus und Callus eingesetzt. Es zeigt eine keratolytische und antibakterielle Wirkung. Die keratolytische Wirkung ist erst in Konzentrationen über 10% stärker ausgeprägt. In niedrigen Konzentrationen von 1–5% findet es sich auch in Akne- oder Hautspiritus. Es wirkt dort vor allem schwach antiseptisch.

Pharmakokinetik

Arzneistoff	Konz [%]	WE [h]	WD [h]	AW_{max}/d	AWD_{max} [d]	Ap/Rp
Salicylsäure	1–20		72		3–4	Ap

Schwangerschaft und Stillzeit
Während der Schwangerschaft möglichst nicht anwenden (wenn, nur kleinflächig), bei bestimmungsgemäßen Gebrauch kann gestillt werden. Die Aufnahme von Salicylsäure durch den Säugling muss vermieden werden.

Nebenwirkungen
Überempfindlichkeitsreaktionen.

Wechselwirkungen
Salicylsäure wirkt als Enhancer und kann die Resorption und Wirkung anderer Wirkstoffe verstärken. Systemisch verfügbare Salicylsäure kann die Toxizität von Methotrexat und die hypoglykämische Wirkung von Sulfonylharnstoffen verstärken.

Kontraindikationen
Nicht anzuwenden bei Überempfindlichkeit gegen den Wirkstoff, bei Säuglingen und bei geschädigter Haut. Bei eingeschränkter Nierenfunktion nur unter strenger Indikationsstellung. Keine Anwendung auf Schleimhäuten.

Anwendung

Die Lösung wird gezielt auf die betroffene Hautstelle aufgetragen. Das umgebende gesunde Gewebe wird mit einem Pflaster oder einer fetten Creme abgedeckt. Pflaster werden zurechtgeschnitten und nach gründlicher Reinigung der Hautareale explizit auf die betroffenen Hautbezirke aufgeklebt. Das umgebende gesunde Gewebe ist mittels Fixierpflaster zu schützen.

Pflaster müssen nach 2 Tagen erneuert werden, nach 4 Tagen wird die aufgeweichte Haut mit einem warmen Kochsalz- oder Seifenlaugenbad abgelöst. In hartnäckigen Fällen wird die Prozedur wiederholt.

Als Pflaster und Lösung. Bei Läsionen oder krankhaften Veränderungen der Haut kann die Resorption von Salicylsäure erhöht sein.

17.6 Tromantadinhydrochlorid

Pharmakodynamik
Tromantadin wird zur Behandlung von Herpes-simplex-Infektionen im Anfangsstadium eingesetzt. Es ist ein Derivat des Amantadins.

Pharmakokinetik

Arzneistoff	Konz [%]	WE [h]	WD [h]	AW_{max}/d	AWD_{max} [Wo]	Z [a]	Ap/Rp
Tromantadinhydrochlorid	1		5	5	k.A.		Rp

Schwangerschaft und Stillzeit
Keine ausreichenden Erfahrungen in der Schwangerschaft. Kein Hinweis auf Teratogenität oder Embryotoxizität in Tierversuchen. Keine Erfahrung bezüglich des Einsatzes in der Schwangerschaft.

Nebenwirkungen
Kontaktallergien. Scheinbare Verschlimmerung der Beschwerden, wie verstärkter Juckreiz, zunehmendes Schmerz- und Spannungsgefühl.

Wechselwirkungen
Keine Angaben.

Kontraindikationen
Tromantadin-HCl darf nicht angewendet werden, wenn eine Überempfindlichkeit gegen den Wirkstoff besteht und wenn sich bereits Bläschen gebildet haben.

Anwendung
5 × tgl. auf die betroffene Hautstelle geben, so dass der gesamte Infektionsherd abgedeckt ist und anschließend leicht einmassieren.

Die Anwendung von Tromantadinhydrochlorid muss beendet werden, wenn bestehende Beschwerden sich verschlimmern oder wenn neue Läsionen auftreten.

17.7 Zinksulfat

Pharmakodynamik

Zinksulfat wird als Lokaltherapeutikum bei Herpes-simplex-Infektionen eingesetzt. In Kombination mit Erythromycin wird es lokal bei Akne vulgaris eingesetzt. Zinksalze zeigen eine schwache antiseptische und adstringierende Wirkung.

Pharmakokinetik

Arzneistoff	Konz [%]	WE [h]	WD [h]	AW_{max}/d	AWD_{max} [Wo]	Z [a]	Ap/Rp
Zinksulfat	1		6	4	k.A.	0	Ap

Schwangerschaft und Stillzeit

Zinksalze werden lokal bei Säuglingen großflächig im Windelbereich eingesetzt. Eine Resorption über die Haut ist nicht zu erwarten.

Nebenwirkungen

Keine Angaben.

Wechselwirkungen

Keine Angaben.

Kontraindikationen

Keine Angaben.

Anwendung

4 × tgl. dünn auf befallene Stellen auftragen. Sofort beim ersten Anzeichen eines Rezidives auftragen und die Behandlung bis zur vollständigen Abheilung der Bläschen fortsetzen.

INJEKTABILIA

1 Analgetika

1.1 Acetylsalicylsäure

Pharmakodynamik

Acetylsalicylsäure (ASS) ist ein unspezifischer COX-Hemmer mit analgetischer, antipyretischer und antiphlogistischer Potenz, zusätzlich wirkt ASS als Thrombozytenaggregationshemmer. In Injektionen findet sich Acetylsalicylsäure als Lysinsalz. ASS wird bei akuten Schmerzzuständen, z.B. kolikartigen Schmerzen (falls erforderlich, zusammen mit einem Spasmolytikum), Neuralgien und Neuritiden, Entzündung oberflächlicher Venen (z.B. Thrombophlebitis) und bei postoperativen Schmerzen, Fieber, wenn eine sofortige Temperatursenkung erforderlich ist, rheumatischen Erkrankungen (z.B. Weichteilrheumatismus, Gelenkrheuma), Verminderung des Risikos von Thrombosen und Embolien nach Operationen eingesetzt.

Pharmakokinetik

Arzneistoff	ED [mg]	TD [mg]	WE [min]	WD [h]	PB [%]	BV [%]	t_{max} [h]	$t_{1/2}$ [min]	E	Z [a]	Ap/Rp
Acetylsalicylsäure	500	5000	2	4–6	80–85[1]	100		15–20	R		Rp

[1] bezogen auf Salicylsäure, sonst 50 %

Schwangerschaft und Stillzeit

Keine Anwendung in Schwangerschaft und Stillzeit, ein teratogener Effekt ist nicht bekannt. Im letzten Drittel Kontraindikation.

Nebenwirkungen

GIT-Störungen.

Wechselwirkungen
Medikamente, die die Blutgerinnung fördern (Steigerung der Blutungsneigung).

Kontraindikationen
Überempfindlichkeit gegen den Wirkstoff, sowie gegen Salicylate, Magen- und Zwölffingerdarmgeschwüre, krankhaft erhöhte Blutungsneigung. Kinder: Gefahr des Reye-Syndroms.

Anwendung
Die Injektion (stets frisch hergestellt) kann i.v. oder i.m. erfolgen. Erwachsene erhalten bei akuten Schmerzen 2 × 500 mg. Diese Einzeldosis kann bis zu 10 × wiederholt werden. 7 Tage vor einer geplanten OP darf kein ASS mehr gegeben werden.

1.2 Flupirtin

Pharmakodynamik
Flupirtin ist der Prototyp der Substanzklasse SNEPCO (Selective Neuronal Potassium Channel Opener). Es ist ein zentral wirkendes nichtopioides Analgetikum, das keine Sucht erzeugt und keine Toleranzentwicklung verursacht. Es hat zusätzlich eine muskelrelaxierende Komponente.

Pharmakokinetik

Arzneistoff	ED [mg]	TD [mg]	WE [h]	WD [h]	PB [%]	BV [%]	t_{max} [h]	$t_{1/2}$ [h]	E	Z [a]	Ap/Rp
Flupirtin	100	100	k.A.	k.A.	84	92–97	0,5–1,1	7,9[1]	R	18	Rp

[1] Erhöhung im Alter 14 h

Schwangerschaft und Stillzeit
Die Anwendung sollte nicht in der Schwangerschaft erfolgen. Während der Therapie sollte nicht gestillt werden.

Nebenwirkungen
GIT-Störungen (Übelkeit, Erbrechen) 1–10 %, selten Schwitzen, Mundtrockenheit, Sehstörungen.

Wechselwirkungen
Verstärkung von Alkohol und Sedativa (u. a. zentral dämpfende AM), Gerinnungshemmern.

Kontraindikationen
Patienten mit Myastenia gravis.

Anwendung
Zur kurzfristigen Anwendung (Einmalapplikation) bei postoperativen, insbesondere mit Verspannung der Skelettmuskulatur einhergehenden Schmerzen.

1.3 COX-2-Hemmer

Pharmakodynamik

Parecoxib ist zurzeit der einzige parenteral verfügbare COX-2-Hemmstoff. Die COX-2-Hemmer hemmen selektiv die Cyclooxygenase 2 und wirken dadurch analgetisch und antirheumatisch. Parenteral ist Parecoxib zur kurzzeitigen Behandlung postoperativer Schmerzen, auch in Kombination mit Opioiden zugelassen. Parecoxib ist ein Prodrug, das in der Leber in den wirksamen Metaboliten Valdecoxib umgewandelt wird.

Pharmakokinetik

Arzneistoff	ED [mg]	TD [mg]	WE [h]	WD [h]	PB [%]	BV [%]	t_{max} [h]	$t_{1/2}$ [h]	E	Z [a]	Ap/Rp
Parecoxib[1]	20–40	40	k.A.	6–12	98	k.A.	0,5–1		R	18	Rp

[1] In der Schweiz ruht die Zulassung.

Schwangerschaft und Stillzeit

Kontraindikation im 3. Trimenon (es kann zu Wehenschwäche und vorzeitigem Schluss des Ductus arteriosus Botalli kommen). Strenge Indikationsstellung im 1. u. 2. Trimenon (keine adäquaten und gut kontrollierten Studien vorhanden).

Nebenwirkungen

Häufig: Hypertonie, Hypotonie, Rückenschmerzen, periphere Ödeme, Hypästhesie, alveoläre Osteitis, Dyspepsie, Flatulenz, Kreatininanstieg, Hypokaliämie, Agitation, Insomnie, postoperative Anämie, Pharyngitis, respiratorische Insuffizienz, Pruritus, Oligurie.

Wechselwirkungen

Warfarin oder verwandte Arzneistoffe: erhöhtes Risiko für Blutungen; Wirkungsminderung von Diuretika und blutdrucksenkenden AM; ACE-Hemmer oder Diuretika: Risiko einer akuten Niereninsuffizienz; Cyclosporin, Tacrolimus: Verstärkung der nephrotoxischen Wirkung von Cyclosporin und Tacrolimus; Vorsicht bei gleichzeitiger Anwendung mit Arzneimitteln, die CYP-3A4 (Ketoconazol) und CYP-2C9 (Fluconazol) inhibieren: Anstieg der Plasmakonzentration von Valdecoxib (außer Handel)/Parecoxib; bei CYP-3A4-Induktoren (z.B. Rifampicin, Carbamazepin, Dexamethason): Erniedrigung der Plasmakonzentration von Valdecoxib. Unter Valdecoxib-Behandlung steigen die Plasmaspiegel des CPY-2D6-Substrats Dextromethorphan an. Bei Arzneimitteln, die über CYP-2D6 metabolisiert werden und einen engen therapeutischen Bereich besitzen (z.B. Flecainid, Propafenon, Metoprolol) ist Vorsicht geboten. Erhöhte Lithiumspiegel bei gleichzeitiger Anwendung von Parecoxib.

Kontraindikationen
Sulfonamid-Allergien, Auftreten von Bronchospasmen, akute Rhinitis, Nasenschleimhautpolypen, angioneurotische Ödeme, Urticaria oder sonstige allergische Erkrankungen nach Einnahme von Acetylsalicylsäure, NSAR oder anderen selektiven COX-2-Hemmern; schwere Leberfunktionsstörungen, aktive peptische Ulzera; gastrointestinale Blutungen; entzündliche Darmerkrankungen; schwere dekompensierte Herzinsuffizienz.

Anwendung
Parecoxib nur i.v.- oder i.m.-Gabe, eine Kombination mit Opioiden ist möglich.

1.4 Metamizol (Novaminsulfonat)

Pharmakodynamik
Metamizol (Novaminsulfonsäure-Natrium) ist ein Analgetikum und Antipyretikum mit zentraler Hemmung der Cyclooxygenase. Zusätzlich weist es eine spasmolytische Komponente auf. Es wird bei akuten starken Schmerzen nach Verletzungen oder Operationen, Koliken, Tumorschmerzen, sonstigen akuten oder chronischen starken Schmerzen, soweit andere therapeutische Maßnahmen nicht indiziert sind und hohem Fieber, das auf andere Maßnahmen nicht anspricht, eingesetzt.

Pharmakokinetik

Arzneistoff	ED [mg]	TD [mg]	WE [h]	WD [h]	PB [%]	BV [%]	t_{max} [h]	$t_{1/2}$ [h]	E	Z [Mo]	Ap/Rp
Metamizol	500–2500	5000	0,5		58	100	1	2,7–112	R	3	Rp

Schwangerschaft und Stillzeit
Metamizol sollte im ersten und letzten Trimenon nicht angewendet werden, im zweiten nur nach strenger Indikationsstellung.

Nebenwirkungen
Anaphylaktische Reaktionen (0,01–0,1 %), hypotensive Reaktionen, selten Schock und Agranulozytose (lebensbedrohlich).

Wechselwirkungen
Abnahme der Ciclosporin-Spiegel möglich; Cimetidin, Enzyminduktoren.

Kontraindikationen
Allergien gegen Metamizol oder andere Pyrazolone, Analgetika-Asthma-Patienten, Säuglinge unter 3 Monaten.

Metamizol (Novaminsulfonat) 133

Anwendung
I.v. oder i.m. (Säuglinge von 3–11 Monaten nur i.m.).

Erwachsene und Jugendliche ab 15 Jahre: ED 1 g bis 2,5 g Metamizol.

Kleinkinder ab 1 Jahr und Kinder bis 14 Jahre: ED 6–16 mg Metamizol pro kg KG.

Säuglinge ab 3. Lebensmonat oder über 5 kg KG: ED 6 mg–16 mg Metamizol pro kg KG ausschließlich i.m.

Bei parenteraler Anwendung müssen die Voraussetzungen für eine Schockbehandlung gegeben sein. I.v.-Injektion: max. 1 ml pro min.

Metamizol Injektionslösung kann mit 5%-Glucose-, 0,9%-Kochsalz- oder Ringer-Lactat-Lösung gemischt bzw. verdünnt werden. Da solche Mischungen allerdings nur begrenzt stabil sind, müssen sie sofort infundiert werden. Um die Gefahr einer hypotensiven Reaktion zu minimieren und um sicherzustellen, dass die Injektion bei den ersten Zeichen einer anaphylaktischen bzw. anaphylaktoiden Reaktion abgebrochen werden kann, darf die intravenöse Injektion von Metamizol nur sehr langsam erfolgen, d.h. nicht schneller als 1 ml (bzw. 0,5 g Metamizol) pro min.

1.5 Paracetamol

Pharmakodynamik
Paracetamol ist ein Analgetikum, das als Infusion bei starken Schmerzen nach Operationen eingesetzt wird. Aufgrund der großen Schwankung der Bioverfügbarkeit bei rektaler Gabe ist eine parenterale Gabe vorzuziehen. Der Wirkmechanismus ist nicht genau geklärt, ein zentraler Angriff in die Prostaglandinsynthese wird angenommen.

Pharmakokinetik

Arzneistoff	ED [mg]	TD [mg]	WE [h]	WD [h]	PB [%]	BV [%]	t_{max} [h]	$t_{1/2}$ [h]	E	Z [a]	Ap/-Rp
Paracetamol	1000	4000		3–4	10			2–4	R	1	Rp

Schwangerschaft und Stillzeit
Paracetamol ist plazentagängig und geht in die Muttermilch über, es gilt aber als Mittel der Wahl in der Schwangerschaft.

Nebenwirkungen
Selten: Unwohlsein, Hypotonie, erhöhte Lebertransaminasen. Sehr selten: Überempfindlichkeitsreaktionen (Hautausschlag, Urticaria, anaphylaktischer Schock).

Wechselwirkungen
Probenecid, Coffein (Wirkungsverstärkung), Enzyminduktoren.

Kontraindikationen
Leberinsuffizienz, schwere Niereninsuffizienz (Kreatinin-Clearance ≤30 ml/min), chronischer Alkoholismus, chronische Mangelernährung (geringe Reserven an hepatischem Gluthation), Dehydratation. Gleichzeitige Gabe von Enzym-induzierenden Substanzen.

Anwendung
Erwachsene und Jugendliche >50 kg: 1 g Paracetamol pro Anwendung, bis zu 4 × tgl. Zwischen 2 Anwendungen muss ein Mindestab-

stand von 4 Stunden liegen. Die maximale TD darf 4 g nicht überschreiten.

Kinder > 33 kg (etwa 11 Jahre alt), Jugendliche und Erw. < 50 kg: 15 mg Paracetamol/kg KG pro Anwendung. Zwischen zwei Anwendungen muss ein Mindestabstand von 4 Stunden liegen. Die maximale TD darf 60 mg/kg KG nicht überschreiten (insgesamt nicht mehr als 4 g).

Kinder > 10 kg (älter 1 Jahr) 15 mg Paracetamol/kg KG bis zu 4 × tgl., maximal 2 g pro Tag.

2 Antiasthmatika

2.1 Theophyllin

Pharmakodynamik

Theophyllin-Zubereitungen zur Injektion enthalten Theophyllin-Natriumglycinat. Theophyllin wird als Injektion zur Akutbehandlung von Atemnotzuständen aufgrund von Einengung der Atemwege bei chronisch obstruktiven Atemwegserkrankungen (z.B. Asthma bronchiale, chronische Bronchitis, COPD, Lungenemphysem) eingesetzt. Theophyllin zeigt eine Hemmung der Phosphodiesterase und eine Blockade von bronchialen konstriktionsvermittelnden Adenosin-A_1-Rezeptoren, wodurch eine Erschlaffung der glatten Bronchialmuskulatur erfolgt. Der gesamte Wirkmechanismus ist noch nicht aufgeklärt.

Pharmakokinetik

Arzneistoff	ED [mg]	TD [g]	WE [h]	WD [h]	PB [%]	BV [%]	t_{max} [h]	$t_{1/2}$ [h]	E	Z [Mo]	Ap/Rp
Theophyllin	95–200	ca. 1,5		8–6	40–50	100		5–9	R	6	Rp

Schwangerschaft und Stillzeit

Theophyllin sollte in der Schwangerschaft nur unter strenger Indikationsstellung angewendet werden. Im ersten Trimenon liegen keine ausreichenden Erfahrungen vor. Theophyllin passiert die Plazentaschranke und kann beim Säugling sympathomimetisch wirken. Zum Ende der Schwangerschaft kann es zu einer Tokolyse kommen.

Nebenwirkungen

Überempfindlichkeit, Verstärkung eines nächtlichen gastroösophagalen Refluxes, Kopfschmerzen, Erregung, Unruhe, Schlaflosigkeit, Blutdruckabfall, GIT-Störungen.

Wechselwirkungen
Nicotin, Sympathomimetika, Herzglykoside, Enzyminduktoren, orale Kontrazeptiva, Makrolide, einige Gyrasehemmer (v. a. Gruppe I u II), Furosemid.

Kontraindikationen
Überempfindlichkeit gegen den Wirkstoff, Herzrhythmusstörungen, frischer Myokardinfarkt, Magen-Darm-Ulzera, relativ: Epilepsie.

Anwendung
Aufsättigung Erwachsene: 5–6 mg/kg KG, Erhaltungsdosis 0,9 mg/kg KG.

Ein Mindestabstand von 8 Stunden zwischen 2 Einzeldosen ist einzuhalten. Eine besondere Dosierung ist bei Kindern ab 6 Monaten und Patienten über 60 Jahren sowie Rauchern zu berücksichtigen.

Bei zu schneller i. v.-Gabe kann es zu einem Blutdruckabfall und Rhythmusstörungen kommen.

3 Antiemetika

3.1 Antihistaminika

Pharmakodynamik

Antiemetisch wirkende H_1-Antihistaminika greifen vor allem an der Area postrema in der Medulla oblongata an den Chemorezeptoren an, wodurch das Brechzentrum beeinflusst wird.

Sie werden bei Übelkeit in Zusammenhang mit Gastritis, Ulcus ventriculi oder duodeni, Cholecystopathie, nervösem Magen, acetonämischem und urämischem Erbrechen, meningitischem Reizsyndrom, Erbrechen bei Commotio cerebri, postnarkotischem Erbrechen, bei Erbrechen als Nebenwirkung nach Anwendung ionisierender Strahlen, zerebralem und arteriosklerotischem Schwindel, Meniere'schem Symptomenkomplex, zentralem und vestibulärem Reizsyndrom, vasomotorischen Cephalgien, Narkosevorbereitungen und vor diagnostischen Eingriffen (besonders zur vegetativen Stabilisierung des Kreislaufs), sowie bei Erbrechen nach Medikamenten und Genussgiften eingesetzt. Als alleinige Medikation bei zytostatikainduziertem Erbrechen sind sie nicht geeignet.

Pharmakokinetik

Arzneistoff	ED [mg]	TD [mg]	WE [h]	WD [h]	PB [%]	BV [%]	t_{max} [h]	$t_{1/2}$ [h]	E	Z [a]	Ap/Rp
Dimenhydrinat	60–100	400		3–6	98			3,4–9,3	R	14	Rp

Schwangerschaft und Stillzeit

Dimenhydrinat sollte während der letzten Schwangerschaftswochen wegen möglicher Auslösung vorzeitiger Uteruskontraktionen nicht angewendet werden.

Während der ersten sechs Monate der Schwangerschaft sollte Dimenhydrinat nur angewendet werden, wenn nicht medikamentöse Maßnahmen keinen Erfolg gezeigt haben. Dimenhydrinat geht in geringen Mengen in die Muttermilch über. Bisher sind keine langfristigen, negativen Auswirkungen auf Säuglinge beschrieben. Sollte ein gestilltes Kind Anzeichen für erhöhte Irritabilität zeigen, ist auf Flaschennahrung umzustellen oder die Behandlung mit Dimenhydrinat abzusetzen.

Nebenwirkungen
Somnolenz, Benommenheit, Schwindelgefühl, Muskelschwäche.

Wechselwirkungen
Gegenseitige Wirkungsverstärkung mit zentral wirkenden Medikamenten.

Kontraindikationen
Überempfindlichkeit gegenüber Dimenhydrinat, anderen Antihistaminika bzw. einem anderen Bestandteil des Arzneimittels, akuter Asthma-Anfall, Engwinkelglaukom, Phäochromozytom, Porphyrie, Prostatahyperplasie mit Restharnbildung, Krampfanfälle (Epilepsie, Eklampsie).

Anwendung
Dimenhydrinat kann i.v. oder i.m. appliziert werden (unterschiedliche Handelspräparate). Zur Therapie von Übelkeit und Erbrechen werden die Gaben in regelmäßigen Abständen über den Tag verteilt. Bei intramuskulärer Applikation ist die Injektionslösung tief intraglutäal zu injizieren. Bei der intravenösen Gabe soll Dimenhydrinat sehr langsam injiziert werden (10 ml in nicht weniger als 2 min). Bei Applikation durch eine liegende Verweilkanüle sollte mit Kochsalz- oder Ringerlösung nachinfundiert werden. Zur Infusion kann Dimenhydrinat in folgenden Infusionslösungen gegeben werden: Glucose 5/10%, isotonische Kochsalzlösung, Ringerlösung.

3.2 Dopaminagonisten

Pharmakodynamik
Metoclopramid (MCP) ist ein zentraler Dopaminagonist, ferner zeigt es eine periphere cholinerge Aktivität. Es wirkt antiemetisch und beschleunigt die Magen-Darm-Passage. MCP wird bei Motilitätsstörungen des oberen Magen-Darm-Traktes, Übelkeit und Erbrechen (auch bei Migräne) eingesetzt. Zusätzlich ist ein Einsatz zur Erleichterung der Duodenal- und Jejunalsondierung sowie zur Beschleunigung der Magenentleerung bei Röntgenkontrastmitteln möglich.

Pharmakokinetik

Arzneistoff	ED [mg]	TD [mg]	WE [min]	WD [h]	PB [%]	BV [%]	t_{max} [h]	$t_{1/2}$ [h]	E	Z [a]	Ap/Rp
Metoclopramid	10	30	1–5[1] 10–15[2]	0,5–12	13–22	100	0,5–2	4–6	R	3	Rp

[1] i.v.
[2] i.m.

Schwangerschaft und Stillzeit
Bisher liegen keine Anzeichen für embryotoxische Wirkungen vor. Im 1. Trimenon absolute Kontraindikation, 2. und 3. Trimenon strenge Indikationsstellung.

Kontraindikationen
Darmverschluss, Epilepsie.

Nebenwirkungen
Durchfall, Verstopfung, Schwindel, Müdigkeit, Angst- und Ruhelosigkeit.

Wechselwirkungen
Veränderung der Resorption anderer Arzneistoffe, Neuroleptika.

Anwendung
I.m. oder i.v., Kinder von 3–14 Jahren: max. Einzeldosis 0,1 mg/kg KG, max. Tagesdosis 0,5 mg/kg KG. Zur Erleichterung der Untersuchung des oberen Magen-Darm-Traktes Erwachsene und Jugendliche über 14 Jahren: 10–20 mg langsam i.v. etwa 10 min vor Untersuchungsbeginn. Kinder unter 14 Jahren: 0,1 mg/kg KG langsam i.v. etwa 10 min vor Untersuchungsbeginn. Antiemetische Wirkung hält bis 12 h an, Wirkung auf GIT: 0,5–3 h.

3.3 5-HT₃-Rezeptor-Antagonisten

Pharmakodynamik

5-HT$_3$-Rezeptorantagonisten werden zur Unterdrückung von Übelkeit, Brechreiz und Erbrechen bei der Therapie mit Zytostatika, der Strahlentherapie oder nach Operationen eingesetzt. Chemotherapeutika können die Freisetzung von Serotonin (5-HT) aus den enterochromaffinen Zellen in der viszeralen Mucosa bewirken und den von starker Übelkeit begleiteten Brechreflex auslösen.

Pharmakokinetik

Arzneistoff	ED [mg]	TD [mg]	WE [min]	WD [h]	PB [%]	BV [%]	t_{max} [h]	$t_{1/2}$ [h]	E	Z [a]	Ap/Rp
Dolasetron	12,5–100	100		24	69–77			7–9	R	18	Rp
Granisetron	1–3	9		24	65			9	R, B	2	Rp
Ondansetron	4–8	32		12	70–76		0,12	3–4	R, B	2	Rp
Palonosetron	0,25	0,25		mehrere Tage	62			40	R	18	Rp
Tropisetron	2–5	5		24	71			8–42	R, B	2	Rp

Schwangerschaft und Stillzeit

Granisetron/Ondansetron: es liegt keine Beobachtung über Teratogenität vor. Die Anwendung sollte nur bei strenger Abwägung des Nutzen-Risiko-Verhältnisses erfolgen. Es sollte nicht gestillt werden.

Tropisetron: Kontraindikation.

Wechselwirkungen

Granisetron: Keine bisher beschrieben, erhöhte Blutspiegel durch Phenobarbital.

Tropisetron: Rifampicin oder Phenobarbital: Plasmakonzentration von Tropisetron vermindert.

Ondansetron: z. Z. liegen keine Erkenntnisse vor.

Nebenwirkungen
Kopfschmerzen, Obstipation (häufigste NW), selten Allergien und grippeartige Symptome.

Kontraindikationen
Überempfindlichkeit gegen den Wirkstoff, schwere Beeinträchtigung der Darmmotilität.

Anwendung
Für die Anwendung stehen je nach Zytostatika-Einsatz unterschiedliche Therapie-Schemata zur Verfügung. Im Regelfall erfolgt die Infusion ca. 30 min vor der Zytostatika-Behandlung. Glucocorticoide (Dexamethason oder Methylprednisolon) verstärken die Wirkung.

Dolasetron: 100 mg ca. 30 min vor einer Chemotherapie, unverdünnt über 30 Sekunden i.v. injizieren oder nach Verdünnen auf 50 ml (mit isotonischer NaCl-Lösung oder 5%iger Glucoselösung) über einen Zeitraum von 30 Sekunden bis 15 min infundieren. Die maximale Anwendungdauer sollte 4 Tage nicht überschreiten.

Granisetron: 3 mg Granisetron sollten in 20–50 ml Trägerlösung über 5 min infundiert werden. Granisetron ist mit Dexamethasondihydrogenphosphat in Trägerlösungen (Glucose, NaCl) für ca. 24 Stunden stabil. Zwischen zwei Infusionen sollten mindestens 10 min liegen.

Ondansetron: unmittelbar vor Gabe des Chemotherapeutikums initial 8 mg Ondansetron langsam i.v. injizieren bzw. über 15 min infundieren. Danach fortsetzen als kontinuierliche i.v.-Infusion mit einer Infusionsrate von 1 mg/h bis zu einer Dauer von 24 Stunden oder 2 weitere Dosen von 8 mg Ondansetron jeweils im Abstand von 2–4 Stunden entweder als langsame i.v.-Injektion oder 15-minütige Kurzzeit-Infusion verabreichen oder unmittelbar vor Gabe des Chemotherapeutikums 32 mg Ondansetron verdünnt mit 50 bis 100 ml physiologischer Kochsalzlösung oder einer anderen kompatiblen Infusionslösung über mindestens 15 min infundieren.

Palonosetron: I.v.-Bolusgabe 30 min vor der Chemotherapie in Dosen von 0,25 mg bzw. 0,75 mg. Keine erneute Gabe innerhalb von 7 Tagen.

Tropisetron: Erwachsene: als Therapieschema wird empfohlen, Einzeldosen von je 5 mg Tropisetron/Tag über 6 Tage zu geben. Unmittelbar vor Gabe des Chemotherapeutikums werden initial 5 mg Tropisetron langsam intravenös injiziert bzw. nach vorgeschriebener Verdünnung infundiert. Die Behandlung wird bis zu weiteren 5 Tagen oral fortgesetzt mit 5 mg Tropisetron.

4 Antihistaminika

Pharmakodynamik

Dimetinden und Clemastin werden als H_1-Antihistaminika parenteral zur symptomatischen Akutbehandlung allergischer Erkrankungen, wie z.B. juckende Dermatosen, allergischer Schnupfen, Nahrungs- und Arzneimittelallergien, Urticaria, Neurodermitis (endogenes Ekzem) oder Quincke-Ödem eingesetzt, ferner bei anaphylaktoiden Reaktionen sowie als Adjuvans bei anaphylaktischem Schock. Dimetinden zusätzlich zur Prämedikation in Kombination mit einem H_2-Rezeptor-Antagonisten zur Vermeidung von durch Histaminfreisetzung ausgelösten klinischen Reaktionen wie z.B. vor Narkosen und vor parenteraler Gabe von Röntgenkontrastmitteln oder Plasmasubstituten. Die Substanzen blockieren H_1-Rezeptoren. Dimetinden fördert ferner den Abbau von Histamin und hemmt die Freisetzung aus den Mastzellen.

Pharmakokinetik

Arzneistoff	ED [mg]	TD [mg]	WE [min]	WD [h]	PB [%]	BV [%]	t_{max} [h]	$t_{1/2}$ [h]	E	Z [a]	Ap/Rp
Clemastin	2	4	120	10–12	95		2–4	8,1	R	1	Ap
Dimetinden-maleat	4	8	15	3–6	90			5–7	R	1	Ap

Schwangerschaft und Stillzeit

Keine Anwendung in den ersten drei Monaten, bisher aber kein teratogenes Potential von Dimetinden bekannt. Übergang von Dimetinden in die Muttermilch unbekannt. Clemastin sollte nicht in der Schwangerschaft angewendet werden, es geht in die Muttermilch über, daher Kontraindikation in der Stillzeit.

Nebenwirkungen
Müdigkeit, Mundtrockenheit, Wärmegefühl (> 10 %), GIT-Störungen, Kopfschmerzen, Schwindel, Geschmacksstörungen (1–10 %), Harnretention.

Wechselwirkungen
Trizyklische Antidepressiva, Neuroleptika, Alkohol, zentral wirksame Medikamente.

Kontraindikationen
Schwangerschaft, Patienten mit Überempfindlichkeit gegen den Wirkstoff.

Anwendung
Clemastin/Dimetinden: Zur Sofort- und Intensivtherapie: 1–2 × tgl. 1–4 mg Dimetinden (nur i.v.) oder 2 mg Clemastin (Kinder: 0,024 mg/kg KG als TD in zwei Einzelgaben) i.m. oder i.v. Die i.v.-Gabe sollte langsam erfolgen.

Dimetinden: Zur Prämedikation in Kombination mit einem H_2-Rezeptor-Antagonisten vor Narkosen und vor parenteraler Gabe von Röntgenkontrastmitteln oder Plasmasubstituten 1 mg pro 10 kg KG langsam i.v. über 30 Sekunden injizieren (4 ml/2 min).

Bei zusätzlicher Anwendung eines H_2-Rezeptor-Antagonisten, wie z.B. Cimetidin i.v., Ranitidin i.v. oder Famotidin i.v., sind die einschlägigen Angaben, insbesondere die Gebrauchsinfo des betreffenden pharmazeutischen Unternehmers zu beachten. Dimetinden-Injektionslösung wird i.v. injiziert. Die maximale Behandlungsdauer sollte 7 Tage nicht überschreiten.

Diese Arzneistoffe stehen teilweise auf der Dopingliste.

5 Antirheumatika

5.1 Antikörper

Pharmakodynamik

Etanercept ist ein gentechnisch aus der Eierstockzelllinie des chinesischen Hamsters hergestellter Antikörper. Er wird zur Behandlung aktiver rheumatoider Arthritis bei Erwachsenen, wenn ein Ansprechen auf Basistherapie (inkl. MTX – sofern nicht kontraindiziert) unzureichend ist, bei schweren, aktiven und progressiven Formen der rheumatoiden Arthritis bei Erwachsenen ohne vorherige MTX-Behandlung, bei aktiver polyartikulärer juveniler chronischer Arthritis bei Kindern (4–17 J.) nach Versagen einer MTX-Therapie (sofern nicht kontraindiziert) sowie bei aktiver und progressiver Psoriasis-Arthritis (Arthritis psoriatica) bei Erwachsenen nach Versagen einer Basistherapie eingesetzt.

Pharmakokinetik

Arzneistoff	ED [mg]	TD [mg]	WE [h]	WD [h]	PB [%]	BV [%]	t_{max} [min]	$t_{1/2}$ [h]	E	Z [a]	Ap/Rp
Etanercept	25	25	k.A.	k.A.	k.A.	k.A.	k.A.	k.A.	k.A.	4	Rp

Schwangerschaft und Stillzeit

Kontraindikation.

Nebenwirkungen

Reaktionen an der Injektionsstelle (einschließlich Blutung, Bluterguss, Erythem, Juckreiz, Schmerzen, Schwellung), meist reversible „Recall"-Reaktion an der Injektionsstelle. Schwerwiegende Infektionen (Näheres siehe Fachinfo), insbesondere bei Patienten mit Begleiterkrankungen wie z. B. Diabetes, Stauungsherzinsuffizienz, aktive oder chronische Infektionen in der Anamnese. Ferner Infekte der oberen Atemwege, allergische Reaktionen, Zystitis, Verschlechterung von dekompensierter Herzinsuffizienz, Sinusitis, Hypertonie, Thrombozytopenie, Anämie, Leukopenie, Neutropenie, Panzytopenie, aplastische

Anämie, Fieber, Anfälle, Pruritus, Urticaria, schwere allergische/anaphylaktische Reaktionen (einschl. Angioödem, Bronchospasmen), subakuter kutaner oder diskoider Lupus erythematodes, Lupus-ähnliches Syndrom, tiefe Venenthrombosen, Thrombophlebitis, Lungenembolie, maligne Erkrankungen (einschl. Brust- und Lungen-Karzinom, Lymphom), membranöse Glomerulopathie, Nierensteine, Nieren- oder Herzinsuffizienz, Myokardinfarkt oder -ischämie, Schmerzen im Brustkorb, Synkope, zerebrale Ischämie, Hypotonie, Pankreatitis, GIT-Blutungen, Dyspnoe, Polymyositis (Muskelschmerzen, -schwäche), gestörte Wundheilung, Depression. ZNS entmyelinisierende Ereignisse mit Hinweis auf MS oder lokalisierte entmyelinisierende Zustände wie Neuritis nervi optici und Querschnittsmyelitis. Bildung von Autoantikörpern möglich. Etanercept: Erhöhtes Risiko für schwer wiegende Infektionen und Neutropenie. Vor allem bei Kindern: Kopfschmerzen, Nausea, Emesis, Unterleibsschmerzen, Varizellen-Infektion mit Zeichen und Symptomen einer aseptischen Meningitis, Gastroenteritis, Depression/Persönlichkeitsstörungen, Hautgeschwüre, Ösophagitis/Gastritis, septischer Schock, Typ-I-Diabetes, Weichteilinfektionen, postoperative Wundinfektionen.

Wechselwirkungen
Keine Wechselwirkungen mit anderen Antirheumatika.

Kontraindikationen
Schwangerschaft, Sepsis.

Anwendung
Erwachsene erhalten 2 × wöchentlich 25 mg s.c. im Abstand von 3–4 Tagen, bei Plague Psoriasis: 2 × wöchentlich 50 mg.

Kinder und Jugendliche ab 4 Jahren 0,4 mg/kg KG (bis max. 25 mg).

Abbruch bei Entwicklung einer schweren Infektion, Auftreten schwer wiegender allergischer oder anaphylaktischer Reaktionen, bei nachweislicher Blutdyskrasie.

Max. 24 Wochen, bei Therapie-Versagen: Abbruch nach 12 Wo.

5.2 NSAR

Pharmakodynamik

Diclofenac, Ibuprofen und Ketoprofen werden zur symptomatischen Behandlung von Schmerz und Entzündungen bei akuten und chronischen Arthritiden, insbesondere rheumatoider Arthritis, Spondylitis ankylosans und anderen entzündlich-rheumatischen Wirbelsäulenleiden, Reizzuständen bei degenerativen Gelenk- und Wirbelsäulenerkrankungen, entzündlichen weichteilrheumatischen Erkrankungen, schmerzhaften Schwellungen oder Entzündungen nach Verletzungen, wenn ein schneller Wirkeintritt erforderlich ist, eingesetzt. Sie wirken über eine unspezifische Hemmung der COX analgetisch, antipyretisch und antiphlogistisch.

Pharmakokinetik

Arzneistoff	ED [mg]	TD [mg]	WE [h]	WD [h]	PB [%]	BV [%]	t_{max} [min]	$t_{1/2}$ [h]	E	Z [a]	Ap/Rp
Diclofenac	75	150	0[1]		99	100[1]	10–20	2	R,B	18	Rp
Ibuprofen	400	400	0–30	4–6	99	100[1]	30	1,8–3,5	R		18	Rp
Ketoprofen	100	300			99		20–30	1,5–2,5	R		Rp

[1] i.v.-Gabe

Schwangerschaft und Stillzeit

Diclofenac darf im letzten Drittel der Schwangerschaft nicht angewendet werden. Im ersten und zweiten Trimenon sollte die Anwendung nur unter strengster Nutzen-Risiko-Abwägung erfolgen. Bei kurzzeitiger Anwendung ist ein Unterbrechen des Stillens nicht erforderlich.

Nebenwirkungen

GIT-Beschwerden (Übelkeit, Erbrechen, Durchfall), gelegentlich Überempfindlichkeitsreaktionen (Hautausschlag, Hautjucken).

Wechselwirkungen

Wirkungsverstärkung von Phenytoin, Lithium oder Digoxin möglich, Wirkungsabschwächung von Diuretika und Antihypertonika.

Kontraindikationen

Kinder, Magengeschwüre, Überempfindlichkeit gegen den Wirkstoff.

Anwendung

Diclofenac: Im Regelfall 1 × 75 mg tief intraglutäal injizierten.

Wegen des möglichen Auftretens von anaphylaktischen Reaktionen bis hin zum Schock sollte unter Bereithaltung eines funktionstüchtigen Notfallbesteckes, eine Beobachtungszeit von mindestens 1 Stunde nach Injektion eingehalten werden. Der Patient ist über den Sinn dieser Maßnahme aufzuklären.

Ibuprofen: 1 × tgl. 400 mg, tief intraglutäal, danach mit Tbl. oder Supp. weiterbehandeln.

Ketoprofen: 100 mg i. m., tief intraglutäal injizieren.

5.3 Oxicame

Pharmakodynamik

Piroxicam und Meloxicam werden bei entzündlichen und schmerzhaften Erkrankungen des Bewegungsapparates wie akute Arthritis einschließlich Gichtanfall (nicht Supp.), chronische Polyarthritis, entzündliche Reizzustände bei Arthrosen und Spondylarthrosen, M. Bechterew, Entzündungen der Sehnen, Sehnenscheiden und Schleimbeutel angewendet. Die Injektionslösungen vor allem zur Akut- und Initialtherapie, wenn enterale Gabe nicht möglich ist. Die Oxicame zeigen als nicht selektive COX-Hemmer analgetische, antiphlogistische and antipyretische Wirkung.

Pharmakokinetik

Arzneistoff	ED [mg]	TD [mg]	WE [h]	WD [h]	PB [%]	BV [%]	t_{max} [min]	$t_{1/2}$ [h]	E	Z [a]	Ap/Rp
Meloxicam	15	15			99	90	1	20	R,B	18	Rp
Piroxicam	20	40			98		2–3	30–60	R,B	18	Rp

Schwangerschaft und Stillzeit

Strenge Indikationsstellung in Schwangerschaft und Stillzeit, keine Anwendung im letzten Drittel der Schwangerschaft (Kontraindikation). Die Substanz geht in die Muttermilch über.

Nebenwirkungen

GIT-Störungen, Kopfschmerzen, Müdigkeit, Schwindel, Hautausschlag, Anstieg der Transaminasen und der alkalischen Phosphatasen, cholestatisches Syndrom, Hepatitis oder Pankreatitis, Anstieg des Blutharnstoffgehaltes.

Wechselwirkungen

Glucocorticoide: Erhöhung von GIT-Störungen. Lithium, Phenytoin: Erhöhung der Serumspiegel von diesen.

Kontraindikationen

Überempfindlichkeit gegen den Wirkstoff, Magengeschwüre oder Magen-Darm-Erkrankungen unbekannter Genese, Schwangerschaft im letzten Drittel, Blutbildungs- und Blutgerinnungsstörungen.

Anwendung

Meloxicam: Im Regelfall einmalige Injektion in Ausnahmefällen 2–3 Tage, die Therapie sollte zunächst mit 7,5 mg versucht werden.

Piroxicam: Die Anwendung sollte als einmalige Injektionsbehandlung erfolgen, die dann mit Tabletten oder Supp. fortgeführt werden kann. Piroxicam wird tief intraglutäal injiziert. Wegen des möglichen Auftretens von anaphylaktischen Reaktionen bis hin zum Schock sollte, wie bei anderen Arzneimitteln aus der Gruppe der nicht steroidalen Antiphlogistika auch, unter Bereithaltung eines funktionstüchtigen Notfallbestecks, eine Beobachtungszeit von mindestens 1 Stunde nach Injektion eingehalten werden.

6 Antithrombotika

6.1 Antithrombotika zur Prophylaxe

6.1.1 Niedermolekulare Heparine

Pharmakodynamik

Niedermolekulare Heparine wirken als selektive Gerinnungshemmer durch Hemmung des Faktors Xa. Sie werden insbesondere zur Thromboembolieprophylaxe und bei Operationen mit hohem thromboembolischem Risiko eingesetzt. Daneben auch bei tiefen Beinvenenthrombosen und hämodynamisch stabiler Lungenembolie oder bei Dialyse-Patienten und beim akuten Koronarsyndrom. Sie zeigen eine gleiche Effektivität wie Heparin auch bei instabiler Angina pectoris und als Adjuvans zur systemischen Infarktlyse.

Pharmakokinetik

Arzneistoff	ED [I.E.][2]	TD [I.E.][2]	BV [%]	$t_{1/2}$ [min]	Z [a]	Ap/Rp
Certoparin	3000	3000	k.A.	240[1]	k.A.	Rp
Dalteparin	2500/ 5000	5000	k.A.	180–240		Rp
Enoxaparin	2000–4000	4000	91	129–180		Rp
Nadroparin	2850 s. unten	2850 s. unten	98	132–162		Rp
Reviparin	1750	1750	95	180		Rp
Tinzaparin	3500	3500	90	76–111		Rp

[1] Halbwertszeit der Hemmung des Faktors Xa
[2] I.E. der niedermolekularen Heparine sind nicht vergleichbar mit dem I.E. von Heparin.

Schwangerschaft und Stillzeit

Nur nach sorgfältiger Nutzen-Risiko-Abwägung. Bei Schwangeren, die mit Antikoagulantien behandelt werden, ist die Epiduralanästhesie während der Geburt absolut kontraindiziert. Im 2. und 3. Trimenon gibt es keine Anzeichen für eine Plazentapassage der niedermolekularen Heparine.

Nebenwirkungen

Blutungen der Haut, der Schleimhäute, von Wunden und im GIT, u.U. mit Hämatemesis. Selten HIT 1. Gelegentlich können Verhärtungen, Rötungen und Verfärbungen an der Injektionsstelle auftreten.

Allergische Reaktion, reversibler Haarausfall, Hautnekrosen, Osteoporose nach hoch dosierter Dauertherapie (>3–6 Monate), Hyperaldosteronismus.

Wechselwirkungen

Komedikation von ASS, NSAR, Cumarinen oder Dextranen, sowie Fibrinolytika, GP-IIb/IIIa-Rezeptorantagonisten (Tirofiban, Eptifibatid, Abciximab) mit niedermolekularem Heparin erhöht die Blutungsgefahr. Eine Wirkungsverstärkung kann, besonders bei Dalteparin, auch bei gleichzeitiger Gabe von Ticlopidin, Clopidogrel, Dipyridamol, Sulfinpyrazon, Probenecid, Etacrynsäure i.v., sowie Zytostatika oder hoch dosiertem Penicillin auftreten. Die Kombination mit Glyceroltrinitrat führt unter Umständen zu einer verminderten Wirkung der niedermolekularen Heparine.

Kontraindikationen

Erhöhte Blutungsbereitschaft durch hämorrhagische Diathese, bei schwerer Leberinsuffizienz oder Niereninsuffizienz, sowie schwerer Thrombozytopenie (HIT 2). Bei Verdacht einer Läsion des Gefäßsystems, schwere unkontrollierte Hypertonie, infektiöse Endokarditis, diabetische Retinopathie, operativer Eingriff am ZNS, Operationen, Entbindung, Punktion. Kontraindiziert bei Erkrankungen, die mit einer erhöhten Blutungsneigung einhergehen oder bei denen eine Gefäßläsion besteht.

Kontraindikation auch bei Allergie gegen den Wirkstoff oder die Hilfsstoffe oder bei Allergie gegen andere niedermolekulare oder unfraktionierte Heparine, bei kürzlich zurückliegenden Operationen.

Antithrombotika zur Prophylaxe

Anwendung
S.c. injiziert, in der Regel in die Bauchfalte. Dosierung: Prä-OP-Gabe 1–2 Stunden vor der OP. Post-OP-Gabe 1–2 × tgl.

Arzneistoff	Prophylaxe	Therapie
Certoparin	1 × 3000 I.E.	2 × 8000 I.E.
Dalteparin	geringes Risiko: 1 × 2500 I.E. hohes Risiko: 1 × 5000 I.E.	–
Enoxaparin	geringes Risiko: 1 × 2000 I.E. hohes Risiko: 1 × 4000 I.E.	2 × 100 I.E./kg KG (2 × 1 mg/kg)
Nadroparin	geringes Risiko: 1 × 2850 I.E. hohes Risiko: (siehe Tabelle unten)	(siehe Tabelle unten)
Reviparin	1 × 0,25 ml (13,8 mg)	–
Tinzaparin	1 × 3500 I.E.	1 × 175 I.E./kg KG

Nadroparin hohes Risiko – Prophylaxe:

KG [kg]	Präoperativ + 3 Tage post-OP	ab 4. Tag post-OP
< 50	1 × 0,2 ml	1 × 0,3 ml
50–69	1 × 0,3 ml	1 × 0,4 ml
70	1 × 0,4 ml	1 × 0,6 ml

Nadroparin – Therapie:

KG	Dosis
< 50 kg	2 × 0,4 ml
50–59 kg	2 × 0,5 ml
60–69 kg	2 × 0,6 ml
70–79 kg	2 × 0,7 ml
80–89 kg	2 × 0,8 ml
> 90 kg	2 × 0,9 ml

I.E. anti-Xa

Dalteparin
Patienten mit niedrigem oder mittlerem thromboemblischen Risiko:
Präoperativ: 2 Stunden vor der Operation 2500 I.E.
Postoperativ: 1 × tgl. morgens 2500 I.E.

Patienten mit hohem thromboembolischen Risiko:
1. Prophylaxe beginnt am Abend vor der Operation
Präoperativ: 10–14 Stunden vor der Operation 5000 I.E.
Postoperativ: 24 Stunden nach Erstgabe 5000 I.E.
1 × tgl. abends 5000 I.E.

2. Prophylaxe beginnt am Tag der Operation
Präoperativ: 2 Stunden vor der Operation 2500 I.E.
Postoperativ: 8–12 Stunden nach der Operation 2500 I.E.
1 × tgl. morgens 5000 I.E.
3. Prophylaxe beginnt postoperativ
Postoperativ: 4–8 Stunden nach der Operation 2500 I.E.
1 × tgl. 5000 I.E. in Abständen von 24 Stunden.

6.2 Antithrombotika zur Therapie

6.2.1 Niedermolekulare Heparine

Pharmakodynamik

Niedermolekulare Heparine wirken als selektive Gerinnungshemmer durch Blockade des Faktors Xa. Sie werden insbesondere zur Thromboembolieprophylaxe und bei Operationen mit hohem thromboembolischem Risiko eingesetzt, daneben auch bei tiefen Beinvenenthrombosen und hämodynamisch stabiler Lungenembolie. Sie zeigen eine gleiche Effektivität wie Heparin auch bei instabiler Angina pectoris und als Adjuvans zur systemischen Infarktlyse.

Pharmakokinetik

Arzneistoff	ED [I.E./kg]	TD [I.E./kg]	BV [%]	$t_{1/2}$ [min]	Z [a]	Ap/Rp
Certoparin	8000 I.E.[1]	16000 I.E.[1]		258	1	Rp
Enoxaparin	100	200	91	129–180		Rp
Nadroparin	s. u.	2 × tgl.	98	132–162		Rp
Tinzaparin	175	175	90	76–111		Rp

[1] unabhängig vom Körpergewicht, Vorsicht bei Patienten <60 kg

Schwangerschaft und Stillzeit

Nur nach sorgfältiger Nutzen-Risiko-Abwägung.

Nebenwirkungen

Blutungen der Haut, Schleimhäute, Wunden und im GIT. Selten HIT 1. Allergische Reaktionen, reversibler Haarausfall, Hautnekrosen, Osteoporose nach hoch dosierter Dauertherapie (>3–6 Monate). Hyperaldosteronismus.

Wechselwirkungen

Comedikation von ASS, NSAID, Cumarinen oder Dextranen und niedermolekularem Heparin erhöht die Blutungsgefahr. Die Kombination mit Glyceroltrinitrat führt unter Umständen ebenfalls zu einer verminderten Wirkung der niedermolekularen Heparine.

Kontraindikationen

Erhöhte Blutungsbereitschaft durch hämorrhagische Diathese, bei schwerer Leberinsuffizienz oder Niereninsuffizienz, sowie schwerer Thrombozytopenie (HIT 2). Bei Verdacht einer Läsion des Gefäßsystems, schwere unkontrollierte Hypertonie, infektiöse Endokarditis, diabetische Retinopathie, operativer Eingriff am ZNS, Operationen, Entbindung, Punktion. Kontraindiziert bei Erkrankungen, die mit einer erhöhten Blutungsneigung einhergehen oder bei denen eine Gefäßläsion besteht.

Anwendung

Arzneistoff	Therapie[1]	
Certoparin	2 × 8000 I.E.	
Enoxaparin	2 × 100 I.E./kg	
Nadroparin		
	< 50 kg	2 × 3800–7600 I.E.
	50–59 kg	2 × 4750–9500 I.E.
	60–69 kg	2 × 5700–11 400 I.E.
	70–79 kg	2 × 6650–13 300 I.E.
	80–89 kg	2 × 7600–15 200 I.E.
	> 90 kg	2 × 8550–17 100 I.E.
Tinzaparin	1 × 175 I.E./kg KG	

[1] Unter der Therapie sollte bei allen niedermolekularen Heparinen eine Kontrolle der Thrombozytenzahl erfolgen.

6.2.2 Heparine

Pharmakodynamik

Heparine werden als Antikoagulans i.v. oder s.c. oder als Infusion zur Thromboembolieprophylaxe, nach Fibrinolyse, bei Hämofiltration, Hämodialyse, extrakorporaler Zirkulation (Herz-Lungen-Maschine in der operativen und nicht operativen Medizin) eingesetzt, ferner zur

Therapie von venösen Thrombosen und Lungenembolien, zur Therapie der instabilen Angina pectoris und des akuten Myokardinfarktes, außerdem während der hyperkoagulatorischen Phase der Verbrauchskoagulopathie.

Pharmakokinetik

Arzneistoff	ED [I.E.]	TD [I.E.]	PB [%]	BV [%]	$t_{1/2}$ [h]	t_{max} [min]	E	Z [a]	Rp
Heparin-Ca	5000–7500	15000			1,5–2				Rp
Heparin-Na	5000–12500	40000	hoch	100	1–5[1]	0–20/30	R		Rp

[1] HWZ ist dosisabhängig: 100 I.E/kg i.v.: 1 h, 400 I.E/kg i.v.: 2,5 h, 800 I.E/kg i.v.: 5 h

Schwangerschaft und Stillzeit
Erhöhtes Risiko von Abgängen und Totgeburten, ist aber nicht plazenta- und muttermilchgängig.

Hinweis: Keine gleichzeitige Anwendung von Epiduralanästhesie und Antikoagulantien.

Nebenwirkungen
Häufigkeit: 10%: Blutungen an der Injektionsstelle, wiederholt auftretende Ischämien und Angina-Pectoris- Anfälle, Hypotonie und Herzinsuffizienz, Lungenödem. >1%: gastrointestinale Blutungen, Zahnfleischbluten, urogenitale Blutungen, Arrhythmien. >0,1%: Einblutungen ins Perikard, retroperitoneale und zerebrale Blutungen, Nasenbluten, Hämolyse, Hämorrhagien am Auge und Hautblutungen, Mitralklappeninsuffizienz, Lungenembolie o.a. Embolien. Bei Langzeitanwendung besteht bei disponierten Personen die Gefahr zur Entwicklung einer Osteoporose.

Wechselwirkungen
Generell sollte eine gleichzeitige Injektion von Arzneistoffen unterbleiben. Erhöhte Gefahr verstärkter Blutungsneigung bei gleichzeitiger Gabe von Substanzen, die die Blutgerinnung hemmen (Antikoagulan-

tien vom Cumarin-Typ, ASS, Fibrinolytika, Dipyridamol, hoch dosierte Penicillingabe). Wirkungsverlust bei gleichzeitiger Gabe von basischen Arzneimitteln, z.B. trizyklische Psychopharmaka und Antihistaminika, Wirkungsabschwächung bei i.v.-Gabe von Nitroglycerin (Dosisanpassung); Wirkungsverstärkung z.B. von Propranolol durch Verdrängung aus der Plasma-Eiweiß-Bindung; Die Kombinationen Heparin/Reteplase, sowie Acetylsalicylsäure/Reteplase sind inkompatibel.

Kontraindikationen

Nicht anzuwenden bei: Überempfindlichkeitsreaktionen gegen den Wirkstoff (besonders HIT II) oder Hilfsstoffe (z.B. Parabene); Erkrankungen, bei denen eine erhöhte Blutungsbereitschaft besteht, z.B. hämorrhagische Diathese, Mangel an Gerinnungsfaktoren; Ausnahme: hyperkoagulatorische Phase der Verbrauchskoagulopathie, schwere Leber-, Nieren- und Bauchspeicheldrüsenerkrankungen, schwere Thrombozytopenie; Erkrankungen, bei denen Verdacht auf Läsion des Gefäßendothels besteht (Ulzera im GIT, Hypertonie mit Hg_{diast} > 105 mm, Hirnblutung, Traumata oder chirurgische Eingriffe am ZNS, Hirnarterienaneurysmen, Augen-OP, Retinopathie, Glaskörperblutungen, subakute bakterielle Endokarditis, u.a.; Abortus imminens, Spinalanästhesie, Lumbalpunktionen, Periduralanästhesie. Relative Gegenanzeigen: Verdacht auf Malignom mit Blutungsneigung, Nieren- und Harnleitersteine, chronischer Alkoholismus. Besonders sorgfältige ärztliche Überwachung bei Schwangerschaft, besonders bei längerer Anwendung. Bei älteren Patienten, besonders bei Frauen. Bei gleichzeitiger Anwendung von Fibrinolytika, oralen Antikoagulantien oder ASS.

Anwendung

Zur s.c.- oder i.v.-Injektion oder verdünnt als Infusion; die Dosierung ist abhängig von den Gerinnungswerten, Art und Verlauf der Erkrankung, Ansprechen des Patienten, Nebenwirkungen, Gewicht und Alter des Patienten. Zu berücksichtigen ist die unterschiedliche Heparinempfindlichkeit und eine mögliche Änderung der Heparintoleranz im Therapieverlauf.

Antithrombotika zur Therapie

Therapieüberwachung: Bestimmung von partieller Thromboplastinzeit (PTT, Normwert zwischen 20 und 45 min), Thrombinzeit (sollte das 2- bis 3fache des Normwertes betragen, Normwert 14–22 Sekunden).

7 Diuretika

7.1 Schleifendiuretika

Pharmakodynamik

Die Schleifendiuretika hemmen die Rückresorption von Natrium, Kalium und Chlorid im Nephron und führen dadurch zu einer verstärkten Wasser- und Elektrolytausscheidung. Sie werden zur Ausschwemmung von Ödemen (kardiale, Lungen- oder Hirn-), drohender Anurie bei Nierenversagen oder zur Förderung der Diurese bei Vergiftungen parenteral verabreicht.

Pharmakokinetik

Arzneistoff	ED [mg]	TD [mg]	WE [min]	WD [h]	PB [%]	BV [%]	t_{max} [h]	$t_{1/2}$ [min]	E [%]	Z [a]	Ap/Rp
Etacrynsäure	50	400[1]	5	2	95			30–120	R,B		Rp
Furosemid	20–40	250	5	2–3	95–98			50	R,B	0	Rp
Piretanid	6–12	36 (60)	15	1,5	90			90	R		Rp
Torasemid	10–20	100-(200)	[2]	12	99	100		180–240	80 R	12	Rp

[1] in Ausnahmen 1000 mg
[2] Schnell, Maximum m. 1 h

Schwangerschaft und Stillzeit

Die Anwendung in der Schwangerschaft ist nur bei besonderen Indikationen empfohlen, Furosemid gilt als das Diuretikum der Wahl in der Schwangerschaft.

Nebenwirkungen

Hypokaliämie, verminderte Glucosetoleranz, Retention von Harnsäure, Gefahr der Hämokonzentration, reversible Beeinträchtigung des Hörvermögens.

Schleifendiuretika 163

Wechselwirkungen
Probenecid, Lithium, Insulin und Sultanylharnstoffe, Antihypeptensiva, NSAR, Mineralocorticoide.

Kontraindikationen
Koma hepaticum, Anurie.

Anwendung
Etacrynsäure: nur i.v.-Gabe! Verdünnt mit 0,9% NaCl oder 5% Dextrose, sehr langsam über mehrere Minuten.

Furosemid: Die Gabe kann i.m. oder i.v. erfolgen, die antihypertensive Wirkung setzt teilweise noch vor der diuretischen ein (Dosierung bei Säuglingen, Kindern: 0,5 (-1,0) mg/kg KG.

Ödeme: 20–40 mg Anfangsdosis, Steigerung um 20–40 mg alle 1–2 Stunden, Erhaltungsdosis 40–120 mg. Lungenödem: 40 mg. Hypertensive Krise: 40–100 mg.

Piretanid: Injektion: bis zu 3 × tgl. 6–12 mg (langsame Injektion), Infusion: 60 mg pro Infusion stehen für besondere Anwendungen zur Verfügung.

Torasemid: nur i.v.-Gabe, nicht länger als 1 Woche, mit ED 10 mg beginnen, als Alternative steht eine Infusionslösung zur Verfügung.

8 Hormone

8.1 Androgene

Pharmakodynamik

Androgene werden beim Mann bei primärem und sekundärem Hypogonadismus, bei aplastischer Anämie, im „Climacterium virile", bei Pubertas tarda beim Knaben und zur Unterdrückung eines übermäßigen Längenwachstums bei Knaben eingesetzt. Darüber hinaus bei der Frau additiv beim progressiven Mammakarzinom in der Postmenopause.

Testosteron ist für die Ausbildung männlicher Charakteristika während der fetalen, frühkindlichen und pubertären Reifung und für den Erhalt des männlichen Erscheinungsbildes und androgenabhängiger Funktionen (Spermatogenese, akzessorische Geschlechtsdrüsen) verantwortlich. Es zeigt vielfältige Wirkungen an verschiedensten Organen, wie Haut, Muskulatur, Skelett, Niere, Leber, Knochenmark und ZNS, wobei je nach Zielorgan androgene (Prostata, Samenbläschen, Hoden, Nebenhoden) oder Protein-anabole (Muskulatur, Knochen, Blutbildung, Niere, Leber) Wirkungen im Vordergrund stehen. Es wirkt aufgrund seiner antigonadotropen Eigenschaft ovulationshemmend, in hohen Dosen schwach gestagen.

Pharmakokinetik

Arzneistoff	ED [mg]	TD [mg]	WE [d]	WD [d]	PB [%]	BV [%]	t_{max} [d]	$t_{1/2}$ [d]	E [%]	Z [a]	Ap/Rp
Testosteronenantat	250–500		0	12–19		100	1	7–8	80 R, 20 B		Rp
Testosteronpropionat	10–50	50						20–48			Rp
Testosteronundecanoat	1000	1000	1–7	90	98	k.A.	7	90 ± 40	90 R, 6 B	18–65	Rp

Schwangerschaft und Stillzeit

Kontraindikation.

Nebenwirkungen
Je nach individueller Empfindlichkeit: Schmerzen an der Injektionsstelle, Durchfall, Beinschmerzen, Kopfschmerzen, Schwindel, Atemstörungen, Hodenschmerzen, Prostata-Störungen, Ödembildung, Akne, Priapismus, z.T. irreversible Virilisierungserscheinungen der Frau; reversibel: Spermatogenesehemmung, Abnahme der Hodengröße. Gynäkomastie (1–10%), Polyzythämie (0,1–1%), gutartige Lebertumore (0,1–1%).

Wechselwirkungen
Phenobarbital, orale Antikoagulantien, ACTH, Corticosteroide, Beeinflussung von Laborwerten.

Kontraindikationen
Androgene sind nicht geeignet, bei gesunden Personen den Muskelansatz zu fördern. Karzinome, Lebertumore, Hypercalcämie.

Anwendung
Testosteronenantat: Die ölhaltigen Injektionslösungen (Depotpräparate) werden 1 × alle 2-3-4 Wochen bis zu 4 × pro Woche i.m. appliziert, teilweise genügen auch 6-wöchige Intervalle.

Testosteronpropionat: die wässrigen Lösungen werden 2–3 × wöchentlich mit 10–50 mg i.m. appliziert.

Regelmäßige rektale Prostatauntersuchungen werden empfohlen. Sorgfältige Überwachung von Hypertonikern, Epileptikern und Migränikern. Bei lang dauernder Therapie regelmäßig Hämoglobin und Hämatokrit überprüfen. Vor und während der Behandlung sind regelmäßige ärztliche Kontrollen angezeigt.

Testosteronundecanoat: 100 mg i.m. alle 10–14 Wochen (sehr langsame Injektion).

8.2 Calcitonin

Pharmakodynamik

Das Schilddrüsenhormon Calcitonin wird bei Morbus Paget, schweren Hypercalcämien, hypercalcämischen Krisen, Algodystrophie (Sudeck-Syndrom), Akut- und Intervallbehandlung der Osteoporose und zur symptomatischen Gabe bei tumorbedingter Osteolyse angewendet. Calcitonin regelt gemeinsam mit Parathormon und Vitamin D die Calciumhomöostase. Calcitonin senkt die Ca^{2+}-Konzentration im Serum durch Verminderung der Osteoklastenaktivität.

Pharmakokinetik

Arzneistoff	ED [I.E.]	TD [I.E.]	WE [m]	WD [h]	t_{max} [h]	$t_{1/2}$	E	Z [a]	Ap/Rp
Calcitonin[1]	50–100	400	2–3	6–20	1	70–90	R		Rp

[1] vom Lachs

Schwangerschaft und Stillzeit

In der Schwangerschaft wird die Anwendung nicht empfohlen, da keine Erfahrungen vorliegen, in der Stillzeit kann die Milchbildung gehemmt werden. Calcitonin soll nicht die Placentaschranke überwinden.

Kontraindikationen

Allergien, Hypocalcämie, verminderte Glucosetoleranz.

Wechselwirkungen

Indometacin, Hydrochlorothiazid.

Nebenwirkungen

Allergien, selten Flash, Nausea.

Anwendung

Im Allgemeinen 100 I.E. s.c. 1 × tgl. zu Behandlungsbeginn.

Die Dosierung richtet sich stark nach dem Krankheitsbild und liegt zwischen 400 I.E./Tag und 100–50 I.E. 3 × wöchentlich.

8.3 Estrogene

Pharmakodynamik
Estrogene werden parenteral zur Proliferation des Endometriums bei Amenorrhoe, bei Ausfallserscheinungen nach Ovarektomie oder Kastration, einhergehend mit klimakterischen Erscheinungen, vor gynäkologischen Operationen und bei dysfunktionellen Blutungen eingesetzt. Die Freisetzung des Depot-Präparates entspricht weitgehend den physiologischen Verhältnissen.

Pharmakokinetik

Arznei-stoff	ED [mg]	TD [mg]	WE [h]	WD [h]	PB [%]	BV [%]	t_{max} [h]	$t_{1/2}$ [h]	E [%]	Z [a]	Ap/Rp
Estradiolvalerat	10	10–20	k.A.	~336	k.A.	100	24–96	168–192	90 R, 10 B	k.A.	Rp

Schwangerschaft und Stillzeit
Kontraindikation.

Nebenwirkungen
Spannungsgefühl in der Brust, Übelkeit, Kopfschmerzen, Gewichtszunahme/-abnahme, Chloasma, vaginale Blutungen.

Wechselwirkungen
Der gleichzeitige Einsatz von Enzyminduktoren, wie Barbiturate, Rifampicin, Antiepileptika (Carbamazepin, Phenytoin, Primidon) sowie von Antibiotika kann zu Wirkungsbeeinträchtigungen führen. Die Dosierung von Antidiabetika muss ggf. überprüft werden.

Kontraindikationen
Schwangerschaft, schwere Leberfunktionsstörungen, thromboembolische Erkrankungen in der Vorgeschichte, schwerer Diabetes, Tumore, Endometriose, Fettstoffwechselstörungen, Otosklerose.

Anwendung

Primäre Amenorrhoe: 1. Zyklus: 2 × 10 mg i.m., nach 14 Tagen 10 mg i.m. mit Gestagengabe. 2. Zyklus: 6. Tag: 10 mg i.m., 16. Tag: 10 mg i.m. mit Gestagengabe.

Ovarektomie/Strahlenkastration: 10 mg i.m., nach 14 Tagen 10 mg i.m. mit Gestagengabe.

Vor gynäkologischen Operationen: 2 × 10 mg i.m. 2 Wochen vor OP.

Dysfunktionellen Blutungen: 1 × 10 mg i.m.

Es besteht keine empfängnisverhütende Wirkung.

8.4 Gestagene

Pharmakodynamik

Reine Gestagenpräparate werden **bei der Frau** bei nachgewiesener Corpus-luteum-Insuffizienz, bei drohendem oder habituellem Abort, zum Ausgleich der hormonellen Situation nach Auslösen der Ovulation und zur sekretorischen Transformation eines mit Östrogenen vorbehandelten Endometriums eingesetzt. Darüber hinaus als Kontrazeptivum und palliativ zur Behandlung des metastasierenden Mamma- und des fortgeschrittenen Endometriumkarzinoms. Gestagene mit antiandrogener Potenz werden auch bei Akne und anderen Androgenisierungserscheinungen eingesetzt. **Beim Mann** werden Gestagene zur Triebdämpfung und zur palliativen Therapie des fortgeschrittenen Prostatakarzinoms eingesetzt. Es stehen Injektionslösungen, -suspensionen und Implantate zur Verfügung. Gestagene haben teilweise einen antiandrogenen Effekt.

Pharmakokinetik

Arzneistoff	ED [mg]	TD [mg]	WE [h]	WD [d]	PB [%]	BV [%]	t_{max} [d]	$t_{1/2}$ [d]	E [%]	Z [a]	Ap/Rp
Cyproteron	300	300–600 alle 7–14 Tage	~336 –672	3–14	96	100	2–3	4	30 R, 70 B	n.P.	Rp
Etonogestrel	68	0,070–0,025	24	3 a	95,5–99	[3]	2–13	1	60 R, 40 B	18–40	Rp
Hydroxyprogesteron	250–500	bis 500 2–3 x/Wo	2	10	k.A.	100	2	14[1]	20 R, 80 B	k.B.	Rp
Medroxyprogesteron	150–1000	1000/-Tag – 150 alle 3 Mo	24	90	93–95	k.A.	7	28–42	40 R, B	k.B.	Rp

Arzneistoff	ED [mg]	TD [mg]	WE [h]	WD [d]	PB [%]	BV [%]	t_{max} [d]	$t_{1/2}$ [d]	E [%]	Z [a]	Ap/Rp
Norethisteron	200	200 alle 8–12 Wo	0	84	96	100	3–10	4–5[2] 15–20	40 R, 60 B	k.B.	Rp

[1] am 14. Tag nach der Injektion 60 % des Maximalwertes
[2] $t_{1/2}$ zweiphasiges Freisetzen aus dem Depot
[3] BV Etonogestrel: Freisetzung Beginn 60–70 µg/Tag, Ende 1. Jahr: 35–45 µg/Tag, Ende 3. Jahr: 25–30 µg/Tag

Schwangerschaft und Stillzeit

Cyproteron: keine Indikation. Hydroxyprogesteron: Zurückhaltung (geringes teratogenes Risiko), Stillzeit: keine Angabe. Norethisteron: Schwangerschaft ist eine Kontraindikation, Stillzeit: Norethisteron ist milchgängig, sorgfältige Überwachung des Bilirubinstatus beim Säugling, ggf. unterbrechen. Etonogestrel: Datenlage weist auf kein erhöhtes Risiko in der Schwangerschaft hin. Stillzeit: nicht anwenden. Medroxyprogesteron: Schwangerschaft ist eine Kontraindikation, Stillzeit: nur nach sorgfältiger Nutzen-Risiko-Abwägung, nicht vor der 6. Woche post partum.

Nebenwirkungen

> 10 %: Schmierblutungen (Medroxyprogesteron: Zwischen-, Durchbruchblutungen, Amenorrhoe, Kopfschmerzen, Schwindel, depressive Verstimmung, Akne, Übelkeit, stärkere Gewichtszunahme, Blutdruckanstieg). 1–10 %: stärkere Gewichtszunahme (Cyproteron: Konzentrationsvermögen und Reaktionsfähigkeit beeinträchtigt, Unruhezustände, Müdigkeit. Gynäkomastie ist dosisabhängig).

Wechselwirkungen

Die Dosierung von Antidiabetika muss ggf. überprüft werden. Bei gleichzeitiger Anwendung von Enzyminduktoren (Hydantoine, Barbiturate, Phenylbutazon, Rifampicin, Carbamazepin, Oxcarbazepin, Phenytoin, Primidon, Troglitazon, Griseofulvin, Ampicillin, Tetracyclin) ist die kontrazeptive Sicherheit von Norethisteron/Etonogestrel in Frage gestellt. Ein Auftreten von Schmierblutungen kann hier ein erster Hinweis sein. Das Maximum der Enzyminduktion ist nach etwa

2–3 Wochen Anwendung erreicht und hält für ca. 4 Wochen nach Beendigung der Einnahme an. Diverse Labortests/Laborparameter können beeinflusst werden (Leber, Schilddrüse, Nebenniere, Niere, Proteine, Kohlenhydrat-Stoffwechsel, Blutgerinnung, Fibrinolyse). Medroxyprogesteron: gleichzeitige Gabe von kardiotoxischen Substanzen. Cyproteron: Alkohol.

Kontraindikationen

Hydroxyprogesteron: Lebertumore, Herpes gestationis in der Anamnese. Norethisteron/Etonogestrel-/Medroxyprogesteron: Schwangerschaft, ungeklärte vaginale Blutungen, thromboembolische Erkrankungen, Hypertonie, schwere Lebererkrankungen, Tumore, schwerer Diabetes, Fettstoffwechselstörungen, Exkretionsstörungen (Rotor-/Dubin-Johnson-Syndrom), Otosklerose, Schwangerschaftspruritus. Mindestens 12 Wochen vor einer Operation absetzen. Cyproteron: Lebererkrankungen, konsumierende Erkrankungen, schwere Depression, thromboembolische Prozesse, schwerer Diabetes, Sichelzellanämie.

Anwendung

Etonogestrel: Am Tag 1–5 des Zyklus Implantat durch einen erfahrenen Arzt einsetzen lassen; nach Einnahme eines oralen Kontrazeptivums am Tag nach der letzten wirksamen Tablette, spätestens am Tag der letzten Placebo-Tablette bzw. am letzten Tag des tablettenfreien Intervalls. Nach Einnahme einer Minipille an jedem beliebigen Tag umstellbar. Nach Abort im ersten Trimenon sofort einsetzbar, nach Abort im zweiten Trimenon oder Geburt an den Tagen 21–28 einsetzen. Bei einem späteren Einsatz ist an den ersten 7 Tagen zusätzlich zu verhüten.

Gestagene: langsam ausschließlich i.m. zu injizieren. Regelmäßige ärztliche Kontrollen sind indiziert.

Medroxyprogesteron: Kontrazeption: während der ersten 5 Zyklustage oder vor der 6. Woche post partum. Kontrazeption/Palliation: keine Weiterbehandlung bei erstmalig migräneartigen Kopfschmerzen, akuten Sehstörungen, Blutdruckanstieg, unkontrollierbarem Diabetes, thromboembolischen Erkrankungen.

Norethisteron: Injektion innerhalb der ersten 5 Tage des Zyklus. Die nächsten 3 Spritzen werden nach jeweils 8 Wochen, danach alle 12 Wochen gegeben. Das gewohnte Blutungsgeschehen kann sich ändern. Das Injektionsintervall kann um 1 Woche verkürzt werden.

8.5 Glucagon

Pharmakodynamik

Glucagon wird therapeutisch zur Behandlung schwerer hypoglykämischer Reaktionen und diagnostisch zur Motilitätshemmung bei Untersuchungen des GIT eingesetzt. Durch Glucagon wird vermehrt Leberglykogen (kein Skelettmuskelglykogen) in Glucose abgebaut, die dann ins Blut freigesetzt wird. Voraussetzung für eine zufriedenstellende Reaktion sind ausreichende Glykogenreserven der Leber. Aus diesem Grund kann im nüchternen Zustand, bei Nebenniereninsuffizienz, sowie bei chronischer und alkoholinduzierter Hypoglykämie, Glucagon nur ungenügend wirken.

Pharmakokinetik

Arzneistoff	ED [mg]	TD [mg]	WE [min]	WD [min]	PB [%]	BV [%]	t_{max} [min]	$t_{1/2}$ [min]	E	Z [a]	Ap/Rp
Glucagon	0,2–2,0 (–10,0[1])	2[2]	1 i.v., 5–15 i.m.	5–20 i.v., 10–40 i.m.	k.A.	k.A.	3–6	3–6	R,B	>6	Rp

[1] als Antidot
[2] keine Maximaldosis bekannt

Schwangerschaft und Stillzeit

Es sind keine schädlichen Auswirkungen auf Schwangerschaft und die Gesundheit des Neugeborenen bekannt. Aufgrund geringer Wirkstoffmengen in der Muttermilch und gastrointestinaler Inaktivierung des Wirkstoffes kommt es zu keiner metabolischen Wirkung beim Säugling.

Nebenwirkungen

0,01–0,1 %: Überempfindlichkeitsreaktionen, generalisierte Überempfindlichkeitsreaktionen, Bauchschmerzen, Übelkeit, Erbrechen, Hypotonie, Hypoglykämie, Tachykardien.

Wechselwirkungen
Antagonistisch zu Insulin, Indometacin (Glucagon kann die Fähigkeit den Blutzuckerspiegel zu erhöhen verlieren oder paradoxe Hypoglykämien auslösen), Warfarin (Verstärkung der gerinnungshemmenden Wirkung).

Kontraindikationen
Phäochromozytom, Überempfindlichkeit. Vorsicht bei Patienten mit Glucagonom oder Insulinom, bei Diabetikern, bei älteren Patienten mit bekannten Herzkrankheiten.

Anwendung
Therapie: Erwachsene und Kinder > 25 kg KG oder 6–8 Jahre: 1,0 mg. Kinder < 25 kg KG oder 6–8 Jahre: 0,5 mg, dann orale Gabe von Kohlehydraten zur Auffüllung der Leberglykogenreserven und einer nachfolgenden Hypoglykämie vorzubeugen. **Diagnostik:** zur Relaxation von Magen, Bulbus duodeni, Duodenum, Dünndarm: 0,2–0,5 mg i. v. oder 1,0 mg i. m. Colon: 0,5–0,75 mg i. v. oder 1,0–2,0 mg i. m.

Das Lyophilisat wird mit beigefügtem Lösungsmittel aufgelöst. Die rekonstituierte Lösung wird durch medizinisches Fachpersonal s.c., i. m. oder i. v., durch Hilfspersonen mit anschließender medizinischer Hilfe s.c. oder i. m. gespritzt.

Lagerung bei 2–8 °C, bis Verfalldatum erreicht ist, < 25 °C bis max. 18 Monate, vorausgesetzt das Verfalldatum wird nicht überschritten, nicht einfrieren, vor Licht geschützt aufbewahren.

8.6 Insuline

8.6.1 Humaninsuline

Pharmakodynamik

Insulin wird zur Behandlung des Diabetes mellitus Typ 1 und 2 eingesetzt. Darüber hinaus wird Humaninsulin zur initialen Stabilisierung einer akuten Stoffwechselentgleisung, zur Behandlung einer diabetischen Ketoazidose und eines hyperosmolaren Komas, sowie in Stresssituationen bei Diabetikern (z. B. schwere Infektionen, größerer chirurgischer Eingriff) angewendet. Durch eine optimale Stoffwechseleinstellung wird das Auftreten diabetischer Spätschäden verzögert oder deren Progression verlangsamt. Durch Insulin wird die Aufnahme von Glucose durch Bindung an Insulinrezeptoren an Muskel- und Fettzellen erhöht. Gleichzeitig wird die Freisetzung von Glucose aus der Leber inhibiert.

Hierbei werden zahlreiche anabole und antikatabole Wirkungen beobachtet: im Muskelgewebe die Steigerung der Glykogen-, Fettsäure-, Glycerol-, Proteinsynthese und Aminosäureaufnahme. Darüber hinaus eine Hemmung oder Verminderung der Glykolyse, Gluconeogenese, Ketogenese, Lipolyse in Fettzellen, Proteolyse und des Aminosäuretransports aus der Zelle.

Pharmakokinetik

Arzneistoff	Typ	TD [I.E./kgKG]	WE [h]	WD [h]	PB [%]	BV [%]	t_{max} [h]	$t_{1/2}$ [h]	E	Z [a]	Ap/Rp
Insulin human	I	~0,5–1,0	0,5 (s.c.)	ca. 8 (s.c.)	0	k.A.	1–3 (s.c.)	wenige min	[1]	0	Rp
Insulin human-Isophan, biphasisch	II	~0,5–1,0	0,5	bis zu 24	0	k.A.	2–8	7,5	[1]	0	Rp
Insulin human-Zink	III	~0,5–1,0	2,5	bis zu 24	0	k.A.	7–15	k.A.	[1]	0	Rp
Insulin human-Zink, kristallin	IV	~0.5–1,0	4,0	ca. 28	0	k.A.	8–24	k.A.	[1]	0	Rp

I schnell wirkendes Humaninsulin, II Mischung aus Normalinsulin mit isophanen Insulinkristallen (Verzögerungsinsulin), III Verzögerungs-Humaninsulin, Zinksuspension, IV Verzögerungs-Humaninsulin isophan
TD: individuell, u. a. abhängig vom Diabetes-Typ, Körpergewicht, Diät, körperlicher Aktivität, Eigeninsulinsekretion, Insulinempfindlichkeit. WD/Wirkverlauf: abhängig von Dosis, Injektionsstelle, Durchblutung, Temperatur, körperlicher Aktivität
[1] Insulin wird in Leber, Niere und Gewebe inaktiviert. Die Abbauprodukte gehen in den Aminosäurestoffwechsel ein.

Schwangerschaft und Stillzeit

Bisher zeigen sich keine Nebenwirkungen auf Schwangerschaft oder Gesundheit des Neugeborenen. Da der Insulinbedarf während der ersten drei Monate der Schwangerschaft sinkt und ab dem 4. Monat wieder ansteigt, ergibt sich für die Schwangerschaft und ebenfalls für die Stillzeit die Notwendigkeit einer intensivierten Insulin-Therapie.

Nebenwirkungen

> 10 %: Hypoglykämie mit einhergehender Beeinträchtigung der Reaktionsfähigkeit. 1–10 %: transitorische Überempfindlichkeitsreaktion an der Einstichstelle.

Wechselwirkungen

Erhöhung des Insulinbedarfs: orale Kontrazeptiva, Corticosteroide, Schilddrüsenhormone, Sympathomimetika, wie Epinephrin, Salbutamol, Terbutalin, Diazoxid, Nicotinsäure, Chlorprothixen, Phenytoin, Diuretika, Glucagon, Isoniazid, Estrogene, Progestagene, Phenothiazin-Abkömmlinge, Somatropin, chronische Leberfunktionsstörung/Insulinresistenz, Krankheit oder seelische Belastung.

Senkung des Insulinbedarfs: orale Antidiabetika, Disopyramid, Octreotid, Pentoxifyllin, Pentamidin, Fluoxetin, MAO-Hemmer, nicht selektive Betablocker, Alpharezeptorenblocker, Amphetamine, ACE-Hemmer, Fibrate, Tritoqualin, Zytostatika (Cyclophosphamid, Ifosfamid, Trofosfamid), Salicylate (ASS 1,5–2 g/Tag), Sulfonamide, Anabolika, Alkohol, bestehende Nierenschädigung oder eingeschränkte Leberfunktion.

Verstärkung oder Abschwächung der Insulinwirkung: Betablocker, Clonidin, Reserpin, Salicylate, Lithiumsalze, Alkohol. Unter Sympatholytika, wie Betablocker, Clonidin, Guanethidin und Reserpin, kann die adrenerge Gegenregulation abgeschwächt sein oder fehlen, die Symptome einer Hypoglykämie werden verschleiert. Verschlechterung der Stoffwechsellage durch Alkohol und Laxantienabusus.

Kontraindikationen
Hypoglykämie, Überempfindlichkeit, Insulinom, Komatherapie, i.v.-Injektionen bei Suspensionen.

Anwendung
Insulin wird normalerweise s.c. in Oberarm, Oberschenkel, Gesäß oder Abdomen appliziert. Die Einstichstelle darf nach der Injektion nicht massiert werden. Suspensionen durch Rollen des Gefäßes vorsichtig resuspendieren. Die Einstichstelle ist zu wechseln, so dass die gleiche Stelle nicht öfter, als 1 × im Monat bedient wird (Gefahr: Lipodystrophie).

Mögliche Mischungen von Insulinen sind den Kompatibilitätsangaben der Hersteller zu entnehmen. Bestimmte Umstände wie lange Diabetesdauer, intensivierte Insulintherapie, diabetische Nervenerkrankung oder Medikation mit Betablockern können die frühen Warnsymptome einer Hypoglykämie unterschiedlich oder weniger stark ausgeprägt erscheinen lassen.

Hyperglykämie: Übelkeit, Erbrechen, Benommenheit, gerötete, trockene Haut, Mundtrockenheit, verstärkter Harndrang, Durst, Appetitlosigkeit, nach Aceton riechender Atem.

Hypoglykämie: kalter Schweiß, kalte blasse Haut, Erschöpfung, Nervosität oder Zittern, Angstgefühle, ungewöhnliche Müdigkeit, Schwäche, Verwirrung, Konzentrationsschwierigkeiten, Beeinträchtigung der Reaktionsfähigkeit, Benommenheit, großer Hunger, Sehstörungen, Kopfschmerzen, Übelkeit, Herzklopfen, Bewusstlosigkeit, Krampfanfälle, Störung der Gehirnfunktion, Tod.

Eine leichte Hypoglykämie kann durch Gabe von Traubenzucker (mind. 20 g), eine schwere Hypoglykämie durch Gabe von Glucagon (nach 10–15 min ohne Reaktion Glucose i.v.) und anschließender Kohlenhydrat-Gabe behandelt werden.

Insulin allgemein: Lagerung bei 2–8 °C, nicht einfrieren, vor Licht geschützt.

Insulin	Anwendung	Lagerung nach Anbruch
Insulin human	zur kontinuierlichen subkutanen (i.m., i.v. unter ärztlicher Aufsicht möglich) Insulininfusion (CSII) 40–60 % als kontinuierliche Basalrate, restliche 40–60 % als Bolus zwischen den 3 Hauptmahlzeiten.	37 °C bis zu 6 Tage
Insulin human-Isophan, biphasisch	1–2 × tgl., Suspension niemals i.v., Spritz-Essabstand 30 min	< 25 °C bis 28 Tage Penfill, 42 Tage Durchstechflaschen
Insulin human-Zink	morgendliche und/oder abendliche subkutane Injektion	< 25 °C bis 42 Tage
Insulin human-Zink, kristallin	morgendliche und/oder abendliche subkutane Injektion kann mit kurzwirkendem Insulin kurz vor der Mahlzeit kombiniert werden.	< 25 °C bis 42 Tage

8.6.2 Modifizierte Insuline

Pharmakodynamik

Insulin-Analoga werden zur Behandlung des Diabetes mellitus Typ 1 und 2 eingesetzt. Durch eine optimale Stoffwechseleinstellung wird das Auftreten diabetischer Spätschäden verzögert oder deren Progression verlangsamt. Durch Insulin wird die Aufnahme von Glucose durch Bindung an Insulinrezeptoren an Muskel- und Fettzellen erhöht. Gleichzeitig wird die Freisetzung von Glucose aus der Leber inhibiert.

Hierbei werden zahlreiche anabole und anti-katabole Wirkungen beobachtet: im Muskelgewebe die Steigerung der Glykogen-, Fettsäure-, Glycerol-, Proteinsynthese und Aminosäureaufnahme. Darüber hinaus eine Hemmung oder Verminderung der Glykolyse, Gluconeogenese, Ketogenese, Lipolyse in Fettzellen, Proteolyse und des Aminosäuretransports aus der Zelle.

Pharmakokinetik

Arzneistoff	Typ	TD[1] [I.E./kg]	WE [min]	WD[2] [h]	PB [%]	BV [%]	t_{max} [h]	$t_{1/2}$ [h]	E	Z [a]	AWD [d]	Ap/Rp
Insulin aspart	V	~0,5 –1,0	10–20	3–5	0	k.A.	1–3	1,3–1,7	[3]	k.A.	k.B.	Rp
Insulin aspart biphasisch	VI	~0,5 –1,0	10–20	bis 24	0	k.A.	1–4	8–9	[3]	k.A.	k.B.	Rp
Insulin detemir	VII	0,2–0,4		bis 24	0		7	k.A.	[3]	ab 6	k.B.	Rp
Insulin glargin	VII	1	40–90	bis 24	0	k.A.	2,8–4,1	k.A.	[3]	ab 6	k.B.	Rp
Insulin glulisin	V	k.A.	10–20	3–4	0	70	1	0,6–1,25	[3]	ab 18	k.B.	Rp
Insulin lispro	V	1	15	2–5 Lsg., 15 Susp.	0	67	0,5–1,2	0,4–0,9	[3]	k.A.	k.B.	Rp

V Humaninsulin Analogon mit raschem Wirkungseintritt, VI lang wirkendes Humaninsulin-Analogon, VII Gemisch aus schnell und intermediär wirkenden Humaninsulin-Analoga

[1] TD: individuell, u.a. abhängig vom Diabetes-Typ, Körpergewicht, Diät, körperlicher Aktivität, Eigeninsulinsekretion, Insulinempfindlichkeit

[2] WD/Wirkverlauf: abhängig von Dosis, Injektionsstelle, Durchblutung, Temperatur, körperlicher Aktivität

[3] E: Insulin wird in Leber, Niere und Gewebe inaktiviert. Die Abbauprodukte gehen in den Aminosäurestoffwechsel ein.

Schwangerschaft und Stillzeit
Bisher zeigen sich keine Nebenwirkungen auf Schwangerschaft oder Gesundheit des Neugeborenen. Da der Insulinbedarf während der ersten drei Monate der Schwangerschaft sinkt und ab dem 4. Monat wieder ansteigt, ergibt sich für die Schwangerschaft und ebenfalls für die Stillzeit die Notwendigkeit einer intensivierten Insulin-Therapie. Insulin detemir/Insulin glulisin: keine klinischen Erfahrungen voliegend.

Nebenwirkungen
> 10 %: Hypoglykämie mit einhergehender Beeinträchtigung der Reaktionsfähigkeit. 1–10 %: transitorische Überempfindlichkeitsreaktion an der Einstichstelle. 0,01–0,1 %: transitorische Ödeme und Refraktionsanomalien. 0,1–1 %: generalisierte Überempfindlichkeitsreaktion mit Ausbildung von Insulin-Antikörpern, Lipodystrophie.

Wechselwirkungen
Erhöhung des Insulinbedarfs: orale Kontrazeptiva, Corticosteroide, Schilddrüsenhormone, Sympathomimetika wie Epinephrin, Salbutamol, Terbutalin; Diazoxid, Nicotinsäure, Chlorprothixen, Phenytoin, Diuretika, Glucagon, Isoniazid, Östrogene, Progestagene, Phenothiazin-Abkömmlinge, Somatropin, chronische Leberfunktionsstörung/Insulinresistenz, Krankheit oder seelische Belastung.
Senkung des Insulinbedarfs: orale Antidiabetika, Disopyramid, Octreotid, Pentoxifyllin, Pentamidin, Protease-Inhibitoren, atypische, antipsychotisch wirkende Arzneimittel (z. B. Olazapin, Clozapin), Fluoxetin, MAO-Hemmer, nicht selektive Betablocker, Alpharezeptorenblocker, Amphetamin, ACE-Hemmer, Fibrate, Tritoqualin, Zytostatika (Cyclophosphamid, Ifosfamid, Trofosfamid), Salicylate (ASS 1,5–2 g/Tag), Sulfonamide, Anabolika, Alkohol, bestehende Nierenschädigung oder eingeschränkte Leberfunktion (geringere Gluconeogenese, geringerer Insulinabbau).
Verstärkung oder Abschwächung der Insulinwirkung: Betablocker, Clonidin, Reserpin, Salicylate, Lithiumsalze, Alkohol. Unter Sympatholytika, wie Betablocker, Clonidin, Guanethidin und Reserpin, kann die adrenerge Gegenregulation abgeschwächt sein oder fehlen, die

Symptome einer Hypoglykämie werden verschleiert. Verschlechterung der Stoffwechsellage durch Alkohol und Laxantienabusus.

Kontraindikationen
Hypoglykämie, Überempfindlichkeit, Insulinom, Komatherapie, i.v.-Injektionen bei Suspensionen.

Anwendung
Insulin normalerweise s.c. in Oberarm, Oberschenkel, Gesäß oder Abdomen injizieren. Die Einstichstelle darf nach der Injektion nicht massiert werden. Suspensionen durch Rollen des Gefäßes vorsichtig resuspendieren. Um die Ausbildung einer Lipodystrophie zu vermeiden ist die Einstichstelle derart zu wechseln, dass die gleiche Stelle nicht öfter, als 1 × im Monat bedient wird.

Mögliche Mischungen von Insulinen sind den Kompatibilitätsangaben der Hersteller zu entnehmen. An eine Degradierung von Insulin durch Arzneimittel mit Thiolen oder Sulfiten ist zu denken. Pumpensysteme sind ausschließlich für Lösungen verwendbar (Ausnahme Insulin detemir).

Bestimmte Umstände wie lange Diabetesdauer, intensivierte Insulintherapie, diabetische Nervenerkrankung oder Medikation mit Betablockern können die frühen Warnsymptome einer Hypoglykämie unterschiedlich oder weniger stark ausgeprägt erscheinen lassen.

Hyperglykämie: Übelkeit, Erbrechen, Benommenheit, gerötete, trockene Haut, Mundtrockenheit, verstärkter Harndrang, Durst, Appetitlosigkeit, nach Aceton riechender Atem.

Hypoglykämie: kalter Schweiß, kalte blasse Haut, Erschöpfung, Nervosität oder Zittern, Angstgefühle, ungewöhnliche Müdigkeit, Schwäche, Verwirrung, Konzentrationsschwierigkeiten, Beeinträchtigung der Reaktionsfähigkeit, Benommenheit, großer Hunger, Sehstörungen, Kopfschmerzen, Übelkeit, Herzklopfen, Bewusstlosigkeit, Krampfanfälle, Störung der Gehirnfunktion, Tod.

Eine leichte Hypoglykämie kann durch Gabe von Traubenzucker (mind. 20 g), eine schwere Hypoglykämie durch Gabe von Glucagon (nach 10–15 min ohne Reaktion Glucose i.v.) und anschließender Kohlenhydrat-Gabe behandelt werden.

Insulin allgemein: Lagerung bei 2–8 °C, nicht einfrieren, vor Licht geschützt.

Insulin	Anwendung	Lagerung nach Anbruch
Insulin aspart	unmittelbar (0–10 min) vor oder kurz nach der Mahlzeit (50–70 % des Insulinbedarfs), normalerweise in Kombination mit einem intermediär oder lang wirkendem Insulin (restliche 50–30 %).	< 30 °C für 28 Tage
Insulin detemir	Basalinsulin 1–2 × tgl. In Kombination mit einem Mahlzeiten- bezogenen kurz bzw. schnell wirkenden Insulin	< 30 °C für 42 Tage
Insulin glargin	Basalinsulin	< 30 °C für 28 Tage
Insulin glulisin	unmittelbar (0–15 min) vor oder auch nach einer Mahlzeit	< 25 °C für 28 Tage
Insulin lispro	unmittelbar (15 min) vor oder auch nach einer Mahlzeit	< 30 °C für 28 Tage

8.6.3 Tierische Insuline

Pharmakodynamik

Insulin vom Schwein wird zur Behandlung des Diabetes mellitus Typ 1 und 2 eingesetzt. Durch eine optimale Stoffwechseleinstellung wird das Auftreten diabetischer Spätschäden verzögert oder deren Progression verlangsamt. Durch Insulin wird die Aufnahme von Glucose durch Bindung an Insulinrezeptoren an Muskel- und Fettzellen erhöht. Gleichzeitig wird die Freisetzung von Glucose aus der Leber inhibiert.

Hierbei werden zahlreiche anabole und anti-katabole Wirkungen beobachtet: im Muskelgewebe die Steigerung der Glykogen-, Fettsäure-, Glycerol-, Proteinsynthese und Aminosäureaufnahme. Darüber hinaus eine Hemmung oder Verminderung der Glykolyse, Gluconeogenese, Ketogenese, Lipolyse in Fettzellen, Proteolyse und des Aminosäuretransports aus der Zelle.

Pharmakokinetik

Arzneistoff	Typ	TD[1] [I.E./kg]	WE [h]	WD[2] [h]	PB [%]	BV [%]	t_{max} [h]	$t_{1/2}$ [min]	E	Z [a]	Ap/Rp
Insulin Zink-Injektionssuspension (Schwein)	VIII	~0,3–0,8	1,5	~16	0	k.A.	5–10	k.A.	[3]	k.A.	Rp

VIII Verzögerungsinsulin vom Schwein
[1] TD: individuell, u. a. abhängig vom Diabetes-Typ, Körpergewicht, Diät, körperlicher Aktivität, Eigeninsulinsekretion, Insulinempfindlichkeit
[2] WD/Wirkverlauf: abhängig von Dosis, Injektionsstelle, Durchblutung, Temperatur, körperliche Aktivität
[3] E: Insulin wird in Leber, Niere und Gewebe inaktiviert. Die Abbauprodukte gehen in den Aminosäurestoffwechsel ein.

Schwangerschaft und Stillzeit
Bisher zeigen sich keine Nebenwirkungen auf Schwangerschaft oder Gesundheit des Neugeborenen. Da der Insulinbedarf während der ersten drei Monate der Schwangerschaft sinkt und ab dem 4. Monat wieder ansteigt, ergibt sich für die Schwangerschaft und ebenfalls für die Stillzeit die Notwendigkeit einer intensivierten Insulin-Therapie.

Nebenwirkungen
> 10 %: Hypoglykämie mit einhergehender Beeinträchtigung der Reaktionsfähigkeit. 1–10 %: transitorische Überempfindlichkeitsreaktion an der Einstichstelle. 0,01–0,1 %: transitorische Ödeme und Refraktionsanomalien. 0,1–1 %: generalisierte Überempfindlichkeitsreaktion mit Ausbildung von Insulin-Antikörpern, Lipodystrophie.

Wechselwirkungen
Erhöhung des Insulinbedarfs: orale Kontrazeptiva, Corticosteroide, Schilddrüsenhormone, Sympathomimetika, wie Epinephrin, Salbutamol, Terbutalin; Diazoxid, Nicotinsäure, Chlorprothixen, Phenytoin, Diuretika, Glucagon, Isoniazid, Östrogene, Progestagene, Phenothiazin-Abkömmlinge, Somatropin, chronische Leberfunktionsstörung/Insulinresistenz, Krankheit oder seelische Belastung.

Senkung des Insulinbedarfs: orale Antidiabetika, Disopyramid, Octreotid, Pentoxifyllin, Pentamidin, Fluoxetin, MAO-Hemmer, nicht selektive Betablocker, Alpharezeptorenblocker, Amphetamin, ACE-Hemmer, Fibrate, Fenfluramin, Tritoqualin, Zytostatika (Cyclophosphamid, Ifosfamid, Trofosfamid), Salicylate (ASS 1,5–2 g/Tag), Sulfonamide, Anabolika, Alkohol, bestehende Nierenschädigung oder eingeschränkte Leberfunktion (geringere Gluconeogenese, geringerer Insulinabbau).

Verstärkung oder Abschwächung der Insulinwirkung: Betablocker, Clonidin, Reserpin, Salicylate, Lithiumsalze, Alkohol. Unter Sympatholytika, wie Betablocker, Clonidin, Guanethidin und Reserpin, kann die adrenerge Gegenregulation abgeschwächt sein oder fehlen, die Symptome einer Hypoglykämie werden verschleiert. Verschlechterung der Stoffwechsellage durch Alkohol und Laxantienabusus.

Kontraindikationen
Hypoglykämie, Überempfindlichkeit, Insulinom, Komatherapie, i.v.-Injektionen bei Suspensionen.

Anwendung
Insulin normalerweise s.c. in Oberarm, Oberschenkel, Gesäß oder Abdomen applizieren. Die Einstichstelle darf nach der Injektion nicht massiert werden. Suspensionen durch Rollen des Gefäßes vorsichtig resuspendieren. Um die Ausbildung einer Lipodystrophie zu vermeiden, ist die Einstichstelle derart zu wechseln, dass die gleiche Stelle nicht öfter, als 1 × im Monat bedient wird.

Starke Körperliche Belastung, Aufregung, fieberhafte Erkrankungen, Gewichtsänderung, verbesserte Stoffwechsellage, interkurrente Erkrankungen (z.B. Erbrechen, Durchfall), bestimmte unkompensierte Störungen des endokrinen Systems (z.B. Unterfunktion der Schilddrüse, des Hypophysen-Vorderlappens oder Nebennierenrindeninsuffizienz), chronische Lebererkrankungen und Änderungen der Ernährungsgewohnheiten führen unweigerlich zu Dosisanpassungen. Mögliche Mischungen von Insulinen sind den Kompatibilitätsangaben der Hersteller zu entnehmen. An eine Degradierung von Insulin durch

Arzneimittel mit Thiolen oder Sulfiten ist zu denken. Pumpensysteme sind ausschließlich für Lösungen verwendbar.

Bestimmte Umstände wie lange Diabetesdauer, intensivierte Insulintherapie, diabetische Nervenerkrankung, oder Medikation mit Betablockern können die frühen Warnsymptome einer Hypoglykämie unterschiedlich oder weniger stark ausgeprägt erscheinen lassen.

Hyperglykämie: Übelkeit, Erbrechen, Benommenheit, gerötete, trockene Haut, Mundtrockenheit, verstärkter Harndrang, Durst, Appetitlosigkeit, nach Aceton riechender Atem.

Hypoglykämie: kalter Schweiß, kalte blasse Haut, Erschöpfung, Nervosität oder Zittern, Angstgefühle, ungewöhnliche Müdigkeit, Schwäche, Verwirrung, Konzentrationsschwierigkeiten, Beeinträchtigung der Reaktionsfähigkeit, Benommenheit, großer Hunger, Sehstörungen, Kopfschmerzen, Übelkeit, Herzklopfen, Bewusstlosigkeit, Krampfanfälle, Störung der Gehirnfunktion, Tod.

Eine leichte Hypoglykämie kann durch Gabe von Traubenzucker (mindestens 20 g), eine schwere Hypoglykämie durch Gabe von Glucagon (nach 10–15 min ohne Reaktion Glucose i.v.) und anschließender Kohlenhydrat-Gabe behandelt werden.

Insulin allgemein: Lagerung bei 2–8 °C, nicht einfrieren, vor Licht geschützt.

Insulin	Anwendung	Lagerung nach Anbruch
Insulin Zink-Injektionssuspension	Tagesdosis morgens subkutan oder $2/3$ der Tagesdosis morgens und $1/3$ der Tagesdosis abends oder auch häufiger. Im Allgemeinen 45 min vor einer Hauptmahlzeit.	< 25 °C bis 28 Tage

9 Impfstoffe zur aktiven Immunisierung

9.1 Diphtherie-Impfstoff

Pharmakodynamik

Zur Prophylaxe der bakteriellen Infektion Diphtherie steht eine aktive Immunisierung zur Verfügung. Häufig wird diese in Kombination mit Tetanus (DT-Impfstoffe) verabreicht. Es handelt sich um einen Toxoid-Adsorbat-Impfstoff (an Aluminiumhydroxid). Für Erwachsene und Kinder stehen unterschiedliche Impfstoffe zur Verfügung.

Pharmakokinetik

Arzneistoff	ED [I.E.]	TD [I.E.]	WE [d]	WD [a]	PB [%]	BV [%]	t_{max} [h]	$t_{1/2}$ [h]	E	Z [a]	Ap/Rp
Diphtherie-Toxoid (Erw.)	2	2	14[1]	10	k.A.	k.A.	k.A.	k.A.	k.A.	6	Rp
Diphtherie-Toxoid (Kdr.)	30	30	14[1]	1	k.A.	k.A.	k.A.	k.A.	k.A.	1/4	Rp

[1] nach zweiter Injektion

Schwangerschaft und Stillzeit

Impfung vorzugsweise im 2. und 3. Trimenon. Stillzeit ist keine Kontraindikation.

Nebenwirkungen

Anaphylaktische Reaktionen sind möglich, Fieber, Schüttelfrost, Rötung, Schwellung, Verhärtungen oder Schmerzen an der Injektionsstelle, grippeähnliche Allgemeinsymptome.

Wechselwirkungen

Immunsuppressiva.

Kontraindikationen

Akute behandlungsbedürftige Erkrankungen bis 2 Wochen nach Genesung, bekannte Überempfindlichkeit.

Anwendung
Tief intramuskulär (vor Gebrauch gut schütteln).

Grundimmunisierung: 2 Injektionen im Abstand von 4–6 Wochen, eine dritte 6–12 Monate später.

Auffrischung: alle 10 Jahre mit 2 I.E.

Expositionsfall: Auffrischung bei akuter Exposition, wenn letzte Impfung 5 Jahre zurückliegt.

Für Kinder steht auch die Kombination Diphtherie, Tetanus, Pertussis zur Verfügung.

9.2 FSME-Impfstoff

Pharmakodynamik
Die Impfung wird zur Prophylaxe der Infektion mit FSME-Viren (Übertragung durch Zecken) empfohlen. Insbesondere Personen in Endemiegebieten und Personengruppen, die viel im Freien arbeiten, sollten geimpft werden. Die Impfstoffe enthalten inaktivierte FSME-Viren, die nicht mehr vermehrungsfähig sind. Die Viren werden in Hühnerembryonalzellen kultiviert.

Pharmakokinetik

Arzneistoff	ED [ml]	TD [ml]	WE [h][1]	WD [a]	PB [%]	BV [%]	t_{max} [h]	$t_{1/2}$ [h]	E	Z [a]	Ap/Rp
FSME-Impfstoff	0,5	0,5		3	k.A.	k.A.	k.A.	k.A.	k.A.	16	Rp

[1] Impfschutz tritt nach 2. Impfung ein.

Schwangerschaft und Stillzeit
Die Anwendung sollte nicht in Schwangerschaft und Stillzeit erfolgen. Daten liegen nicht vor.

Nebenwirkungen
Grippeähnliche Symptome, Fieber, Allgemeinerscheinungen wie Kopfschmerzen, Kreislaufreaktionen, Übelkeit, Erbrechen, Muskel- und Gelenkschmerzen.

Wechselwirkungen
Immunsuppressiva.

Kontraindikationen
Akute fieberhafte Infekte, bekannte schwere Überempfindlichkeit gegen Hühnereiweiß.

Anwendung
I.m. in den Oberarm.

Grundimmunisierung: mit 3 Impfungen. 2. Impfungen im Abstand von 21 Tagen bis 3 Monaten, 3. Impfung nach 9–12 Monaten.

Auffrischung: alle 3 Jahre 1 Impfdosis.

9.3 Grippe-Impfstoff

Pharmakodynamik
Der Grippeimpfstoff stellt einen Spaltimpfstoff aus inaktivierten Oberflächenantigenen (Hämagglutinin) von verschiedenen Influenza-Virus-Stämmen (in Hühnerei vermehrt, gespalten und inaktiviert) je 15 µg entsprechend den jeweils aktuellen Empfehlungen der WHO (für die nördliche Hemisphäre und die Europäische Gemeinschaft) dar. Er wird zur Prophylaxe der Virusgrippe eingesetzt.

Pharmakokinetik

Arzneistoff	ED [ml]	TD [ml]	WE [Wo]	WD [Mo]	PB [%]	BV [%]	t_{max} [h]	$t_{1/2}$ [h]	E	Z [Mo]	Ap/Rp
Grippe-Spaltimpfstoff	0,25–0,5	0,5	2–3	6–12	k.A.	100	k.A.	k.A.	k.A.	6	Rp

Schwangerschaft und Stillzeit
Begrenzt vorliegende Daten zeigen keine unerwünschten fetalen und maternalen Beeinträchtigungen. Die Impfung kann ab dem zweiten Trimenon in Betracht gezogen werden.

Nebenwirkungen
Anaphylaktische Reaktionen sind möglich, Fieber, Schüttelfrost, Rötung, Schwellung, Verhärtungen oder Schmerzen an der Injektionsstelle. Grippeartige Symptome.

Wechselwirkungen
Immunsuppressiva.

Kontraindikationen
Akute behandlungsbedürftige Erkrankungen bis 2 Wochen nach Genesung, bekannte Überempfindlichkeit. Überempfindlichkeit gegen Hühnereiweiß.

Anwendung
Erwachsene und Jugendliche ab dem 13. Lebensjahr: 1 Impfdosis pro Jahr.

Kinder zwischen dem 4. und 12. Lebensjahr: 1 Impfdosis pro Jahr, bei erstmaliger Impfung eine zweite Dosis nach mindestens 4 Wochen Abstand.

Kinder zwischen dem 6. Monat und 3. Lebensjahr: ½ Impfdosis. Ist noch keine Impfung in den letzten Jahren erfolgt, wird eine zweite ½ Impfdosis im Abstand von mindestens 4 Wochen gegeben.

Die gleichzeitige Applikation anderer Impfstoffe an anderen Körperstellen ist möglich.

Für Patienten über 65 J. stehen spezielle Impfstoffe mit Adjuvans zur Verfügung (Impfdosis ist gleich, z. Bsp. Addigrip®).

9.4 Hepatitis A-Impfstoff

Pharmakodynamik
Hepatitis A ist eine Virusinfektion, die durch fäkale Kontamination übertragen wird. Zur Impfung steht eine aktive Immunisierung zur Verfügung. Insbesondere bei Treckingreisen in Entwicklungsländer, bei Kanalarbeitern, Kontaktpersonen von Infizierten etc. ist eine Impfung anzuraten. Der Impfstoff enthält inaktivierte Hepatitis-A-Viren (hergestellt in embryonierten Hühnereiern).

Pharmakokinetik

Arzneistoff	ED [I.E.]	TD [I.E.]	WE [d]	WD [a]	PB [%]	BV [%]	t_{max} [h]	$t_{1/2}$ [h]	E	Z [a]	Ap/Rp
Hepatitis-A-Viren-Impfstoff	24	24	14	1–10	k.A.	k.A.	k.A.	k.A.	k.A.	2	Rp

Schwangerschaft und Stillzeit
Möglichst keine Impfung in Schwangerschaft und Stillzeit (es liegen nur begrenzte Daten vor).

Nebenwirkungen
Lokale Reaktionen, Kopfschmerzen, Unwohlsein, Übelkeit, Fieber, GIT-Störungen, Anstieg von Leberenzymwerten.

Wechselwirkungen
Keine Angabe.

Kontraindikationen
Akute Erkrankungen, allergische Reaktionen gegen Hühnereiweiß oder andere Bestandteile des Impfstoffes.

Anwendung
1 × 0,5 ml mit 24 I.E. i.m. in den Deltamuskel oder auch s.c. (z.B. bei Gerinnungsstörungen) schützt für 12 Monate. Auffrischung nach 6–12 Monaten schützt für bis zu 10 Jahre.

9.5 Hepatitis B-Impfstoff

Pharmakodynamik
Die Impfung wird zur Prophylaxe der Infektion mit Hepatitis-B-Viren empfohlen. Die Impfstoffe enthalten Hepatitis-B-Oberflächenantigene, gezüchtet in humanen Zellen. Er liegt als Aluminiumhydroxid-Adsorbat-Impfstoff vor. Es stehen auch Kombinationsimpfstoffe gegen Hepatitis A und Kombinationen mit Diphtherie, Polio, Pertussis, Tetanus, Hämophilus zur Verfügung.

Pharmakokinetik

Arzneistoff	ED [ml]	TD [ml]	WE [Wo]	WD [h]	PB [%]	BV [%]	t_{max} [h]	$t_{1/2}$ [h]	E	Z [a]	Ap/ Rp
Hepatitis-B-Impfstoff	1	1	2–4	10	k.A.	k.A.	k.A.	k.A.	k.A.	15[1]	Rp

[1] für Kinder zwischen dem 1. und 15. Lebensjahr steht ein eigener Impfstoff zur Verfügung.

Schwangerschaft und Stillzeit
Anwendung nur nach sorgfältiger Nutzen-Risiko-Abwägung.

Nebenwirkungen
Sehr häufig: Kopfschmerzen. Häufig: Unwohlsein, Übelkeit, Fieber und Appetitverlust. Gelegentlich: Erbrechen.

Wechselwirkungen
Immunsuppressiva.

Kontraindikationen
Akute behandlungsbedürftige Erkrankungen bis 2 Wochen nach Genesung, bekannte Überempfindlichkeit.

Anwendung
In der Regel i. m.

Grundimmunisierung: zwei Impfungen im Abstand von 6–12 Monaten.

Auffrischung: nach 10 Jahren 1 Impfdosis.

Eine Kombination mit anderen Impfstoffen ist möglich.

9.6 Masern-Impfstoff

Pharmakodynamik
Der Masern-Impfstoff ist ein Lebendimpfstoff mit mindestens 1000 $GKID_{50}$ abgeschwächten Masernviren (Stamm: Schwarz oder More attenuated Enders), gezüchtet auf Hühnerembryonen-Fibroblastenzellkulturen. Es stehen auch Kombinationsimpfstoffe Masern-Mumps-Röteln zur Verfügung.

Pharmakokinetik

Arzneistoff	ED [ml]	TD [ml]	WE [Wo]	WD [a]	PB [%]	BV [%]	t_{max} [h]	$t_{1/2}$ [h]	E	Z [Mo]	Ap/Rp
Masern-impfstoff	0,5	0,5	4	20	k.A.	100	k.A.	k.A.	k.A.	12	Rp

Schwangerschaft und Stillzeit
Eine Schwangerschaft sollte zum Zeitpunkt der Impfung ausgeschlossen sein und für 3 Monate danach verhindert werden, da Erfahrungen über den Einsatz des Impfstoffes fehlen.

Nebenwirkungen
Selten: Rötung, Schwellung, Schwellung angrenzender Lymphknoten. Sehr selten: allergische Reaktionen. Gelegentlich: grippeartige Symptome, leichte Verdauungsstörungen.

Wechselwirkungen
Immunsuppressiva.

Kontraindikationen
Personen mit akuten behandlungsbedürftigen Erkrankungen, Impfung frühestens 2 Wochen nach Genesung. Nach Bluttransfusionen oder Applikation von Immunglobulinen mindestens 3 Monate warten.

Anwendung
Kinder, Jugendliche, Erwachsene 1 × 1 Impfdosis.

9.7 Mumps-Impfstoff

Pharmakodynamik

Der Impfstoff enthält einen abgeschwächten Mumps-Virus (Stamm: Jeryl Lynn) 20 000 GKID$_{50}$ vermehrt in Hühnerfibroblasten-Zellkulturen. In Deutschland sind zurzeit nur Kombinationsimpfstoffe Masern-Mumps-Röteln im Handel.

Pharmakokinetik

Arzneistoff	ED [ml]	TD [ml]	WE [Wo]	WD [a]	PB [%]	BV [%]	t_{max} [h]	$t_{1/2}$ [h]	E	Z [Mo]	Ap/Rp
Mumps-Impfstoff	0,5	0,5	4	15	k.A.	100	k.A.	k.A.	k.A.	12	Rp

Schwangerschaft und Stillzeit

Eine Schwangerschaft muss zum Zeitpunkt der Impfung ausgeschlossen sein.

Nebenwirkungen

Nervosität, Hautausschlag, gelegentlich ungewöhnliches Schreien, Fieberkrämpfe, Parotisschwellung, Durchfall, Erbrechen, Appetitlosigkeit, Schläfrigkeit, Schlaflosigkeit, Virusinfektionen, Otitis media, Pharyngitis, Infektionen der oberen Atemwege, Schnupfen, Bronchitis, Husten, Lymphadenopathie, selten Unwohlsein. Sehr selten allergische Reaktionen.

Wechselwirkungen

Immunsuppressiva.

Kontraindikationen

Hühnereiweißallergien, Erkrankungen des Immunsystems, Therapie mit Immunsuppressiva.

Anwendung
Kinder, Jugendliche und Erwachsene 1 × 1 Impfdosis. Kinder sollten zwischen dem 12. und 15. Lebensmonat geimpft werden. In der Inkubationszeit verabreichte Impfungen bieten keinen Schutz. Die Impfung darf frühestens 3 Monate nach einer Bluttransfusion erfolgen.

9.8 Polio-Impfstoff

Pharmakodynamik
Der Impfstoff enthält inaktiviertes Poliomyelitis-Virus Typ I (Mahoney) 40 D-Antigeneinheiten, Typ II (MEF 1) 8 D-Antigeneinheiten, Typ III (Saukett) 32 D-Antigeneinheiten, vermehrt in Affennieren-Zellkulturen. Die Schluckimpfung ist durch den Totimpfstoff zur Injektion ersetzt worden. Der Impfstoff ist auch Bestandteil in Kombinationsimpfstoffen.

Pharmakokinetik

Arzneistoff	ED [ml]	TD [ml]	WE [Wo]	WD [a]	PB [%]	BV [%]	t_{max} [h]	$t_{1/2}$ [h]	E	Z [Mo]	Ap/Rp
Poliomyelitis-Impfstoff	1	1	k.A.	10	k.A.	100	k.A.	k.A.	k.A.	3	Rp

Schwangerschaft und Stillzeit
Keine Kontraindikation, möglichst nicht in den ersten 3 Monaten.

Nebenwirkungen
Selten: lokale Reaktionen wie Rötung oder Schwellung, Fieber. Sehr selten: allergische Reaktionen.

Wechselwirkungen
Immunsuppressiva.

Kontraindikationen
Akute behandlungsbedürftige Erkrankungen bis 2 Wochen nach Genesung. Schwere Nebenwirkungen bei vorangegangenen Impfungen.

Anwendung
Kinder und Erwachsene: gleiche Dosis s.c. oder i.m.

Grundimmunisierung: 2 × 1 ml im Abstand von 8 Wochen. Die Schutzwirkung der Impfung kann noch verbessert werden, wenn die 2. Impfung 6 Monate nach der 1. Impfung erfolgt.

Auffrischimpfung: Nach heutigem Erkenntnisstand empfiehlt sich insbesondere für Personen mit Expositionsgefahr eine Auffrischimpfung im Abstand von 10 Jahren nach Grundimmunisierung. Gemäß STIKO Auffrischimpfung für alle Jugendlichen ab Beginn des 11. Lebensjahres bis zum vollendenten 18. Lebensjahr. Die Kombinationsimpfstoffe haben andere Impfschemata.

9.9 Röteln-Impfstoff

Pharmakodynamik
Der Impfstoff enthält abgeschwächte Röteln-Viren 1000 $GKID_{50}$ vermehrt in humanen diploiden Zellkulturen. Es stehen Kombinationsimpfstoffe mit Masern-Mumps-Röteln zur Verfügung.

Pharmakokinetik

Arzneistoff	ED [ml]	TD [ml]	WE [Wo]	WD [a]	PB [%]	BV [%]	t_{max} [h]	$t_{1/2}$ [h]	E	Z [Mo]	Ap/Rp
Röteln-impfstoff	0,5	0,5	4	18	k.A.	100	k.A.	k.A.	k.A.	12	Rp

Schwangerschaft und Stillzeit
Eine Schwangerschaft muss zum Zeitpunkt der Impfung und für die 3 der Impfung folgenden Monate ausgeschlossen werden, eine versehentlich durchgeführte Impfung in der Schwangerschaft ist keine Indikation für einen Schwangerschaftsabbruch.

Nebenwirkungen
Gelegentlich: Rötung, Schwellung.

Wechselwirkungen
Immunsuppressiva, Bluttransfusionen, Tuberkulin-Test.

Kontraindikationen
Akute behandlungsbedürftige Erkrankungen bis 2 Wochen nach Genesung. Schwere Nebenwirkungen bei vorangegangenen Impfungen.

Anwendung
Eine Impfdosis für Kinder, Jugendliche oder Erwachsene, i.m oder s.c.

9.10 Tetanus-Impfstoff

Pharmakodynamik
Zur Prophylaxe des Wundstarrkrampfes steht eine aktive Immunisierung zur Verfügung. Häufig wird diese in Kombination mit Diphtherie (DT-Impfstoffe) verabreicht. Es handelt sich um einen Toxoid-Adsorbat-Impfstoff (an Aluminiumhydroxid).

Pharmakokinetik

Arzneistoff	ED [I.E.]	TD [I.E.]	WE [h]	WD [a]	PB [%]	BV [%]	t_{max} [h]	$t_{1/2}$ [h]	E	Z [m]	Ap/Rp
Tetanus-Toxoid	40	40	k.A.	10	k.A.	100	k.A.	k.A.	k.A.	2	Rp

Schwangerschaft und Stillzeit
Keine Angaben.

Nebenwirkungen
Anaphylaktische Reaktionen sind möglich, Fieber, Schüttelfrost, Rötung, Schwellung, Verhärtungen oder Schmerzen an der Injektionsstelle.

Wechselwirkungen
Immunsuppressiva.

Kontraindikationen
Akute behandlungsbedürftige Erkrankungen bis 2 Wochen nach Genesung, bekannte Überempfindlichkeit.

Anwendung
Tief intramuskulär, vorzugsweise in den Deltamuskel.

Grundimmunisierung: 2 Injektionen im Abstand von 4–8 Wochen, eine dritte 6–12 Monate später.

Auffrischung: alle 10 Jahre mit 40 I.E.

Akute Verletzungen: Entscheidung im Einzelfall, ob zusätzlich passive Immunisierung (an kontralateraler Körperstelle) erforderlich ist (bei fehlender oder unvollständiger Grundimmunisierung).

10 Lokalanästhetika

Pharmakodynamik

Lokalanästhetika blockieren Natriumkanäle und hemmen damit die Reizleitung sensorischer und motorischer Nervenfasern. Häufig werden auch Kalium- und Calciumkanäle beeinflusst. Sie werden zur Lokalanästhesie in der Zahnheilkunde, bei kleinen chirurgischen Eingriffen, in der Geburtsmedizin, zur Spinalanästhesie und zur Nervenblockade in der Schmerz-Therapie eingesetzt.

Pharmakokinetik

Arzneistoff	Konz [%]	TD [mg]	WE [min]	WD [h]	PB [%]	BV [%]	t_{max} [min]	$t_{1/2}$ [h]	E	Z [a]	Ap/Rp
Artecain	1–2	400			70		20–40	0,75	R		Rp
Bupivacain	0,25–0,5	150[1]		2–4	92–96			1,5–5,5	R		Rp
Levobupivacain	0,1–0,75	400									Rp
Lidocain	0,5–2	300			50–70			1,5–2	R		Ap
Mepivacain	0,5–4	180	2–15	1–4	65–78			3	B		Ap
Prilocain	0,5–2	600		1–2	55			1,6			Rp/Ap
Procain	1–2	500	2–10	1–2	6			0,5–1	R		Ap
Ropivacain	0,2–1	200			94			0,1–4	R	1	Rp

[1] Patient mit 70 kg

Schwangerschaft und Stillzeit

Strenge Indikationsstellung, insbesondere in der Frühschwangerschaft. Fruchtschädigende Wirkung von Bupivacain im Tierversuch festgestellt.

Nebenwirkungen
Prozentuale Verteilung der Nebenwirkungen am Beispiel Levobupivacain: Hypotonie (22%), Übelkeit (13%), Anämie (11%), postoperative Schmerzen (8%), Erbrechen (8%), Rückenschmerzen (7%), Fieber (6%), Schwindelgefühl (6%), fötale Atemnot (6%), Kopfschmerzen (5%). Allergische Reaktionen.

Wechselwirkungen
Antiarrhythmika (besonders Klasse III), β-Blocker, Calciumantagonisten.

Kontraindikationen
Allergien gegen den Wirkstoff, Herzrhythmusstörungen, nach Myokardinfarkt (vor allem Lidocain, Procain), Schock (Hypovolämie), Patienten mit Leberinsuffizienz.

Anwendung
Individuell je nach Art der Anwendung, häufig in Kombination mit Adrenalin.
Artecain: 5–6 mg/kg KG, bei Kindern Dosisanpassung erforderlich.
Bupivacain: max. 2 mg/kg KG
Levobupivacain: 18,75 mg/Stunde bei postoperativen Schmerzen (bei Kindern 1,25 mg/kg KG pro Stunde).
Lidocain: Infiltrationsanästhesie 0,5%ige Lösung (max. 300 mg, mit Adrenalinzusatz 500 mg), Leitungsanästhesie: 1–2%ige Lösung. Bei Arrhythmien: Beginn 50–100 mg i.v. langsam, bei Bedarf nach 5–10 min wiederholen (max. 200–300 mg/Stunde).
Mepivacain: Einsatz nur in Mund und Zahnbereich, max. 6 × tgl. 30 mg.
Prilocain: Anwendung durch erfahrene Ärzte, individuelle Dosierung.
Procain: bei neuraltherapeutischer Anwendung nach den Richtlinien der Segment- und Neuraltherapie. Zur Quaddelung i.c. bzw. s.c., sowie periartikulär und perinerval an Sehnenansätzen und Nerven.
Ropivacain: zur Anästhesie in der Chirurgie oder zur Behandlung akuter Schmerzzustände, Dosierung muss durch erfahrene Ärzte erfolgen.

11 Migränetherapeutika

11.1 Triptane

Pharmakodynamik

Triptane werden beim akuten Migräneanfall mit und ohne Aura und zur Therapie des Clusterkopfschmerzes eingesetzt. Sie sind 5 HT$_1$-Rezeptoragonisten und normalisieren den zentralen Gefäßtonus. Triptane können nicht zur Migräneprophylaxe verwendet werden.

Pharmakokinetik

Arzneistoff	ED [mg]	TD [mg]	WE [h]	WD [h]	PB [%]	BV [%]	t_{max} [h]	$t_{1/2}$ [h]	E	Z [a]	Ap/Rp
Sumatriptan	6	12	0,5	24	14–21	95	1,5	2	R	18	Rp

Schwangerschaft und Stillzeit

Daten zum Einsatz in Schwangerschaft und Stillzeit liegen nicht vor. Im Tierversuch zeigten sich keine Hinweise auf Teratogenität oder erhöhte Missbildungsrate.

Nebenwirkungen

Schmerzen in Brust, Hals, Gesichtsrötung, Blutdruckabfall, Tachykardie, Herzklopfen, Überempfindlichkeit, lokale Reizung an der Injektionsstelle.

Wechselwirkungen

Ergotamin, MAO-Hemmer.

Gegenanzeigen

Überempfindlichkeit gegen Triptane, Herzinfarkt, ischämische Herzkrankheiten, koronare Vasospasmen, schwerer und mittelschwerer Bluthochdruck.

Anwendung
1 × 6 mg, im akuten Anfall so früh wie möglich, nicht mehr als 12 mg innerhalb von 24 Stunden, frühestens 24 Stunden nach Einnahme von Ergotamin bzw. Ergotamin frühestens 6 Stunden nach Triptanen anwenden.

12　MS-Therapeutika

Interferon-β

Pharmakodynamik

Interferon-β 1a und Interferon-β 1b werden zur Reduktion der Frequenz und des Schweregrades der klinischen Schübe bei schubweise verlaufender multipler Sklerose eingesetzt. Die Substanz wirkt antiviral und immunmodulierend. Sie hemmt die Bildung von Gamma-Interferon und Tumornekrosefaktor-α. Bei ca. 30% der Patienten spricht das Medikament an. Der genaue Wirkungsmechanismus ist nicht bekannt. Interferon-β (human) wird bei schweren, unbeherrschbaren virusbedingten Erkrankungen wie Virusenzephalitis, Herpes zoster generalisatus und Varizellen bei immunsupprimierten Patienten, viralen Innenohrinfekten mit Gehörverlust oder undifferenziertem Nasopharynxkarzinom eingesetzt.

Pharmakokinetik

Arzneistoff	ED [mg]	TD [mg]	WE [h]	WD [h]	PB [%]	BV [%]	t_{max} [h]	$t_{1/2}$ [h]	E	Z [a]	Ap/Rp
Interferon-β	[1]	[1]						1,5		Q	Rp
Interferon-β 1a	0,022–0,044	0,044	k.A.	k.A.	k.A.	k.A.	3	10	R+B	16	Rp
Interferon-β 1b	0,25	0,25	k.A.	k.A.	k.A.	50	1–8	bis 4,3		18	Rp

[1] Dosierung nach KG

Schwangerschaft und Stillzeit

Kontraindikation in der Schwangerschaft. An Affen zeigte sich eine abortive Wirkung. Ein Abstillen vor Therapiebeginn ist sinnvoll.

Nebenwirkungen

Unspezifische Reaktionen an der Injektionsstelle, häufig grippeartige Symptome (etwa 40% der Patienten), Kopfschmerzen, Menstruationsstörungen, Depressionen, Angstzustände.

Wechselwirkungen
Andere Immunmodulatoren, Interferone können die Aktivität von Cytochrom-P-450 senken, Gerinnungshemmer.

Kontraindikation
Überempfindlichkeit gegen Interferone, Schwangere, Patienten mit schweren Depressionen insbesondere bei Suizidgefahr.

Anwendung
Interferon-β 1a: 3 × wöchentlich s.c. (44 mg)
Interferon-β 1b: jeden 2. Tag eine Injektion s.c..
Interferon-β (human): akute Virusinfektion: 0,5 Mio I.E./kg KG/Tag, max. 25 Mio I.E./Tag 3–6 Tage lang. Nasopharynx-Karzinom: 0,1 Mio I.E./kg KG, max. 5 Mio I.E. 3 × wöchentlich mindestens 6 Monate lang (30 min vor Infusion fiebersenkendes Mittel).

13 Mukolytika und Antitussiva

13.1 Ambroxol und Bromhexin

Pharmakodynamik

Ambroxol und Bromhexin sind Mukolytika, sie werden bei akuten und chronischen Atemwegserkrankungen eingesetzt und wirken sekretolytisch und sekretomotorisch, wodurch die Mucociliare Clearance verbessert wird. Es kommt zur verstärkten Bildung eines dünnflüssigen Sekretes. Ambroxol wird als Infusion zur Förderung der pränatalen Lungenreifung und Atemnotsyndrom-Prophylaxe bei drohender Frühgeburt in der 28. bis 34. Schwangerschaftswoche, bei indizierter vorzeitiger Schwangerschaftsbeendigung in der 28. bis 34. Schwangerschaftswoche aufgrund einer fetalen oder mütterlichen Notfallsituation (z.B. Rh-Inkompatibilität, Diabetes mellitus, EPH-Gestose = schwere Gestose mit Ödemen, Proteinurie und Hypertonie) eingesetzt.

Pharmakokinetik

Arzneistoff	ED [mg]	TD [mg]	WE [min]	WD [h]	PB [%]	BV [%]	t_{max} [h]	$t_{1/2}$ [h]	E	Z [a]	Ap/Rp
Ambroxol	15–(1000[1])	90–(1000[1])			90	100		7–12	R		Rp
Bromhexin	8	48	30	6–10	99		1	14	R		Rp

[1] Infusionsbehandlung

Schwangerschaft und Stillzeit

Ambroxol und Bromhexin gehen in die Muttermilch über. Eine Anwendung ist teilweise in der Schwangerschaft indiziert (vgl. Pharmakodynamik). Bromhexin gilt als sehr wenig toxische Verbindung, eine Anwendung im 1. Trimenon sollte nur unter strenger Indikationsstellung erfolgen.

Nebenwirkungen
Schleimhautreizungen, Hustenreiz und selten Bronchospasmus. Gelegentlich GIT-Störungen, Hautausschlag, selten Schwindel, Kopfschmerzen.

Wechselwirkungen
Ambroxol kann die Bioverfügbarkeit von Antibiotika verbessern, die Reizung auf Schleimhäute anderer Medikamente kann verstärkt werden.

Kontraindikationen
Überempfindlichkeit gegen den Wirkstoff.

Anwendung
Ambroxol: Erwachsene erhalten normalerweise 2–3 × tgl. 15 mg in Ausnahmefällen bis 6 × tgl.
Bromhexin: Erwachsene 2–3 × tgl. 16 mg. Die Injektionslösung kann i.v., i.m. oder s.c. verabreicht werden (Injektionsdauer 2–3 min). Die Injektionslösung kann auch infundiert werden.

13.2 Acetylcystein

Pharmakodynamik
Acetylcystein verflüssigt Schleimabsonderungen (Mukolytikum), indem es S-S-Brücken löst. Als Injektion kommt es nur in der Intensivmedizin zum Einsatz. Hoch dosiert wird Acetylcystein als Antidot bei Paracetamol-Vergiftungen eingesetzt.

Pharmakokinetik

Arzneistoff	ED [mg]	TD [mg]	PB [%]	BV [%]	$t_{1/2}$ [min]	E	Z [a]	Ap/Rp
Acetylcystein	300	600	50	100	20–40	R	1	Rp

Schwangerschaft und Stillzeit
Eine Anwendung in Schwangerschaft und Stillzeit sollte nicht erfolgen (Ausnahme vitale Indikation).

Nebenwirkungen
Erbrechen, Übelkeit, Hautausschlag (1–10 %).

Wechselwirkungen
Keine Mischung der Lösung mit verschiedenen Antibiotika (β-Lactamantibiotika, Inaktivierung des Antibiotikums), Tetracyclinen oder Aminoglykosiden, Vitamin K.

Kontraindikationen
Säuglinge und Kinder unter 1 Jahr (Ausnahme: vitale Indikation).

Anwendung
1–2 × tgl. 300 mg i.v. oder i.m., (Kinder 10 mg/kg KG) die Lösung kann eine leichte Violettfärbung aufweisen. Der Einsatz als Antidot ist 10 Stunden nach Exposition von Paracetamol am wirkungsvollsten. Die erste Dosis sollte mit 0,9 % NaCl oder 5 % Glucose 1:1 verdünnt werden. Bei Einsatz als Antidot möglichst innerhalb von 8 Stunden 100–300 mg/kg KG.

14 Opioide

Pharmakodynamik

Tramadol, Buprenorphin, Pentazocin, Hydromorphon, Sufentanil, Pethidin, Piritramid und Morphin werden als Opioid-Analgetika bei mittelstarken Schmerzen eingesetzt. Tramadol ist ein nicht selektiver reiner Agonist an µ-, δ- und κ-Opioidrezeptoren mit größerer Affinität an µ-Rezeptoren. Tramadol besitzt eine antitussive Wirkung, über einen weiten Dosisbereich. Pethidin ist ein Phenylpiperidinderivat mit opiatagonistischen Eigenschaften. Es zeigt eine ausgeprägte Affinität zu µ-Rezeptoren, während sie für δ- und κ-Rezeptoren gering ist. Pethidin wirkt stark analgetisch, antitussiv, sedierend und atemdepressiv. Es senkt den Blutdruck und erhöht die Herzfrequenz.

Pharmakokinetik

Arzneistoff	ED [mg]	TD [mg]	WE [min]	WD [h]	PB [%]	BV [%]	t_{max} [h]	$t_{1/2}$ [h]	E [%]	Z [Mo]	Ap/Rp
Buprenorphin	0,3–0,6	1,8	1[1]–30[2]	6–8	96		0,1	3	66 B, 33 R	6	Btm
Hydromorphon	1–2	4	15	2–3				2,5	R		Btm
Morphin	10–100		10–30	4–5	35	100		2–3	R		Btm
Pentazocin	30	360	2–3[1] 10–20[2]	3–5	63		1–3	2–5	R	1	Btm
Pethidin	50–100	500	5–7[1] 10–15[2]	2–4	37–75	98	0,2	4–6	R		Btm
Piritramid	7,5–22,5		1–2[1] 20–30[2]	6–8			0,5	4–10	B	1	Btm
Sufentanil	0,25				92			2,5		0	Btm
Tramadol	50–100	400			20			6	R	1	Rp

[1] i.v.
[2] i.m.

Schwangerschaft und Stillzeit
Keine Anwendung in Schwangerschaft und Stillzeit, bei einmaliger Anwendung ist häufig kein Abstillen erforderlich (Bsp. Tramadol), Pethidin wird allerdings in der Geburtsmedizin eingesetzt. Opioide sind plazentagängig und können beim Ungeborenen eine Abhängigkeit induzieren.

Nebenwirkungen
Buprenorphin: Atemdepressiv, sedierend, häufig Übelkeit, Erbrechen, Schwindel, Benommenheit, Hitzegefühl. Hydromorphon: GIT-Störungen (10%), insbesondere Erbrechen, Obstipation. Tramadol: epileptische Krampfanfälle, Blutdruckanstieg, Appetitänderungen, allergische Reaktionen bis zum anaphylaktischen Schock, Verschlimmerung von Asthma. selten GIT-Irritationen und Hautreaktionen.
Pethidin, Morphin: Übelkeit, Erbrechen, Sedierung, Atemdepression, Obstipation, Harnretention.

Wechselwirkungen
Mit zentral dämpfenden Medikamenten.

Kontraindikationen
Akute Vergiftungen mit Alkohol, Schlafmitteln, Analgetika, Opioiden, Psychopharmaka, Patienten, die MAO-Hemmer erhalten oder innerhalb der letzten 14 Tage angewendet haben. Drogensubstitution.

Anwendung
Buprenorphin: Die Gabe kann i.m. oder i.v. erfolgen. Erwachsene alle 6–8 Stunden 300–600 µg i.m. oder i.v., Kinder ab 6 Monate 3–6–(9) µg/kg KG. Erwachsene: Narkoseprämedikation 300–400 µg.
Hydromorphon: ED: 1,0–2,0 mg i.m. oder s.c., 1,0–1,5 mg i.v. nur wenn andere Applikationsformen nicht möglich sind oder ein sehr schneller Wirkungseintritt notwendig ist. Die Injektion muss langsam erfolgen. Für Kinder von 6–12 Jahren: 0,5–1,0 mg/kg KG i.m. oder s.c., für Kinder unter 6 Jahren: 0,015 mg/kg KG i.m. oder s.c. Hydromorphon kann auch in Kombination mit Atropin eingesetzt werden.

Morphin: Die Initialdosis liegt häufig bei 10 mg, bei Bedarf kann sie alle 4–6 Stunden wiederholt werden.

Pentazocin: ED für Erwachsene: 30 mg i.m. oder i.v. (maximal 0,5 mg/kg KG bei i.v. oder 1,0 mg/kg KG bei i.m.).

Pethidin: i.m.- und s.c.-Applikation zwischen 25 und 150 mg Pethidinhydrochlorid und i.v.-Applikation 50 mg Pethidinhydrochlorid (entsprechend 0,7 mg Pethidinhydrochlorid pro kg KG). Die Einzeldosis kann im Abstand von 3–6 Stunden wiederholt werden.

Piritramid: i.m. oder s.c. wird eine ED: 15–30 mg/kg KG für Erwachsene, eine ED: 0,05–0,2 mg/kg KG für Kinder. (i.v.-Gabe, wenn insbesonders rascher Wirkungseintritt erforderlich ist), bei Erwachsenen ED: 7,5–22,5 mg/kg KG langsam (10 mg pro min) zu injizieren, bei Kindern beträgt die ED: 0,05–0,1 mg/kg KG).

Sufentanil: 0,5–5 µg/kg KG i.v. als Bolus, Erhaltungsdosis: 0,15–0,7 µg/kg KG i.v.

Tramadol: Es werden bei starken postoperativen Schmerzen und Tumorschmerzen auch höhere Tagesdosen angewendet.

Wirkstärke (Vergleich zu Morphin)

Arzneistoff	Wirkstärke
Buprenorphin	25
Hydromorphon	7
Morphin	1
Pethidin	0,15
Tramadol	1/10–1/6

15 Proktologika

Pharmakodynamik

Polidocanol wird zur annähernd schmerzfreien Sklerosierungsbehandlung von Hämorrhoiden vorzugsweise I. und II. Grades eingesetzt. Durch die Injektion in die Basis der erweiterten Gefäßknoten wird konzentrations- und mengenabhängig eine Entzündung gesetzt, deren Folge Vernarbungsprozesse sind, die die erweiterten Gefäßknoten schrumpfen lassen.

Pharmakokinetik

Arzneistoff	ED [mg]	TD [mg]	WE [h]	WD [h]	PB [%]	BV [%]	t_{max} [h]	$t_{1/2}$ [h]	E	Z [a]	Ap/Rp
Polidocanol	60–80	100	k.A.	k.A.	k.A.	k.A.	k.A.	1–1,5	R,B	0	Rp

Schwangerschaft und Stillzeit

Je nach Schweregrad der Hämorrhoiden kann eine Sklerosierung in der Schwangerschaft kontraindiziert sein. Während der Laktation ist die Sklerosierung 2–3 Tage zu unterbrechen.

Nebenwirkungen

0,1–1 %: Haut- und Schleimhautreaktionen. 0,01–0,1 %: Schmerzen, Nekrosen, Blutungen. <0,01 %: Erektionsstörungen, Schwindelgefühl, Übelkeit, Herz-Kreislauf-Reaktionen, systemische allergische Reaktionen.

Wechselwirkungen

Andere Lokalanästhetika: Verstärkung der unerwünschten Wirkungen auf das Herz-Kreislauf-System.

Kontraindikationen

Absolut: Überempfindlichkeit, akute Entzündungen im Analbereich, akute schwere Systemerkrankungen. Relativ: bekannte Hyperkoagulabilität, fieberhafte Zustände, Bronchialasthma, starke Neigung zu Allergien.

Anwendung
Im Allgemeinen sind zur Sklerosierung von Hämorrhoiden mehrere Wiederholungsbehandlungen im Abstand von 1–2 Wochen angezeigt. Polidocanol wird streng submucös oder paravasal direkt ober- und unterhalb des Knotens injiziert. Besondere Vorsicht ist geboten im Bereich des Musculus sphincter ani internus (Inkontinenzprobleme) und des 11-Uhr-Knotens bei Männern (Nähe zu Harnröhre und Prostata).

16 Spasmolytika

Pharmakodynamik

Butylscopolamin wird als Parasympatholytikum zur Behandlung von Spasmen im Bereich von Magen, Darm, Gallenwegen und ableitenden Harnwegen sowie der weiblichen Genitale eingesetzt, ferner zur Erleichterung von endoskopischen Untersuchungen und zur Funktionsdiagnostik bei Untersuchungen des GIT. Eine zentrale Wirkung ist nicht zu erwarten.

Pharmakokinetik

Arzneistoff	ED [mg]	TD [mg]	WE [min]	WD [h]	PB [%]	BV [%]	t_{max} [h]	$t_{1/2}$ [h]	E	Z [a]	Ap/Rp
Butylscopo-lamin	20–40	100	8–10[1] 2–4[2]	6	3–11	100[2]		5,1 [2,2–8]	B,R		Ap

[1] s.c.
[2] i.v.

Schwangerschaft und Stillzeit

Es liegen keine hinreichenden Daten für die Verwendung von Butylscopolamin bei Schwangeren vor. In tierexperimentellen Studien zeigte Butylscopolaminiumbromid keine teratogenen Effekte. Es ist nicht bekannt, ob Butylscopolaminiumbromid die Plazenta passiert, so dass pharmakologische Wirkungen am Embryo/Feten möglich sind. Daher sollte die Anwendung von Butylscopolamin in der Schwangerschaft nur unter strenger Indikationsstellung erfolgen.

Nebenwirkungen

Überempfindlichkeitsreaktionen, z.B. Hautausschlag mit Juckreiz, Urticaria, Blutdruckabfall, Schwindel, Übelkeit, Brechreiz und Dyspnoe (0,1%–1%). Anaphylaktischer Schock (sehr selten, 0,01%).

Wechselwirkungen

Amantadin, trizyklische Antidepressiva.

Kontraindikationen
Myasthenia gravis.

Anwendung
Bei akuten spastischen Schmerzzuständen: Erwachsene. 20–40 mg i.m., s.c. oder langsam i.v.

(Tagesdosis: bis 100 mg). Kinder und Jugendliche: 0,3–0,6 mg/kg KG (Tagesdosis: bis 1,5 mg/kg KG).

Unter der Anwendung kann es kurzzeitig (für 45 min) zu Akkomodationsstörungen kommen. Somit ist die Teilnahme am Straßenverkehr nicht möglich.

17 Virustatika/AIDS-Therapeutika

17.1 Fusionshemmer

Pharmakodynamik

Enfuvirtid ist der erste Fusionshemmer zur Therapie von HIV-1-Patienten in Kombination mit anderen antiretroviralen Arzneimitteln. Die Substanz verhindert das Eindringen des Virus in die menschliche Immunzelle.

Pharmakokinetik

Arzneistoff	ED [mg]	TD [mg]	WE [min]	WD [h]	PB [%]	BV [%]	t_{max} [h]	$t_{1/2}$ [h]	E	Z [a]	Ap/Rp
Enfuvirtid	90	180	k.A.	k.A.	92	85	k.A.	3.8		6[1]	Rp

[1] bis 65 Jahre

Schwangerschaft und Stillzeit

Strenge Indikationsstellung, nicht Stillen.

Nebenwirkungen

Sehr häufig: lokale Reaktionen an der Injektionsstelle, Schlaflosigkeit, Kopfschmerzen. Häufig: Sinusitis, orale Candidose, Herpes simplex u. a.

Wechselwirkungen

Klinisch relevante Interaktionen sind aufgrund des Peptidcharakters nicht zu erwarten.

Kontraindikationen

Überempfindlichkeit gegen den Wirkstoff.

Anwendung

Die Injektion erfolgt 2 × tgl. s.c. mit 90 mg. Eine Monotherapie sollte nicht erfolgen.

17.2 Interferone

Pharmakodynamik

Interferon-α 2a/b und Interferon alfacon-1 sind gentechnisch hergestellte Interferone und werden als Immunmodulatoren zur Behandlung der Hepatitis C eingesetzt. Interferon-α wird in Kombination mit Ribavirin verordnet. Interferon-α 2a und 2b werden ferner auch zur Therapie der Hepatitis B, Haarzellleukämie und anderen Leukämieformen eingesetzt.

Speziell Patienten mit einer hohen Viruslast und mit einer Infektion mit HC-Viren vom Genotyp 1 profitieren von Interferon alfacon 1. Peginterferon wird zur Behandlung der Hepatitis C eingesetzt, meist in Kombination mit Ribavirin.

Pharmakokinetik

Arzneistoff	ED [µg]	TD [µg]	WE [min]	WD [d]	PB [%]	BV [%]	t_{max} [h]	$t_{1/2}$ [h]	E	Z [a]	Ap/Rp
Interferon-α 2a	3–18 Mio I.E.					84		3,8–7,3		3	Rp
Interferon-α 2b	15–50 I.E./ml							3,8–7,3			Rp
Interferon alfacon-1	9	9				100	1–4	1,3–3,4	R	18	Rp
Peginterferon α-2a	135–180	180		7		84	72–96	50–130	R	3	Rp
Peginterferon α-2b	50–150	150		7			15–44	30,7	R+B		Rp

Schwangerschaft und Stillzeit

Nur nach sehr strenger Nutzen-Risiko-Abwägung. Nicht Stillen. Peginterferone: Kontraindikation.

Nebenwirkungen

Fieber, Müdigkeit, Kopfschmerzen, GIT-Störungen.

Wechselwirkungen
Genaue Untersuchungen liegen nicht vor. Eine Verstärkung der neurotoxischen, kardiotoxischen oder hämatotoxischen Wirkung anderer Arzneimittel wird vermutet. Eine WW mit Theophyllin ist nicht auszuschließen.

Kontraindikationen
Epilepsie, schwerwiegende Herzerkrankungen, Nieren- und Leberfunktionsstörungen, Autoimmunhepatitis, Immunsupprimierte, nicht beherrschbare Schilddrüsenerkrankungen.

Anwendung
Interferon-α 2a: s.c. oder i.m., Dosierung individuell, je nach Erkrankung.
Interferon-α 2b: meist s.c., selten i.v., Dosierung individuell, je nach Erkrankung.
Interferon alfacon-1: s.c. 3 × wöchentlich 9 µg mit mindestens 48 Stunden Abstand über mindestens 12 Monate.
Peginterferon-α 2a: 180 µg 1 × wöchentlich s.c. unter die Bauchhaut oder Haut eines Oberschenkels in Kombination mit Ribavinin.
Peginterferon-α 2b: Monotherapie: 0,5 oder 1,0 µg/kg KG Woche. s.c.-Kombitherapie: Peginterferon 1,5 µg/kg KG Wo. s.c. mit Ribavirin-Kapseln.

18 Zytostatika

18.1 Platin-Komplexe

Pharmakodynamik

Die Platinkomplexe Cisplatin, Carboplatin und Oxaliplatin wirken, indem sie DNA-Platin-Intrastrang-Addukte bilden, die zu einer Hemmung der DNA-Synthese führen. Oxaliplatin hat die Zulassung zur Behandlung des metastastasierenden Kolorektalkarzinoms in Kombination mit 5-Fluorouracil und Folinsäure. Cisplatin wird zur Behandlung von Hodentumoren, Ovarial-, Blasen-Karzinomen, klein- und nicht-kleinzelligen Bronchialkarzinomen, Karzinomen des Kopf- und Halsbereichs, Zervix- und Endometriumkarzinomen, Osteosarkomen eingesetzt. Carboplatin wird zur Behandlung von fortgeschrittenen epithelialen Ovarialkarzinomen (First-line-, Second-line-Therapie), kleinzelligen Bronchialkarzinomen in Kombination mit anderen Chemotherapeutika eingesetzt. Cisplatin wird zur palliativen Therapie von Zervixkarzinomen, Endometriumkarzinomen und zur Therapie von Hodenkarzinomen, Karzinomen des Kopf-Hals-Bereiches, in der Kombinationstherapie zur Behandlung von Ovarialkarzinomen eingesetzt.

Pharmakokinetik

Arzneistoff	ED [mg/m²]	TD [mg/m²]	WE [h]	WD [h]	PB [%]	BV [%]	t_{max} [h]	$t_{1/2}$ [h]	E	Z [a]	Ap/Rp
Carboplatin	400	400	k.A.	k.A.	90			6	R	18[1]	Rp
Cisplatin	15–120	50–120	k.A.	k.A.	90	100		1–24	R		Rp
Oxaliplatin	85	85	k.A.	k.A.					R	18	Rp

[1] keine Erfahrungen bei der Anwendung bei Kindern

Schwangerschaft und Stillzeit

Kontraindikation, foetale Schäden sind bei Behandlung in der Schwangerschaft möglich. Ein Übergang in die Muttermilch ist nicht untersucht, strenge Kontrazeption erforderlich.

Nebenwirkungen

GIT-Störungen wie Übelkeit, Erbrechen, Diarrhö, Neurotoxizität bei Cisplatin, Carboplatin, Oxaliplatin (75–85%), selten allergische Reaktionen (0,5%), Einschränkung der Nierenfunktion (3%).

Wechselwirkungen

Carboplatin: Phenytoin.
Oxaliplatin: Keine signifikanten WW bekannt.

Kontraindikationen

Patienten mit schwerer Nephropathie, bekannter Überempfindlichkeit oder Myelosuppression, schwere allergische Reaktionen auf Platin.

Anwendung

Carboplatin: Erwachsene: 400 mg Carboplatin/m² KOF als i.v.-Kurzzeitinfusion (15–60 min), alternativ: Berechnung der Dosierung nach AUC (Formel nach Calvert). Zwischen den einzelnen Therapiekursen sollten mindestens 4-wöchige Intervalle liegen. Männer sollten bis 6 Monate nach Therapieende auf strenge Verhütung achten, Kontrolle der Leberwerte.
Cisplatin: 50–120 mg/m² bei Erwachsenen und Kindern in der Monotherapie in 3–4-wöchigen Abständen, die Anwendung erfolgt je nach Dosis in Kurz- (30 min) oder Langinfusion (1–8 Stunden).
Oxaliplatin: First-line: 85 mg/m² i.v. alle 2 Wochen in 250–500 ml 5%iger Glucoselösung, keine Dosisanpassung bei Patienten über 65.

18.2 Folsäureantagonisten

Pharmakodynamik

Methotrexat (MTX) wird als Folsäureantagonist parenteral in der Behandlung von Erkrankungen des rheumatischen Formenkreises, der Psoriasis und zur Behandlung von Non-Hodgkin-Lymphomen, Karzinomen im Kopf-Hals-Bereich, ZNS-Tumoren und Osteosarkomen eingesetzt.

Pharmakokinetik

Arzneistoff	ED [mg]	TD [mg]	WE [h]	WD [h]	PB [%]	BV [%]	t_{max} [h]	$t_{1/2}$ [h]	E	Z [a]	Ap/-Rp
Methotrexat	2,5–20	s.u.			45		1–2[1]	2–4	R		Rp

[1] i.m.

Schwangerschaft und Stillzeit

Kontraindikation (teratogen, embryo- und fetotoxisch).

Nebenwirkungen

Übelkeit, Erbrechen, Diarrhö, Haut- und Schleimhautentzündungen, allergische Reaktionen, Haarausfall.

Wechselwirkungen

Alkohol, Probenecid, Sulfonamide, Folinsäure.

Kontraindikationen

Schwangerschaft, akute Infektionen, Leberfunktionsstörungen, schwere Knochenmarksdepression, Ulzerationen des GIT, Niereninsuffizienz.

Anwendung

Chronische Polyarthritis, Psoriasis: 1 × wöchentlich 7,5 mg i.m. oder i.v., eine Steigerung bei guter Verträglichkeit auf 1 × wöchentlich 20 mg (25 mg) ist möglich. Die Therapiedauer beträgt 4 bis 8 Wochen.

Tumortherapie: 15–50 mg/m² 1 × wöchentlich (Niedrigdosistherapie). 100–500 mg/m² 1 × wöchentlich bis 1 × im Monat (Hochdosistherapie), einige Stunden später ist Calciumfolinat zu geben.

OPHTHALMIKA

1 Antibiotika

1.1 Aminoglykoside

Pharmakodynamik

Die Aminoglykoside Gentamycin, Kanamycin, Neomycin und Tobramycin wirken dosisabhängig zunächst bakteriostatisch, dann schnell bakterizid durch Eingriff in die bakterielle Proteinbiosynthese. Die Anwendung erfolgt bei bakteriellen Infektionen mit gramnegativen und grampositiven Bakterien. Der Einsatz am Auge erfolgt bei bakteriellen Konjunktividen und anderen bakteriellen Erkrankungen des Auges und angrenzender Bereiche.

Pharmakokinetik

Arzneistoff	Konz [%]	WE [h]	WD [h]	AW_{max}/d	AWD_{max} [d]	Z [a]	Ap/Rp
Gentamycin	0,3	k.A.	k.A.	4–6	14	0	Rp
Kanamycin	0,5	k.A.	k.A.		14[1]	0[2]	Rp
Neomycin	0,5[3]	k.A.	k.A.	5	21	k.A.	Rp
Tobramycin	0,3	k.A.	k.A.	6	14		Rp

[1] nach dieser Zeit sollte die Infektion abgeklungen sein, nur in begründeten Ausnahmefällen länger anwenden.
[2] bei einigen Präparaten Zulassung erst ab 3 Jahren, da Hilfsstoff Borsäure
[3] bzw. 1750 I.E./g

Schwangerschaft und Stillzeit

Grundsätzlich sind Aminoglykoside in der Schwangerschaft kontraindiziert. Bei der Anwendung am Auge ist aber bei Kanamycin die systemische Verfügbarkeit so gering, dass eine Schädigung des Kindes nicht zu erwarten ist. Auch eine Anwendung während der Stillzeit ist möglich. Gentamycin sollte nicht im ersten Trimenon und danach nur bei drohendem Verlust des Augenlichtes angewendet werden. Die Anwendung während der Stillzeit ist möglich.

Nebenwirkungen
Selten Überempfindlichkeitsreaktionen.

Wechselwirkungen
Betalactame können in Lösung Aminoglykoside inaktivieren.

Kontraindikationen
Bekannte Überempfindlichkeit gegen den Wirkstoff oder die Hilfsstoffe.

Anwendung
Gentamycin: 4–6 × 1 Tropfen bzw. 2–3 × tgl. 5–10 mm Salbenstrang in den Bindehautsack.
Kanamycin: alle 2–3 Stunden 1 Tropfen bzw. 3–4 × stdl. 1 cm Salbenstrang in den Bindehautsack.
Neomycin: 3–5 × tgl. 1 Tropfen bzw. 3–4 × tgl. 1 mm Salbenstrang in den Bindehautsack.
Tobramycin: alle 4 Stunden 1–2 Tropfen bzw. 2–3 × tgl. 1,5 cm Salbenstrang in den Bindehautsack.

Der Behandlungserfolg sollte nach 5–7 Tagen eingetreten sein, danach noch 2–3 Tage weiter behandeln. Der Tropfer darf nicht in Kontakt mit dem Auge kommen. Kontaktlinsen vorher herausnehmen. Bei der Anwendung von mehreren Augentropfen sollten mindestens 15 min Abstand eingehalten werden.

1.2 Chloramphenicol

Pharmakodynamik
Chloramphenicol und Azidamfenicol werden als Tropfen bzw. Salben am Auge zur Behandlung bakterieller Infektionen mit chloramphenicolempfindlichen Erregern eingesetzt. Chloramphenicol wirkt bakteriostatisch über einen Eingriff in die bakterielle Proteinbiosynthese.

Pharmakokinetik Tropfen

Arzneistoff	Konz [%]	WE [h]	WD [h]	AW_{max}/d	AWD_{max} [Wo]	Z [a]	Ap/Rp
Azidamfenicol	0,1			6–12	2	k.A.	Rp
Chloramphenicol	0,1			6–12	2	k.A.	Rp

Pharmakokinetik Salben

Arzneistoff	Konz [%]	WE [h]	WD [h]	AW_{max}/d	AWD_{max} [Wo]	Z [a]	Ap/Rp
Chloramphenicol	1			6–12	2	k.A.	Rp

Schwangerschaft und Stillzeit
Keine Anwendung in Schwangerschaft und Stillzeit.

Nebenwirkungen
Allergische Reaktionen sind möglich.

Wechselwirkungen
Keine Angaben.

Kontraindikationen
Überempfindlichkeit gegen den Wirkstoff. Erkrankungen des hämatopoetischen Systems.

Anwendung
Azidamfenicol-Tropfen: alle 2 Stunden 1 Tropfen.

Chloramphenicol-Tropfen: stündlich 1 Tropfen, später 3–6 × tgl. 1 Tropfen.

Chloramphenicol-Augensalbe: alle 2 Stunden 0,5–1 cm Salbenstrang in den Bindehautsack.

Die Anwendung sollte nicht länger als 2 Wochen erfolgen. Bei Anwendung der Salben kann es zu kurzzeitigem Schleiersehen kommen. Während der Behandlung sollten keine Kontaktlinsen getragen werden.

1.3 Fusidinsäure

Pharmakodynamik
Fusidinsäure hemmt die bakterielle Proteinbiosynthese. Sie wird bei bakteriellen Infektionen der Bindehaut (Konjunktivitis), der Hornhaut (Keratitis), des Lidrandes (Blepharitis) und des Tränensackes (Dakryozystitis), sowie beim Gerstenkorn (Hordeolum) eingesetzt. Aufgrund des Wirkmechanismus ist keine Kreuzresistenz zu anderen Antibiotika zu erwarten.

Pharmakokinetik

Arzneistoff	Konz [%]	WE [d]	WD [h]	AW_{max}/d	AWD_{max} [d]	Z [a]	Ap/Rp
Fusidinsäure	1	2–4	12	2	10	0	Rp

Schwangerschaft und Stillzeit
Anwendung nur nach strenger Nutzen-Risiko-Abwägung (aber keine teratogene Wirkung im Tierversuch bekannt).

Nebenwirkungen
Überempfindlichkeit (< 1 %), unmittelbar nach der Anwendung kann es zu einem Brennen der Augen kommen.

Wechselwirkungen
Keine Angaben.

Kontraindikationen
Allergien gegen den Wirkstoff.

Anwendung
Normalerweise tritt nach 2–4 Tagen eine deutliche Besserung des Krankheitsbildes ein; die komplette Abheilung wird nach 6–10 Tagen erreicht. Die Behandlungsdauer wird je nach Art und Schwere des Krankheitsbildes vom Arzt festgelegt. Die Behandlung sollte noch

mindestens 48 Stunden nach Normalisierung des Auges fortgesetzt werden.

Während der Anwendung sollten keine Kontaktlinsen getragen werden.

1.4 Gyrasehemmer

Pharmakodynamik
Gyrasehemmer werden am Auge bei bakteriellen Infektionen der Konjunktiva meist als Tropfen, seltener als Salben eingesetzt. Sie wirken bakterizid über eine Hemmung der Topoisomerase II und IV gegen gramnegative und grampositive Bakterien.

Pharmakokinetik

Arzneistoff	Konz [%]	AW$_{Max}$/d	AWD$_{max}$ [d]	Z [a]	Ap/Rp
Ciprofloxacin	0,3		7–14[1]		Rp
Lomefloxacin	0,3	2–3	7–9		Rp
Norfloxacin	0,3	4			Rp
Ofloxacin	0,3	3–4			Rp

[1] Therapiedauer von mehr als 14 Tagen kann erforderlich sein.

Schwangerschaft und Stillzeit
Die Anwendung in Schwangerschaft und Stillzeit sollte nur nach strenger Nutzen-Risiko-Abwägung erfolgen.

Nebenwirkungen
Brennen und Stechen der Augen, leichte Rötung.

Wechselwirkungen
Keine Angaben.

Kontraindikationen
Überempfindlichkeit gegen Gyrasehemmer.

Anwendung
Akuttherapie:
Ciprofloxacin: alle 2 Stunden 1 Tropfen, nach 3 Tagen alle 4 Stunden 1 Tropfen.

Antibiotika

Lomefloxacin: stündlich über 6–10 Stunden 1 Tropfen, danach 2–3 × tgl. 1 Tropfen.
Norfloxacin: 4 × tgl., im Akutfall alle 2 Stunden.
Ofloxacin: 4 × tgl. 1 Tropfen, Salbe 3 × tgl.

Bei Hornhautulcera: Ciprofloxacin am ersten Tag die ersten 6 Stunden alle 15 min 2 Tropfen, dann die folgenden 18 Stunden alle 30 min, auch nachts 2 Tropfen, am zweiten Tag stündlich 2 Tropfen, ab dem dritten Tag (bis zum 14 Tag) alle 4 Stunden 2 Tropfen.

Während der Therapie sollten grundsätzlich keine Kontaktlinsen getragen werden.

1.5 Makrolide

Pharmakodynamik
Makrolide werden als Tropfen oder Salben zur Behandlung und Verhütung bakterieller Infektionen des vorderen Augenabschnittes (durch pathogene Bakterien hervorgerufene Infektionen wie Hornhautgeschwüre, akute und chronische Bindehautentzündung, Gerstenkorn, Tränensack- und Lidentzündungen) verwendet. Makrolide hemmen die bakterielle Proteinbiosynthese. Teilweise werden die Augensalben auch zur Behandlung von Erkrankungen des Augenlides verwendet.

Pharmakokinetik

Arzneistoff	Konz [%]	WE [h]	WD [h]	AW_{max}/d	AWD_{max} [d]	Z [a]	Ap/Rp
Erythromycin	1	k.A.	k.A.	mehrmals	10	0	Rp

Schwangerschaft und Stillzeit
Eine Anwendung in der Schwangerschaft ist unbedenklich möglich. Aufgrund der geringen Resorption ist auch in der Stillzeit nicht mit Durchfällen beim Säugling zu rechnen (Erythromycin geht nach oraler Gabe zu 50 % in die Muttermilch über).

Nebenwirkungen
Lokale Überempfindlichkeiten (< 1 %), Kreuzallergien mit anderen Makroliden sind möglich.

Wechselwirkungen
Keine Angaben.

Kontraindikationen
Allergien gegen den Wirkstoff.

Anwendung

Salbe: alle 2 Stunden einen 0,5–1 cm langen Strang in den Bindehautsack, anschließend die Lider schließen, so dass eine gute Verteilung erfolgt. Die Behandlung sollte während der Nacht erfolgen.

Tropfen: alle 2–3 Stunden 1–2 Tropfen in den Bindehautsack.

Die Behandlung ist einige Tage über das Abklingen der Symptome fortzusetzen. Tritt nach 5 Tagen keine Besserung ein, ist von einer Resistenz auszugehen. Während der Behandlung sollten keine Kontaktlinsen getragen werden (mindestens 15 min warten). Augentropfen müssen vor der Anwendung hergestellt werden.

1.6 Polypeptid-Antibiotika

Pharmakodynamik
Polymyxin B wird bei Entzündungen des vorderen Augenabschnitts, bei denen eine durch Polymyxin-B-empfindliche Erreger verursachte Infektion des äußeren Auges vorliegt oder die Gefahr einer bakteriellen Infektion besteht, eingesetzt. Polymyxin gehört zur Gruppe der Polypeptid-Antibiotika und wirkt vor allem bakterizid gegen gramnegative Bakterien.

Pharmakokinetik

Arzneistoff	Konz [I.E./ml]	WE [h]	WD [h]	AW_{max}/d	AWD_{max} [d]	Z [a]	Ap/Rp
Polymyxin B	5000	k.A.	k.A.	3–6	3	k.A.	Rp

Schwangerschaft und Stillzeit
Keine Angaben.

Nebenwirkungen
Selten allergische Reaktion auf Polymyxin B.

Wechselwirkungen
Keine Angaben.

Kontraindikationen
Allergien gegen den Wirkstoff.

Anwendung
Tropfen: bis zu 6 × tgl. 1 Tropfen in den Bindehautsack eintropfen.
Salbe: 3–4 × tgl. einen 4–6 mm langen Salbenstrang in den Bindehautsack einbringen.

1.7 Tetracycline

Pharmakokinetik

Tetracycline werden bei bakteriellen Infektionen des vorderen Augenabschnittes durch tetracyclinempfindliche Erreger eingesetzt, vor allem bei Konjunktivitis, Keratitis, Blepharitis, Dakryocystitis, Skleritis, Trachom oder zur Infektionsprophylaxe vor und nach intraokularen Operationen oder Verletzungen. Sie wirken gegen ein breites Spektrum von Bakterien über einen Eingriff in die Proteinbiosynthese.

Pharmakokinetik

Arzneistoff	Konz [%]	WE [h]	WD [h]	AW_{max}/d	AWD_{max} [d]	Z [a]	Ap/Rp
Chlortetracyclin	1	k.A.	k.A.	8	k.A.	k.A.	Rp
Oxytetracyclin	1	k.A.	k.A.	6	k.A.	k.A.	Rp
Tetracyclin	1	k.A.	k.A.	8	k.A.	k.A.	Rp

Schwangerschaft und Stillzeit

Strenge Indikationsstellung.

Nebenwirkungen

Selten allergische Reaktionen, Photodermatosen oder Sekundärinfektionen mit resistenten Keimen.

Wechselwirkungen

Keine Angaben.

Kontraindikationen

Allergien gegen Tetracycline.

Anwendung

Chlortetracyclin: 2-stündlich in den Bindehautsack einbringen.
Oxytetracyclin: bis 6 × tgl. 1 cm Salbenstrang in den Bindehautsack einbringen.
Tetracyclin: alle 2 Stunden 0,5 cm Salbenstrang in den Bindehautsack einbringen.

2 Antiseptika

2.1 Bibrocathol

Pharmakodynamik
Bibrocathol wird bei Bindehautentzündung, Hornhauterosionen und Hordeola eingesetzt, es wirkt desinfizierend, entzündungshemmend, adstringierend und sekretionshemmend.

Pharmakokinetik

Arzneistoff	Konz [%]	WE [h]	WD [h]	AW_{max}/d	AWD_{max} [Wo]	Z [a]	Ap/Rp
Bibrocathol	1–5	k.A.	k.A.	5	k.A.	k.A.	Ap

Schwangerschaft und Stillzeit
Keine Erkenntnisse vorliegend.

Nebenwirkungen
Allergische Reaktion.

Wechselwirkungen
Keine bekannt. Der Wirkstoff ist mit Fe^{3+}, Oxidationsmitteln oder starken Säuren/Basen inkompatibel.

Kontraindikationen
Keine bekannt.

Anwendung
3–5 × tgl. einen 5 mm langen Salbenstrang in den Bindehautsack einstreichen oder auf das Lid auftragen.

2.2 Silbernitrat

Pharmakodynamik

Silbernitrat wird als Augentropfen zur Prophylaxe der Blennorrhoe (Credé'sche Prophylaxe) bei Neugeborenen eingesetzt. Silbersalze zeigen antiseptische Eigenschaften bei geringer Eigentoxizität.

Pharmakokinetik

Arzneistoff	Konz [%]	WE [h]	WD [h]	AW_{max}/Tag	AWD_{max} [Wo]	Z [a]	Ap/Rp
Silbernitrat	1,0	k.A.	k.A.	1	k.A.	0	Ap

Schwangerschaft und Stillzeit

Keine Angaben.

Nebenwirkungen

Leichte Reizung der Bindehaut (chemische Konjunktivitis).

Wechselwirkungen

Keine bekannt.

Kontraindikationen

Bei Hornhautläsionen.

Anwendung

1 Tropfen in jedes Auge. Die Einzeldosen können nicht mehrmals verwendet werden.

2.3 Zinksulfat

Pharmakodynamik
Zinksulfat wird in der Augenheilkunde wegen seiner antiseptischen Wirkung eingesetzt. Es wird zur Behandlung unspezifischer Entzündungen und Reizungen der Bindehaut und des Lidrandes eingesetzt.

Pharmakokinetik

Arzneistoff	Konz [%]	WE [h]	WD [h]	AW_{max}/d	AWD_{max} [Wo]	Z [a]	Ap/Rp
Zinksulfat	0,2	k.A.	k.A.	4	1	k.A.	Ap

Schwangerschaft und Stillzeit
Nur nach Nutzen-Risiko-Abwägung.

Nebenwirkungen
Leichtes Brennen beim Eintropfen in den Bindehautsack.

Wechselwirkungen
Keine bekannt.

Kontraindikationen
Überempfindlichkeit gegenüber einem Wirkstoff.

Anwendung
3–4 × tgl. 1 Tropfen in den Bindehautsack eintropfen. Eine Anwendung über mehr als 5 Tage ist ärztlich zu überwachen.

3 Diagnostika

3.1 α_1-Blocker

Pharmakodynamik
Der α_1-Blocker Dapiprazol wird zur Rückbildung arzneimittelbedingter Pupillenerweiterung, speziell hervorgerufen durch Mydriatika, wie Phenylephrin, Atropin oder Tropicamid, eingesetzt.

Pharmakokinetik

Arzneistoff	Konz [%]	WE [min]	WD [h]	AW_{max}/d	AWD_{max} [Wo]	Z [a]	Ap/Rp
Dapiprazol		10–30	6	1	k.A.	k.A.	Rp

Schwangerschaft und Stillzeit
Keine Anwendung in Schwangerschaft und Stillzeit.

Nebenwirkungen
Vorübergehende Hyperämie der bulbären und palpebralen Bindehaut, Brennen der Augen, vermehrter Tränenfluss, Juckreiz.

Wechselwirkungen
Antiglaukommittel: Verstärkung der Drucksenkung.

Kontraindikationen
Schwangerschaft, Allergien gegen den Wirkstoff.

Anwendung
3 × 1 Tropfen im Abstand von 5 min (Wirkmaximum nach 2 Stunden).

3.2 Parasympatholytika

Pharmakodynamik

Atropin wird als Tropfen oder Salbe am Auge zur Behandlung von Keratitis, Skleritis, Iritis, Iridocyclitis, Uveitis, Ulcus corneae, postoperativ nach Iridektomie, nach perforierenden Verletzungen und zur Refraktometrie und Behandlung von Schielkindern eingesetzt, ferner auch zur Lösung von Akkommodationsspasmen bei latenter Hyperopie. Scopolamin wird nur in Augentropfen als Mydriatikum oder Zykloplegikum zur Skiaskopie, Amblyopiebehandlung und Uveitistherapie verwendet.

Pharmakokinetik

Arzneistoff	Konz [%]	WE [min]	WD [h]	AW_{max}/d	AWD_{max} [Wo]	Z [a]	Ap/Rp
Atropin	0,5–1	30–40		3		0	Rp
Scopolamin	0,3			2–3			Rp

Schwangerschaft und Stillzeit

Keine Angaben.

Nebenwirkungen

Akkomodationsstörungen, gelegentlich Kontaktdermatitis, Auslösung eines Glaukomanfalls, gelegentlich systemische Nebenwirkungen, insbesondere bei Kindern, wie Mundtrockenheit, Rötung, Trockenheit der Haut, Tachykardie.

Wechselwirkungen

Wirkungsverstärkung durch Antihistaminika, Disopyramid, bestimmte Antiparkinsonmittel; Abschwächung der Wirkung durch pilocarpin- oder physostigminhaltige Arzneimittel.

Kontraindikationen

Überempfindlichkeit gegen den Wirkstoff oder die Hilfsstoffe, primäres Glaukom.

Anwendung

Augentropfen: Atropin: bei Entzündungen: 1–2 × tgl. 1 Tropfen. Zur Sprengung von Verklebungen der Linse: 3 × tgl. 1 Tropfen. Zur Ausschaltung der Akkommodation 2–3 Tage lang 3 × tgl. 1 Tropfen. Der maximale mydriatische Effekt tritt innerhalb von 30–40 Minuten ein und bleibt für 4–6 Tage bestehen, eine Restwirkung für 2 Wochen.
Scopolamin: vor allem bei Atropinallergie.
Augensalbe: nach individueller Anweisung.

4 Filmbildner

Pharmakodynamik

Filmbildner werden am Auge zur symptomatischen Therapie von Austrocknungserscheinungen bedingt durch Tränensekretions- oder Tränenfunktionsstörungen, die sich im klinischen Bild einer Keratoconjunktivitis sicca („trockenes Auge") äußern, eingesetzt. Darüber hinaus können die meisten Filmbilder zur Benetzung von Kontaktlinsen verwendet werden. Die Wirkung aller Substanzen ist physikalischer Art. Höherviskose Zubereitungen sind eher schwereren Fällen von trockenen Augen mit Fremdkörpergefühl, Brennen, Lichtscheu bei Wärme und Hitze sowie Müdigkeit der Augen vorbehalten, niedriger viskose Präparate werden bei schwächeren Befindlichkeitsstörungen eingesetzt. Daueranwender sowie Säuglinge und Kleinkinder sollten ausschließlich unkonservierte Präparate erhalten.

Pharmakokinetik

Arzneistoff	Konz [%]	WE [min]	WD [h]	AW_{max}/d	AWD_{max} [Wo]	Z [a]	Ap/Rp
Carmellose	1,0	5–10	2–6	nach Bedarf	k.A.	k.A.	Ap
Hyaluronsäure	0,1–0,25	0	3	bis 5 oder häufiger	k.A.	k.A.	Ap
Hydroxypropyl-Guar	0,18	0		nach Bedarf	k.A.	k.A.	Ap/-
Hyetellose	2,0	0	0,25–3	bis 5 oder häufiger	k.A.	k.A.	Ap
Hypromellose	0,1–0,4	0		bis 5 oder häufiger	k.A.	k.A.	Ap
Polyacrylsäure	0,2–0,35	0	3–4	bis 5 oder häufiger	k.A.	k.A.	Ap
Polyvinylalkohol	1,4	5–10	2–6	nach Bedarf 1–2 Tr. mehrmals tgl.	k.A.	k.A.	Ap
Povidon	0,6–5,0	0		bis 5 oder häufiger	k.A.	k.A.	Ap

WE: i.d.R sofort, WD/AW: Die Angaben sind nur als grobe Richtlinie zu verstehen. Die Anwendungshäufigkeit sollte sich nach dem individuellen Empfinden richten.

Schwangerschaft und Stillzeit
Bei Carmellose, Hypromellose und Hyetellose sind keine speziellen Vorsichtsmaßnahmen erforderlich. Zu Polyvinylalkohol, Povidon, Hyaluronsäure und Polyacrylsäure liegen keine wissenschaftlichen Erkenntnisse vor. Es bestehen derzeit keine Verdachtsmomente, die gegen eine Anwendung in Schwangerschaft und Stillzeit sprechen. Keine Angaben zu Hydroxypropyl-Guar.

Nebenwirkungen
Leichte lokale Reizerscheinungen am Auge (10–0,01 %). Aufgrund eines vorübergehenden Schleiersehens kann die Reaktionsfähigkeit für kurze Zeit beeinträchtigt sein.

Wechselwirkungen
Carmellose und Hydroxyethylcellulose können die Verweildauer anderer Arzneimittel am Auge verlängern. Hohe Salzkonzentrationen können Ausfällungen von Povidon bewirken. Polyvinylalkohol kann mit Adrenalin, Oxytetracyclin, Scopolamin, Ephedrin und Tetracain Interaktionen eingehen.

Kontraindikationen
Überempfindlichkeit gegenüber dem Wirkstoff oder einem weiteren Bestandteil der Zubereitungen.

Anwendung
Bindehautsack abziehen, einen Tropfen in den Bindehautsack einfallen lassen. Danach Auge schließen, Tränenkanal verschließen und Augentropfen durch „Rollen" des Auges gleichmäßig verteilen. Bei Verwendung weiterer ophthalmologischer Präparate sollten diese 15 min vor der Anwendung von Tränenersatzpräparaten eingesetzt werden. Augentropfen generell vor Licht schützen.

5 Glaukomtherapeutika

5.1 α_2-Agonisten

Pharmakodynamik
α_2-Agonisten werden bei allen Formen des Glaukoms angewandt. Sie senken den Augeninnendruck über eine Verminderung der Kammerwasserproduktion.

Pharmakokinetik

Arzneistoff	Konz [%]	WE [min]	WD [h]	$AW_{max/d}$	AWD_{max} [Wo]	Z [a]	Ap/Rp
Apraclonidin	0,5	60	12	3	4	12	Rp
Brimonidin	0,2		2		k.A.	18	Rp
Clonidin	0,125–0,25	15–30	8–12	3	∞		Rp

Schwangerschaft und Stillzeit
Strenge Abwägung des Nutzen-Risiko-Verhältnisses. Es sollte nicht gestillt werden.

Nebenwirkungen
Lokale Unverträglichkeiten(1–3%): Juckreiz, Tränen, Fremdkörpergefühl, trockenes Auge. Müdigkeit, Mundtrockenheit (10%), Blutdruckabfall, Schwindel, selten Augenbrennen.

Wechselwirkungen
Zusätzlich verabreichte Betablocker oder Miotika können die Wirkung verstärken.

Kontraindikationen
Bestimmte Herz-Kreislauf-Erkrankungen.

Anwendung

Apraclonidin: 3 × tgl. 1 Tropfen, maximale Wirkung nach 3–5 Stunden. Bei längerer Anwendung von Apraclonidin kann es zu einem Wirkverlust kommen.

Brimonidin: 2 × tgl. 1 Tropfen im Abstand von 12 Stunden.

Clonidin: 2–3 tgl. 1 Tropfen.

Keine Kontaktlinsen tragen. Mindestens 5–15 min Abstand zu anderen Augentropfen.

5.2 β-Blocker

Pharmakodynamik
Die nicht selektiven β-Blocker werden zur Senkung des erhöhten Augeninnendruckes (okuläre Hypertension), grünem Star (chronisches Weitwinkelglaukom) oder bei grünem Star nach Linsenentfernung (Aphakieglaukom) eingesetzt. Vermutlich führen die Arzneistoffe zu einer Senkung der Kammerwasserproduktion. Betaxolol ist ein β_1-selektiver Blocker, der ebenfalls zu einer Senkung der Kammerwasserproduktion führt.

Pharmakokinetik

Arzneistoff	Konz [%]	WE [h]	WD [h]	AW_{max}/d	AWD_{max} [Wo]	Z [a]	Ap/Rp
Befunolol	0,5	0,5	12	2	∞	18	Rp
Betaxolol	0,1–0,6			2	∞	18	Rp
Carteolol	0,25–0,5	0,25	12	2	∞		Rp
Levobunolol	0,1–0,5				∞		Rp
Metipranolol	0,25–0,5	0,3	bis 24	2	∞	18	Rp
Pindolol	0,5–1		12	2	∞	18	Rp
Timolol	0,25–0,5	0,3	12–24	2	∞		Rp

Schwangerschaft und Stillzeit
Die Anwendung in Schwangerschaft und Stillzeit sollte nur nach strenger Nutzen-Risiko-Abwägung erfolgen (insbesondere während der ersten drei Monate).

Nebenwirkungen
Reizerscheinungen wie Brennen, Rötung, Jucken, verminderter Tränenfluss, systemische Nebenwirkungen sind selten und leiten sich aus der Blockade des Sympathikus ab (Herz, Kreislauf, Bronchien).

Wechselwirkungen
Herz-Kreislauf-Medikamente.

Kontraindikationen
Bestimmte Herz-Kreislauf-Erkrankungen.

Anwendung
Im Regelfall 2 × tgl. 1 Tropfen in den Bindehautsack je betroffenes Auge (Kontaktlinsen sind vor Anwendung zu entfernen und frühesten nach 20–30 min wieder einzusetzen). Alle Präparate sind für die Langzeittherapie. Befunolol zeigt im Gegensatz zu den anderen Wirkstoffen keine Abnahme des Effektes bei Langzeittherapie. Die Anwendung sollte nach Möglichkeit im Liegen erfolgen.

5.3 Carboanhydratasehemmer

Pharmakodynamik

Die Carboanhydratasehemmer Dorzolamid und Brinzolamid werden als Monotherapie oder in Kombination mit Betablockern zur Senkung eines erhöhten Augeninnendruckes bei okulärer Hypertension, Offenwinkelglaukom oder Pseudoexfoliationsglaukom eingesetzt. Die Hemmung der Carboanhydratase im Ziliarkörper führt zu einer Senkung der Kammerwasserproduktion und damit zur Abnahme des Druckes.

Pharmakokinetik

Arzneistoff	Konz [%]	WE [h]	WD [h]	AW_{max}/d	AWD_{max} [Wo]	Z [a]	Ap/Rp
Brinzolamid	1,0			3	∞	18	Rp
Dorzolamid	2,0		24	3	∞		Rp

Schwangerschaft und Stillzeit

Eine Anwendung in der Schwangerschaft und Stillzeit ist nicht möglich. Beim Menschen liegen zwar keine Untersuchungen vor, bei Tieren zeigten sich aber Missbildungen der Wirbelsäule.

Nebenwirkungen

Brennen und Stechen, bitterer Geschmack, Verschwommensehen, Jucken der Augen, Tränen, Konjunktivitis, Lidentzündung, Lidreizung, Reizungen einschließlich Rötung, Schmerzen, Keratitis superficialis punctata, Iridozyklitis, transitorische Myopie (die sich nach Absetzen der Therapie zurückbildete); Sulfonamidallergien.

Wechselwirkungen

Mit peroralen Carboanhydratasehemmern sind nicht auszuschließen.

Kontraindikationen

Nierenerkrankungen und Allergien gegen Bestandteile der Augentropfen.

Anwendung

Brinzolamid: 2–3 × tgl. 1 Tropfen (bei Kombi- und Monotherapie).
Dorzolamid: 3 × tgl. 1 Tropfen (Monotherapie), 2 × tgl. 1 Tropfen (Kombitherapie).

Die Augentropfen werden in den unteren Bindehautsack getropft. Die Anwendung ist für die Langzeitanwendung gedacht. Bei der Anwendung als Kombinationstherapie sollten mindestens 10 min Abstand eingehalten werden.

5.4 Indirekte Parasympathomimetika

Pharmakodynamik
Neostigmin wird beim chronischen Weit- und Engwinkelglaukom, akuten Glaukomanfall, zur Miosis nach Pupillenerweiterung durch Mydriatika bzw. nach Operationen eingesetzt. Es hemmt die Acetylcholinesterase und erhöht damit die Konzentration von Acetylcholin an den Rezeptoren.

Pharmakokinetik

Arzneistoff	Konz [%]	WE [min]	WD [h]	AW_{max}/d	AWD_{max} [Wo]	Z [a]	Ap/Rp
Neostigmin	1						Rp

Schwangerschaft und Stillzeit
Kontraindikation in Schwangerschaft und Stillzeit, da Neostigmin nur in Kombination mit Pilocarpin im Handel ist. Von Neostigmin sind keine teratogenen oder embryotoxischen Effekte bekannt.

Nebenwirkungen
Leichte Reizungen des Auges.

Wechselwirkungen
Systemische Wechselwirkungen sind unwahrscheinlich, da Neostigmin als quartäre Verbindung schlecht resorbiert wird. Eventuell mit Morphin, Barbituraten u. a.

Kontraindikationen
Allergien gegen den Wirkstoff.

Anwendung
3 × tgl. 1–2 Tropfen in den Bindehautsack eintropfen.

5.5 Parasympathomimetika

Pharmakodynamik

Pilocarpin und Carbachol werden als Parasympathomimetika zur Senkung des intraokularen Drucks bei akutem und chronischem Glaukom eingesetzt. Die Substanzen stimulieren den Musculus sphincter pupillae und rufen Miosis hervor. Dadurch kommt es zu einem besseren Abfluss des Kammerwassers und der Augeninnendruck sinkt.

Pharmakokinetik

Arzneistoff	Konz [%]	WE [min]	WD [h]	AW_{max}/d	AWD_{max} [Wo]	Z [a]	Ap/Rp
Carbachol	0,75–3	10–20	4–8	3	∞		Rp
Pilocarpin	0,5–4	10–15	4–8	3	∞		Rp

Schwangerschaft und Stillzeit

Pilocarpin darf nicht in der Schwangerschaft und Stillzeit angewendet werden.

Nebenwirkungen

Kurzsichtigkeit, Reizung der Bindehaut, Kopfschmerzen (zu Therapiebeginn).

Wechselwirkungen

Muskelrelaxantien, Herzglykoside.

Kontraindikationen

Allergien gegen den Wirkstoff, Erkrankungen bei denen eine Aktivierung des Parasympathikus ungünstig ist (Herzinsuffizienz, Asthma bronchiale, Hyperthyreose, Ulcus ventriculi oder duodeni, Stenosen im Verdauungstrakt (z. B. Ileus) und Blasenentleerungsstörungen durch Harnwegsobstruktion).

Anwendung
3 × tgl. ein Tropfen in den Bindehautsack (morgens, mittags, abends).

Kontaktlinsen können frühestens nach 20–30 min eingesetzt werden.

5.6 Prostaglandine und Prostamide

Pharmakodynamik

Travoprost und Latanoprost sind Prostaglandin-F_{2a}-Analoga, die lokal zur Monotherapie oder als Zusatzmedikation zur Senkung des erhöhten Augeninnendrucks bei Patienten mit Hypertension oder Offenwinkelglaukom eingesetzt werden. Der genaue Wirkmechanismus ist nicht geklärt. Wahrscheinlich wird der Kammerwasserabfluss erhöht. Bimatoprost ist ein synthetisches Prostamid, das zur Senkung des erhöhten Augeninnendrucks bei chronischem Offenwinkelglaukom oder okulärer Hypertension indiziert ist. Es weist eine strukturelle Ähnlichkeit zu Prostaglandin $F_{2\alpha}$ auf, wirkt jedoch nicht über den bekannten Prostaglandin-Rezeptor, es ahmt körpereigene Prostamide nach und verstärkt den Kammerwasserabfluss.

Pharmakokinetik

Arzneistoff	Konz [%]	WE [h]	WD [h]	AW_{max}/d	AWD_{max} [Wo]	Z [a]	Ap/Rp
Bimatoprost	0,03	4	24	1	∞	18	Rp
Latanoprost	0,005	3–4	24	1	∞	18	Rp
Travoprost	0,004	2	24	1	∞	18	Rp

Schwangerschaft und Stillzeit

Die Anwendung ist kontraindiziert. Es sollte nicht gestillt werden.

Nebenwirkungen

Veränderung der Augenfarbe möglich, Fremdkörpergefühl, Hyperämie der Bindehaut, Dunkler- und Dickerwerden der Wimpern.

Wechselwirkungen

Thiomersal.

Kontraindikationen

Tragen von Kontaktlinsen.

Anwendung
Im Regelfall 1 × tgl. 1 Tropfen in den Bindehautsack. Die beste Wirkung wird bei einer abendlichen Anwendung erzielt. 5 min Abstand bei Kombination mit anderen Augentropfen einhalten.

Latanoprost steht auch als Kombination mit Timolol zur Verfügung.

5.7 Sympathomimetika

Pharmakodynamik
Dipivefrin ist ein Prodrug, das enzymatisch in Epinephrin gespalten wird. Dieses senkt die Kammerwasserproduktion und damit den Augeninnendruck. Es wird zur Therapie des Glaukoms eingesetzt.

Pharmakokinetik

Arzneistoff	Konz [%]	WE [h]	WD [h]	AW_{max}/d	AWD_{max} [Wo]	Z [a]	Ap/Rp
Dipivefrin	0,1		12	2			Rp

Schwangerschaft und Stillzeit
Strenge Indikationsstellung.

Nebenwirkungen
Leichtes Brennen, Beeinflussung des Kreislaufs.

Wechselwirkungen
Keine Angaben.

Kontraindikationen
Engwinkelglaukom, Überempfindlichkeit gegen einen der Bestandteile.

Anwendung
1 Tropfen alle 12 Stunden in das/die erkrankte(n) Auge(n) einträufeln. Die Lösung wird in das Auge einträufelt und ist für die Dauertherapie vorgesehen.

6 Hormone

6.1 Glucocorticoid-Augentropfen

Pharmakodynamik

Glucocorticoide werden bei allen Erkrankungen am Auge eingesetzt, bei denen nicht infektiöse Entzündungen und Reizungen des vorderen Augenabschnittes auftreten, wie akute und chronische Uveitis, Bindehautentzündung etc. In Kombination mit Chloramphenicol oder Gentamycinsulfat auch bei bakteriellen Infektionen.

Pharmakokinetik

Arzneistoff	Konz [%]	WE [min]	WD [h]	AW_{max}/d	AWD_{max} [Wo]	Z [a]	Ap/Rp
Betamethason	0,1	0	20	5	2		Rp
Betamethasondihydrogenphosphat	0,1	0	20	4	2		Rp
Cortisonacetat					2		Rp
Dexamethason	0,03–0,1	0	3	6	2	6	Rp
Dexamethason-21-dihydrogenphosphat	0,1	0		5	2	6	Rp
Dexamethason-21-isonicotinat	0,025					6	
Fluorometholon	0,1	0		4	2–3	k.A.	Rp
Hydrocortisonacetat	1,5			6	2		Rp
Medryson					2		Rp
Prednisolon	0,25	0		6	2		Rp
Prednisolonacetat	0,2–1,0	0		4	2		Rp
Prednisolon-dihydrogenphosphat	0,1	0		6	2		Rp
Prednisolonpivalat	0,5				2		Rp
Prednison	0,2	0		6	2		Rp
Rimexolon	1,0			4			Rp
Triamcinolonacetonid					2		Rp

Schwangerschaft und Stillzeit
Nur unter strenger Nutzen-Risiko-Abwägung, möglichst keine Anwendung in der Stillzeit bzw. Stillen abbrechen. Fluorometholon nicht im 1. Trimenon.

Nebenwirkungen
Verschwommenes Sehen nach der Anwendung, Anstieg des Intraokulardruckes, Erhöhung des Augeninnendrucks, Schädigung des Sehnervs, Sekundärinfektionen, Mydriasis, Ptosis (herabhängendes Augenlid), irreversible Linsentrübung (Katarakt) besonders bei Kindern.

Wechselwirkungen
Bei einer Kombination mit glucocorticoidhaltiger Augensalbe sind die Tropfen am Tag, die Salbe zur Nacht anzuwenden. Bei Kombination mit anderen Augentropfen sollte ein Abstand von mindestens 15 min eingehalten werden.

Kontraindikationen
Allergien gegen den Wirkstoff, Herpes und andere virale Infektionen des Auges. Generell sollten Augenarzneimittel mit Dexamethason nicht in der Schwangerschaft und bei Kindern unter 6 Jahren verwendet werden.

Besondere Arzneiformen
Dexamethason (Cortisumman SI®), ölige Tropfen mit Depoteffekt. Als Kontraindikationen gelten prinzipiell virale und bakterielle Infektionen ohne Begleittherapie. Kombi-Präparate mit Antibiotika wie z.B. Isopto-Dex® können aber in speziellen Fällen bei Verletzungen der Hornhaut, sowie viralen Infektionen vom Herpes-Zoster-Typ, sowie Verbrennungen und Verätzungen angewendet werden. Augentropfen mit dem so genannten COMOD-System sind 6–12 Wochen nach Anbruch verwendbar. Einzeldosen haben eine maximale Aufbrauchfrist von 24 Stunden.

Anwendung

Tropfen: Im Regelfall wird 2–5 × tgl. 1 Tropfen in den Bindehautsack gegeben. Bei akuten Entzündungen können alle 60 min 1–2 Tropfen angewendet werden.

Augentropfen sind zur Anwendung am Morgen und während des Tages gut geeignet. Bei Anwendung mehrerer Augentropfen sollten wenigstens 10 min zwischen den Anwendungen liegen. Nach der Anwendung sollten die Lider 1–2 min geschlossen werden. Nach Anbruch müssen viele Tropfflaschen im Kühlschrank gelagert werden und können maximal 14 Tage bis 4 Wochen angewendet werden. Suspensionen sind vor Gebrauch zu schütteln.

Allgemein sollten Glucocorticoide bei Kontaktlinsenträgern nicht angewendet werden. Kontaktlinsen sollten frühestens 20–30 min nach Anwendung eingesetzt werden. Augenarzneimittel, die Benzalkoniumchlorid enthalten, dürfen nicht gleichzeitig mit weichen Kontaktlinsen verwendet werden.

Corticosteroide sollten vor Licht geschützt in der Faltschachtel aufbewahrt werden.

Hormone

6.2 Glucocorticoid-Salben

Pharmakodynamik

Glucocorticoide werden bei allen Erkrankungen am Auge eingesetzt, bei denen nicht infektiöse Entzündungen und Reizungen des vorderen Augenabschnittes auftreten, wie akute und chronische Uveitis, Allergien oder Bindehautentzündung. In Kombination mit den Antibiotika wie Gentamycinsulfat, Gentamycin, Oxytetracyclin-HCl, Polymyxin-B-sulfat und Bacitracin, Sulfacetamid werden sie auch bei bakteriellen Infektionen eingesetzt.

Pharmakokinetik

Arzneistoff	Konz [%]	WE [min]	WD [h]	AW_{max}/d	AWD_{max} [Wo]	Z [a]	Ap/Rp
Bethamethasondihydrogenphosphat	0,1	0	20	4	2		Rp
Dexamethason	0,03–0,1	0	3	1–3–6	2	6	Rp
Dexamethason-21-dihydrogenphosphat	0,1	0		5	2	6	Rp
Dexamethason-21-isonicotinat	0,29				2	6	Rp
Fluorometholon	0,1	0		4	2		Rp
Hydrocortisonacetat	0,5–2,5			3–5	2		Rp
Medryson					2		Rp
Prednisolon	0,25			6	2		Rp
Prednisolonacetat	0,2–1,0	0	2,5	3–4	2		Rp
Prednisolonpivalat	0,5			2–4	2		Rp

Schwangerschaft und Stillzeit

Augenarzneimittel mit Dexamethason dürfen nicht in der Schwangerschaft und bei Kindern unter 6 Jahren verwendet werden.

Nebenwirkungen (Auswahl)

Erhöhung des Augeninnendrucks, Schädigung des Sehnervs, Sekundärinfektionen, Mydriasis Ptosis (herabhängendes Augenlid), irrever-

Glucocorticoid-Salben

sible Linsentrübung (Katarakt) besonders bei Kindern, Maskierung von bakteriellen und viralen Entzündungen.

Wechselwirkungen
Bei einer Kombination mit glucocorticoidhaltiger Augensalbe sind die Tropfen am Tag, die Salbe zur Nacht anzuwenden. Bei Kombination mit anderen Augentropfen sollte ein Abstand von mindestens 15 min eingehalten werden.

Kontraindikationen
Als Kontraindikation gelten virale und bakterielle Infektionen ohne Begleittherapie, Augentuberkulose und Augenmykosen, Verletzungen der Hornhaut, Eng- und Weitwinkelglaukom.

Anwendung
Bei Augensalben wird ein 5–10 mm langer Salbenstrang in den Bindehautsack eingebracht. Augensalben müssen nach Anbruch im Kühlschrank gelagert werden. Anschließend soll das Auge in alle Richtungen bewegt werden, um eine optimale Benetzung zu ermöglichen. Im Allgemeinen sollten Augensalben abends angewendet werden, weil Schlieren durch die Salbengrundlage das Sehvermögen beeinträchtigen. Allgemein sollten Glucocorticoide bei Kontaktlinsenträgern nicht angewendet werden. Kontaktlinsen sollten frühestens 20–30 min nach Anwendung eingesetzt werden. Nach Anbruch sind wasserhaltige Augensalben maximal 4 Wochen haltbar; wasserfreie Augensalben haben eine Aufbrauchfrist von 6 Monaten. Augenarzneimittel, die Benzalkoniumchlorid enthalten, dürfen nicht gleichzeitig mit weichen Kontaktlinsen verwendet werden. Corticosteroide sollen vor Licht geschützt aufbewahrt werden (in der Faltschachtel).

7 H$_1$-Antihistaminika

Pharmakodynamik

H$_1$-Antihistaminika werden zur Behandlung und Vorbeugung der Symptome der saisonalen und perennialen allergischen Konjunktivitis (Jucken, Rötung, Chemosis, Schwellung der Augenlider, Tränenfluss) eingesetzt. Die Substanzen sind selektive H$_1$-Rezeptorantagonisten. Ganz generell wird die Synthese, die Freisetzung und/oder die Wirkung von Histamin oder anderen Entzündungsmediatoren gehemmt. Zum Teil wird die Chemotaxis, Degranulation und/oder die Aktivierung von Eosinophilen moduliert oder werden Mastzellen stabilisiert.

Pharmakokinetik

Arzneistoff	Konz [%]	WE [min]	WD [h]	AW$_{max}$/d	AWD$_{max}$ [Wo]	Z [a]	Ap/Rp
Azelastin	0,05	wenige	12	4	6	4[2]–12[3]	Rp/Ap
Emedastin	0,09	wenige	4–8	2	6	3–65	Rp
Epinastin	0,05	5–20	8	2	8	12	Rp
Ketotifen	0,025	wenige	12	2	[1]	3	Rp
Levocabastin	0,05	~10	12	4	[1]	2	Ap
Olopatadin	0,1	wenige	12	2–3	16	3	Rp

[1] bis zum Ende der Allergenexposition, Anwendungsdauer bestimmt der Arzt
[2] saisonale Konjunktivitis
[3] perenniale Konjunktivitis

Schwangerschaft und Stillzeit

Schwangerschaft: Alle aufgeführten Antihistaminika sind nur unter strenger Nutzen-Risiko-Abwägung (Ausnahme: Emedastin Schwangerschaft Kontraindikation, Levocabastin 1.Trimenon vermeiden) einzusetzen. Nur Ketotifen und Levocabastin sind in der Stillzeit möglich.

H₁-Antihistaminika

Nebenwirkungen
Allgemein: verschwommen Sehen oder Schläfrigkeit (Beeinträchtigung der Reaktionsfähigkeit). 1–10%: leichte Reizerscheinungen (Brennen, Stechen), Geschmacksveränderungen. Emedastin (>10%): Hornhautverfärbungen; bei Hornhautinfiltraten Präparat absetzen und Arzt aufsuchen. Epinastin: Mundtrockenheit. Ketotifen (1–10%): punktuelle Erosion des Korneaepithels, Schmerzen, Bindehautblutungen, Mundtrockenheit, Hautausschlag. Olopatadin (1–10%): Asthenie, Schwindel; (0,01–0,1%) Mundtrockenheit.

Wechselwirkungen
Azelastin/Emedastin: Es wurden keine Untersuchungen durchgeführt. Ketotifen: Nicht auszuschließen ist eine Wirkungsverstärkung von Sedativa, Antihistaminika und Alkohol. Levocabastin/Epinastin/Olopatadin: Wechselwirkungen sind bisher nicht bekannt bzw. nicht zu erwarten.

Kontraindikationen
Überempfindlichkeit gegenüber dem Wirkstoff oder einem weiteren Bestandteil der Zubereitungen.

Anwendung
Zwischen aufeinander folgenden Verabreichungen anderer ophthalmischer Präparate ist ein Abstand von mindestens 10 min einzuhalten. Suspensionen sind vor Gebrauch zu schütteln. Während der Behandlung sollten keine Kontaktlinsen getragen werden (Azelastin). Vorsicht bei konservierten Zubereitungen mit weichen Kontaktlinsen (Levocabastin). Bei Emedastin, Epinastin, Ketotifen und Olopatadin sind Kontaktlinsen frühestens 10–15 min nach dem Eintropfen wieder einzusetzen.

8 Mastzellstabilisatoren

Pharmakodynamik
Cromoglicinsäure und Nedocromil werden als Mastzellstabilisatoren zur Prophylaxe und Therapie bei allergischer Konjunktivitis eingesetzt. Die Substanzen wirken zusätzlich antiphlogistisch über eine Beeinflussung anderer Entzündungsmediatoren.

Pharmakokinetik

Arzneistoff	Konz [%]	WE [h]	WD [h]	AW_{max}/d	AWD_{max} [Wo]	Z [a]	Ap/Rp
Cromoglicinsäure	2		4–6	8		0	Ap
Nedocromil	2			4		6	Ap

Schwangerschaft und Stillzeit
Ein teratogenes oder embryotoxisches Potential von Nedocromil oder Cromoglicinsäure ist nicht bekannt. Die Substanzen sollten trotzdem nur bei strenger Abwägung insbesondere in den ersten 3 Monaten angewendet werden (möglichst keine Anwendung im 1 Trimenon).

Nebenwirkungen
Selten leichte Reizerscheinungen, kurzfristige Beeinträchtigung des Sehvermögens, Augenbrennen, Fremdkörpergefühl (< 1 %).

Kontraindikationen
Überempfindlichkeitsreaktionen gegen den Wirkstoff.

Anwendung
Cromoglicinsäure: 4–8 × tgl. einen Tropfen in den Bindehautsack.
Nedocromil: 2–4 × tgl. einen Tropfen in den Bindehautsack.

Die Therapie sollte so lange fortgesetzt werden, bis der Allergenkontakt nicht mehr gegeben ist.

Ein Behandlungsversuch sollte mindestens über 4–6 Wochen durchgeführt werden, die volle Wirkung stellt sich häufig erst nach 2–4 Wochen ein.

9 NSAR

Pharmakodynamik
NSAR werden als Augentropfen zur Therapie und Prophylaxe postoperativer Entzündungen des Auges und bei allen nicht infektiösen Entzündungen des Auges zur entzündungshemmenden, abschwellenden und analgetischen Behandlung eingesetzt.

Pharmakokinetik

Arzneistoff	Konz [%]	WE [h]	WD [h]	AW_{max}/d	AWD_{max} [d]	Z [a]	Ap/Rp
Diclofenac	0,1		6	4			Rp
Flurbiprofen	0,03		6	4			Rp
Indometacin	0,5		6	4	10–12		Rp
Ketorolac-Trometamol	0,5		6	4		16	Rp

Schwangerschaft und Stillzeit
Strenge Indikationsstellung (bei systemischer Gabe kann es möglicherweise zu schweren Schädigungen am Foetus kommen).

Nebenwirkungen
Brennen, Jucken, gelegentlich verschwommenes Sehen, selten Überempfindlichkeitsreaktionen sowie Keratitis punctata. Indometacin kann zu Ablagerungen in der Hornhaut und zu Veränderungen an der Netzhaut führen.

Wechselwirkungen
Keine Angaben, Flurbiprofen evtl. WW mit Carbachol, Acetylcholin.

Kontraindikationen
Überempfindlichkeit gegen NSAR.

Anwendung
Normalerweise 3–4 × tgl. 1 Tropfen.

Bei Einsatz zur Prophylaxe postoperativer Entzündungen 45 min vor einer OP.

10 Sympathomimetika

Pharmakodynamik

Sympathomimetika werden am Auge bei akuten Beschwerden in Folge von Entzündungen der Bindehaut ohne bakteriellen Befund, bei allergischen Reaktionen, bei hyperämischen Reizzuständen der Bindehaut und der Lider durch Licht, Rauch, Staub, Zugluft, gechlortes Wasser oder besondere Beanspruchung (z.B. Tragen von Kontaktlinsen, nach Operation) eingesetzt. Die verwendeten Substanzen führen zur Normalisierung der vermehrten Schleimhautdurchblutung und zur Reduktion der Ödembildung mit einhergehender Schleimhautabschwellung. Die Symptome allergischer und unspezifischer Konjunktivitis werden gelindert. Phenylephrin wird in sehr hohen Konzentrationen zur Pupillenerweiterung zur Untersuchung des Augenhintergrundes, besonders der Fundusperipherie, zur kurzfristigen Pupillenerweiterung nach Operationen, zur Vorbeugung und Sprengung hinterer Synechien (Verwachsungen), bei Entzündungen der mittleren Augenhaut (Uveitis) angewendet.

Pharmakokinetik

Arzneistoff	Konz [%]	WE [min]	WD [h]	AW_{max}/d	AWD_{max} [d]	Z [a]	Ap/Rp
Naphazolin	0,01–0,1	wenige min	2–6	Erw. alle 3–4 h	kurzfristig	2	Ap
Phenylephrin	0,01–0,25			mehrmals	kurzfristig	ab Jugendalter	Ap
Phenylephrin	10	20	bis 5	1–2	wenige Tage	2	Rp
Tetryzolin	0,05	wenige min	4–8	alle 3 h	5	6	Ap
Tramazolin	0,06	wenige min	4–5	2–5	einige Tage	ab Jugendalter	Ap
Xylometazolin	0,1	5–10		2–4	kurzfristig	2	Ap

Schwangerschaft und Stillzeit
Naphazolin, Tetryzolin, Xylometazolin: Eine Anwendung während der Schwangerschaft/Stillzeit ist zu vermeiden bzw. darf nur nach sorgfältiger Nutzen-Risiko-Abwägung durch den Arzt stattfinden. Tramazolin: 1. Trimenon nicht, 2. und 3. Trimenon nur nach sorgfältiger Nutzen-Risiko-Abwägung. Phenylephrin: Kontraindikation.

Nebenwirkungen
1–10%: verschwommenes Sehen, Akkomodationsstörungen (Reaktionsfähigkeit beeinträchtigt), Bindehautreizung, leichtes Brennen, reaktive Hyperämie, sympathomimetische Wirkungen: Herzklopfen, Blutdruckanstieg, Tachykardie, Tremor; < 1%: Mydriasis, Kopfschmerzen, Schlaflosigkeit, Müdigkeit. Phenylephrin Konz. 10%: brennende Schmerzen (Prämedikation: örtlich betäubendes Präparat).

Wechselwirkungen
Phenylephrin: keine bekannt. Alle anderen: Wirkungsverstärkung mit potentiell Blutdruck erhöhenden Medikamenten, MAO-Hemmern, trizyklischen Antidepressiva, Anästhetika, Insulin, Atropinsulfat, Propranolol, Reserpin, Guanethidin.

Kontraindikationen
Engwinkelglaukom, Rhinitis sicca, Keratokonjunktivitis, 1. Trimenon der Schwangerschaft, schwere Herz-Kreislauf-Erkrankungen (koronare Herzkrankheit, Rhythmusstörungen des Herzens, Bluthochdruck, Aneurysma, fortgeschrittene Arteriosklerose, Myokardinsuffizienz), Phäochromozytom, Stoffwechselstörungen (Hyperthyreose, Diabetes), alte Patienten.

Anwendung
Zum kurzfristigen Eintropfen bei leicht zurückgebeugtem Kopf in den Bindehautsack zur Behandlung akuter Beschwerden (Behälterspitze nicht berühren, jede Dosiereinheit nur von 1 Patienten benutzen). Eine erneute Anwendung darf erst nach einigen Tagen Applikationspause erfolgen. Langfristige Anwendungen sind vor allem bei Kindern

zu vermeiden. Eine längerfristige Anwendung als oben angegeben darf nur unter ärztlicher Kontrolle stattfinden. Weiche Kontaktlinsen dürfen nicht, harte Kontaktlinsen, falls durch den Augenarzt gestattet, (10–15)20–30 min nach dem Eintropfen wieder eingesetzt werden. Einzeldosen sind nach Gebrauch zu verwerfen, Mehrdosenbehältnisse nach Anbruch max. 4–6 Wochen verwendbar.

Der intraokulare Druck ist bei disponierten Patienten regelmäßig zu überprüfen. Bei anhaltender Augenreizung/Augenrötung (spätestens 72 Stunden nach Therapiebeginn), einseitiger Augenrötung, Augen-/Kopfschmerzen, Sehverschlechterung oder fliegenden Punkten ist ein Arzt zu konsultieren.

11 Virustatika

11.1 Aciclovir

Pharmakodynamik
Aciclovir wird bei Hornhautentzündungen, die durch den Herpes-simplex-Virus I hervorgerufen werden, am Auge eingesetzt. Als Nukleosidanalogon zeigt es eine Wirksamkeit gegen Herpes-simplex-, Varizella-zoster- und Epstein-Barr-Viren. Aciclovir ist ein Prodrug.

Pharmakokinetik

Arzneistoff	Konz [%]	WE [h]	WD [h]	AW_{max}/d	AWD_{max} [Wo]	Z [a]	Ap/Rp
Aciclovir	3,0	k.A.	5	4–5	k.A.		Rp

Schwangerschaft und Stillzeit
Sollte nur nach sorgfältiger Nutzen-Risiko-Abwägung durch den Arzt angewendet werden, obwohl keine Anzeichen vorhanden sind, dass der Wirkstoff in die Blutbahn oder in die Muttermilch übergeht. Auch retrospektive Studien geben keinen Hinweis auf erhöhte Missbildungsraten.

Nebenwirkungen
Beim Einbringen in den Bindehautsack kann es zu leichtem Brennen kommen, das aber bald abklingt. Bei einer längerfristigen Anwendung können oberflächliche Läsionen der Hornhaut, sowie Entzündungen des unteren Hornhautrandes und der angrenzenden Bindehaut entstehen, die aber von selbst wieder abheilen. Eine Therapieunterbrechung ist in der Regel nicht vonnöten.

Wechselwirkungen
Keine Angaben.

Kontraindikationen
Nicht anzuwenden bei einer Überempfindlichkeit gegen Aciclovir. Während der Behandlung mit aciclovirhaltigen Arzneimittenl am oder im Auge sollten keine Kontaktlinsen getragen werden.

Anwendung
4 × tgl. alle 5 Stunden einen etwa 1 cm langen Salbenstrang in den unteren Bindehautsack einbringen. Bei Infektionen mit Herpes-simplex-Vieren muss die Behandlung so früh als möglich begonnen werden und 3 Tage über das vollständige Abheilen hinaus fortgeführt werden.

11.2 Trifluridin

Pharmakodynamik
Trifluridin wird bei Hornhautentzündungen, die durch das Herpes-simplex-Virus-I hervorgerufen werden, eingesetzt. Es ist ein Inhibitor der Thymidinsäuresynthetase und behindert so die Bildung von Virus-DNA, ferner ersetzt es das Thymidin in der DNA.

Pharmakokinetik

Arzneistoff	Konz [%]	WE [a]	WD [h]	AW$_{max}$/d	AWD$_{max}$ [Wo]	Z [a]	Ap/Rp
Trifluridin	1,0	7	3		3		Rp

Schwangerschaft und Stillzeit
Während der Therapie mit Trifluridin muss eine Schwangerschaft ausgeschlossen und vermieden werden.

Nebenwirkungen
Überempfindlichkeitsreaktionen gegen den Wirkstoff, gelegentlich Bindehautvernarbungen, u. U. Beeinträchtigung der Heilungstendenzen.

Wechselwirkungen
Kombination mit Corticoiden nur unter strengster Überwachung durch den Arzt, u. U. Beeinträchtigung der Regenerationsfähigkeit.

Kontraindikationen
Nicht anzuwenden bei einer Überempfindlichkeit gegen Trifluridin. Nicht anzuwenden bei einer metaherpetischen Keratopathie. Während der Therapie mit Trifluridin dürfen keine Kontaktlinsen getragen werden.

Anwendung
Tagsüber alle 3 Stunden einen Tropfen in das betroffene Auge geben. Maximal 3 mg pro Tag, das sind 8 Tropfen. Die Behandlung sollte

8 Tage über das Abklingen der Symptome hinaus angewendet werden, um ein erneutes Aufflammen der Entzündung zu vermeiden. Hierbei kann die Dosis reduziert werden.

Nach dem Eintropfen des Arzneimittels kann es zur Beeinträchtigung des Sehvermögens kommen. Daraus resultiert ein verlangsamtes Reaktionsvermögen im Straßenverkehr und bei der Bedienung von Maschinen. Tritt nach 7 Tagen keine Besserung ein, so sollte eine alternative Medikation erwogen werden.

OTOLOGIKA

1 Antibiotika

Pharmakodynamik

Aus den aufgeführten Antibiotika-Gruppen kommen in Form von Tropfen nur Chloramphenicol, Ciprofloxacin, Neomycin und Polymyxin B am Ohr zum Einsatz. Sie werden bei bakteriellen Infektionen des äußeren und mittleren Ohres (Otitis externa) sowie akuter eitriger Furunkulose des Gehörganges eingesetzt und sind häufig mit anderen Arzneistoffen wie Cortisonen, Lokalanästhetika, Butandiol etc. kombiniert.

Pharmakokinetik

Arzneistoff	Konz [%]	WE [h]	WD [h]	AW_{max}/d	AWD_{max} [d]	Z [a]	Ap/Rp
Chloramphenicol	5			4	10	0	Rp
Ciprofloxacin	0,2		12	2	7–10	2–1	Rp
Neomycin	3400 I.E./ml			4	10		Rp
Polymyxin B	10 000 I.E./ml			4	10		Rp

Schwangerschaft und Stillzeit
Strenge Indikationsstellung.

Nebenwirkungen
Gelegentlich Kopfschmerzen, Juckreiz, Brennen, Schmerzen, Schwindel und Einfließen in den Rachenraum, bei überempfindlichen Patienten lokale allergische Reaktionen möglich, lokale Pilzbesiedlung.

Wechselwirkungen
Keine Angaben.

Kontraindikationen
Überempfindlichkeit gegen den Wirkstoff.

Anwendung
3–4 × tgl. 1–5 Tropfen.
Ciprofloxacin: Erw.: 2 × tgl. 0,5 ml oder 4 Tropfen (je nach Hersteller).

2 Detergentien

Pharmakodynamik
Docusat-Natrium und Ölsäure-Polypeptid-Kondensat werden in Ohrentropfen zur Entfernung von Cerumen und Ceruminalpfropfen, Sauberhaltung des Gehörganges bei Hörgeräteträgern etc. verwendet.

Pharmakokinetik

Arzneistoff	Konz [%]	WE [min]	WD [h]	AW_{max}/d	AWD_{max} [Wo]	Z [a]	Ap/Rp
Docusat-Natrium	5	k.A.	k.A.	1	k.A.		Ap
Ölsäure-Polypeptid-Kondensat	8,7	k.A.	k.A.	1–2	k.A.		Ap

Schwangerschaft und Stillzeit
Keine Angaben.

Nebenwirkungen
Reizerscheinungen (Hautrötung bis ekzemartige Veränderungen der Haut) bei unsachgemäßer Anwendung (zu häufige Anwendung, zu langes Einwirken, keine bzw. unzureichende Spülung).

Wechselwirkungen
Keine bekannt.

Kontraindikationen
Perforation des Trommelfells, Ohrenentzündung.

Anwendung
Docusat-Natrium: 10 Tropfen der Lösung in den Gehörgang instillieren und mit Watte verschließen. Nach etwa 5–10 min mit lauwarmem Wasser ausspülen.
Ölsäure-Polypeptid-Kondensat: Aus der gefüllten Pipette 3–5 Tropfen bei schräg gehaltenem Kopf in den Gehörgang träufeln. Das äußere

Ohr mit einem Wattebausch verschließen und 20–30 min einwirken lassen. Nach etwa 20–30 min Einwirkzeit wird das so vorbereitete Ohr sorgfältig ausgespült.

3 Lokalanästhetika

Pharmakodynamik
Lokalanästhetika blockieren Na$^+$-Kanäle und hemmen dadurch die Schmerzleitung. Sie werden lokal in Ohrentropfen in Kombination mit Antibiotika, Analgetika (Phenazon), Antiseptika oder Glucocorticoiden (Dexamethason) bei Otitis media acuta imperfecta oder Otalgien angewendet.

Pharmakokinetik

Arzneistoff	Konz [%]	WE [min]	WD [h]	AW_{max}/d	AWD_{max} [d]	Z [a]	Ap/Rp
Cinchocain	0,5	k.A.	k.A.	4	10		Rp[1]
Lidocain		k.A.	k.A.		k.A.		Rp[1]
Procain	1						Ap

[1] nur Rp-Kombinationsarzneimittel im Handel

Schwangerschaft und Stillzeit
Keine Angaben.

Nebenwirkungen
Überempfindlichkeitsreaktionen.

Wechselwirkungen
Keine Angaben.

Kontraindikationen
Bei beschädigtem Trommelfell und bestehender Gehörgangsentzündung.

Anwendung
Cinchocain: 3–4 × tgl. 2–4 Tropfen in den Gehörgang einträufeln. Anwendungsdauer maximal 10 Tage.
Procain: jeweils einige Tropfen in das erkrankte Ohr träufeln. Bei Bedarf stündlich wiederholen.

RHINOLOGIKA UND INHALATIVA

1 Antibiotika zur Anwendung im Hals-Nasen-Rachenraum

1.1 Fusafungin

Pharmakodynamik

Das zyklische Depsipeptid Fusafungin wird lokal als Dosieraerosol zur Behandlung von Infektionen und Entzündungen der oberen Atemwege: Sinusitis, Laryngitis, Tracheitis eingesetzt. Es soll zusätzlich antiphlogistisch wirksam sein.

Pharmakokinetik

Arzneistoff	Konz [%]	WE [h]	WD [h]	AW_{max}/d	AWD_{max} [d]	Z [a]	Ap/Rp
Fusafungin	1	k.A.	k.A.	4	10	3	Ap

Schwangerschaft und Stillzeit

Komplikationen in Schwangerschaft und Stillzeit wurden nicht beobachtet.

Nebenwirkungen

Trockenheitsgefühl in Nase, Mund und Rachen, Prickeln, Niesreiz, besonders bei allergisch disponierten Patienten. In Einzelfällen bei allergisch disponierten Personen lokale Haut- und Schleimhautreaktionen (Ödeme, Erytheme), bronchospastische Reaktionen.

Wechselwirkungen

Keine beobachtet.

Kontraindikationen

Allergien gegen den Wirkstoff, Kinder unter 30 Monaten (Applikationsform nicht geeignet).

Anwendung
Im Mund- und Rachenraum: 4 × tgl. 1 Sprühstoß.
Nasale Anwendung: 4 × tgl. 1 Sprühstoß je Nasenloch.

2 H₁-Antihistaminika

Pharmakodynamik

H$_1$-Antihistaminika werden zur symptomatischen Behandlung der allergischen Rhinitis eingesetzt. Die Wirkstoffe Azelastin, Dimetinden und Levocabastin beherrschen nach topischer Applikation in der Nase schnell und dauerhaft die Symptome wie Niesen, juckende Nase und Rhinorrhoe. Levocabastin wirkt auch bei Hausstaub- oder Tierhaarallergien.

Pharmakokinetik

Arzneistoff	ED [mg]	TD [mg]	WE [min]	WD [h]	PB [%]	BV [%]	t_{max} [h]	$t_{1/2}$ [h]	E [%]	Z [a]	Ap/Rp
Azelastin	0,14	0,56	min	12	78–88 oral	oral 82	2	20	75 B, 25 R	>6	Rp/Ap
Dimetinden	0,14	0,85	min	12	90	~0	1–2 oral	6,3 oral	R	>6	Ap
Levocabastin	0,05	0,4–0,8	15	12–24	55	oral 60–80	[1]	35–40	70 R	ab Kind	Ap

[1] t_{max} keine systemischen Effekte erwartet

Schwangerschaft und Stillzeit

Azelastin: Es liegen keine ausreichenden Erfahrungen in Schwangerschaft und Stillzeit vor. Die Substanz ist im Tierversuch nicht teratogen.
Dimetinden: Keine Anwendung im ersten Trimenon. Eine Anwendung in der Stillzeit ist nach strenger Indikationsstellung möglich.
Levocabastin: Strenge Nutzen-Risiko-Abwägung. Keine Anwendung im ersten Trimenon. Eine Anwendung in der Stillzeit ist möglich.

Nebenwirkungen

Dimetinden, Azelastin, Levocabastin: 1–10 %: leichte vorübergehende Reaktionen der Nasenschleimhaut (Brennen, Kribbeln, Niesen, Trockenheit), 0,1–1 %: allergische Reaktion.

Wechselwirkungen
Bisher keine beobachtet.

Kontraindikationen
Überempfindlichkeit.

Anwendung
Azelastin: 2 × tgl. 1 Sprühstoß über maximal 6 Wochen in jedes Nasenloch bei aufrechter Kopfhaltung.
Dimetinden: 3 × tgl. 1 Sprühstoß je Nasenloch.
Levocabastin: 2 × tgl. Erwachsene und Kinder 2 Sprühstöße in jedes Nasenloch.

Ein direkter Kontakt der Sprühöffnung mit der Nasenschleimhaut ist wegen der Gefahr von Nasenblutungen zu vermeiden. Die Behandlung ist so lange fortzuführen, wie der Patient den Allergenen ausgesetzt ist. Arztbesuch, falls empfohlene Dosierung nicht zur ausreichenden Beschwerdefreiheit führt. Anwendungsdauer bestimmt der Arzt.

2.1 Glucocorticoide

Pharmakodynamik

Glucocorticoide werden zur Inhalation bei Astma und chronischer Bronchitis bzw. chronischen obstruktiven Atemwegserkrankungen (COPD) angewendet. Ferner zur Behandlung von Rauchgasvergiftungen (Notfalldepot). In Nasensprays finden Glucocorticoide vor allem bei allergischer Rhinitis Anwendung. Sie sind nicht zur Behandlung plötzlich auftretender Atemnot geeignet. Ciclesonid ist ein Prodrug, das erst in der Lunge aktiviert wird. Glucocorticoide wirken antientzündlich in der Lunge, der genaue Wirkmechanismus ist unbekannt.

Pharmakokinetik

Arzneistoff	ED [mg]	TD [mg]	WE [h]	WD [h]	PB [%]	BV [%]	t_{max} [h]	$t_{1/2}$ [h]	E	Z [a]	Ap/Rp
Beclometason-dipropionat	0,05–0,25	0,4–2		12	90		0,5		R, B		Rp/Ap[2]
Budesonid	0,05–0,2	0,8–1,6		12	85	15	0,5	2,8			Rp
Ciclesonid	0,08–0,16	0,16	24	24	99	52			B	18	Rp
Flunisolid[1]	0,25	2								6	Rp
Flunisolid[2]	0,025	0,3		12		49	0,5	1,8			Rp
Fluticason-17-propionat	0,05–0,25	1		12							Rp

[1] Anwendung als Dosieraerosol
[2] Ausnahme: in Nasensprays bei bestimmten Indikationen

Schwangerschaft und Stillzeit

Bei inhalativer Anwendung ist kein Übergang in die Muttermilch beobachtet worden. Trotzdem sollte aufgrund mangelnder Erfahrung eine strenge Indikationsstellung erfolgen. Eine Anwendung sollte nicht im 1. Trimenon erfolgen, da im Tierversuch eine embryotoxische Wirkung und gehäufte Fehlbildungen beobachtet worden sind.

Nebenwirkungen
Mundsoor, Schluckbeschwerden, Heiserkeit.

Wechselwirkungen
Glucocorticoide verstärken die Wirkung von β_2-Sympathomimetika. Teilweise werden sie gemeinsam in Dosieraerosolen eingesetzt.

Kontraindikationen
Überempfindlichkeit gegen den Wirkstoff, relative Kontraindikation: Pilzerkerkrankungen und Infektionen der Atemwege, Lungentuberkulose.

Anwendung
Dosieraerosole: Beclomethason-dipropionat, Budesonid, Flunisolid, Fluticason-17-propionat: Die Anwendung sollte regelmäßig in den empfohlenen Zeitabständen (2 × tgl., morgens und abends) erfolgen. Die Arzneistoffe sind zur Langzeitbehandlung geeignet, nicht zur Behandlung plötzlicher akuter Atemnotanfälle. Nach der Anwendung sollte eine Mahlzeit genossen oder der Mund ausgespült werden (Gefahr von Mundsoor). Die Anwendung sollte bei Temperaturen über 5 °C erfolgen. Das Maximum der Wirkung wird erst nach 3–4 Wochen erreicht.

Ciclesonid: 1 × tgl. 0,16 mg vorzugsweise abends (teilweise reichen zur Erhaltungstherapie 0,08 mg aus, morgentliche Gabe auch möglich).

Nasensprays: Die Nasensprays werden zu Beginn 2 (–4) × tgl. angewendet.

2.2 Hypophysenhormone

Desmopressin

Pharmakodynamik
Desmopressin wird als Antidiuretikum bei zentralem Diabetes insipidus, traumatisch bedingter Polyurie und Polydipsie bei therapieresistenten Fällen der Enuresis nocturna sowie als Diagnostikum zum Schnelltest zur Bestimmung der Nierenkonzentrationsfähigkeit eingesetzt.

Pharmakokinetik

Arzneistoff	ED [µg]	TD [µg]	WE [h]	WD [h]	BV [%]	T_{max} [min]	$t_{1/2}$ [h]	Z [a]	Ap/Rp
Desmopressin	10	40		10	10	50	2–3	0	Rp

Schwangerschaft und Stillzeit
Strenge Indikationsstellung, bisher keine nachteiligen Wirkungen für Mutter und Kind beobachtet.

Nebenwirkungen
Gewichtszunahme, allergische Reaktionen, Übelkeit, Erbrechen, Kopfschmerzen.

Wechselwirkungen
Oxytocin, Clofibrat, Indometacin und Carbamazepin, trizyklische Antidepressiva.

Kontraindikationen
Überempfindlichkeit gegen den Wirkstoff.

Anwendung
Therapie: Erw.: 10–40 µg/Tag, Kinder 5–20 µg/Tag, Sgl.: 1 µg/Tag beginnend.

Diagnostikum: Erw.: 40 µg/Tag, Kinder: 20 µg/Tag, Sgl.: 10 µg/Tag.

3 Hormone

3.1 Östrogene

Pharmakodynamik

Nasal anzuwendendes Östradiol gleicht in der Hormonersatztherapie einen Östrogenmangel aus, lindert menopausale Symptome und stellt ein physiologisches Vaginalmilieu her.

Pharmakokinetik

Arzneistoff	ED [mg]	TD [mg]	WE [h]	WD [h]	PB [%]	BV [%]	t_{max} [h]	$t_{1/2}$ [h]	E	Z [a]	Ap/Rp
Östradiol	0,3	0,15–0,6	12–36[1]	24	98	25	0,17	0,15–0,5	R	[2]	Rp

[1] 12–36 h nach Applikation wird der höchste physiologische Effekt auf zellulärer Ebene beobachtet. Nach 2 Wochen Therapie war ein signifikanter Rückgang der vasomotorischen menopausalen Beschwerden zu verzeichnen.
[2] postmenopausal

Schwangerschaft und Stillzeit

Obwohl epidemiologische Studien gezeigt haben, dass die alleinige Gabe von Östrogenen zu keinem erhöhten Risiko von Missbildungen am Anfang der Schwangerschaft führt, soll nasal anzuwendendes Östradiol nicht während der Schwangerschaft angewendet werden.

Nebenwirkungen

> 10 %: Juckreiz, Niesen, Nasenfluss. 1–10 %: Kopfschmerzen, Mastodynie, Durchbruch-Schmierblutungen, Nasenbluten, Libidoveränderungen.

Wechselwirkungen

Der gleichzeitige Einsatz von Enzyminduktoren, wie Antikonvulsiva, Barbituraten, Griseofulvin, Rifabutin und Rifampicin, führt möglicherweise zu Dosisanpassungen. Nasale Corticosteroide und Vasokonstriktoren sollten nicht unmittelbar auf die Östradiolgabe folgen.

Kontraindikationen
Überempfindlichkeit gegenüber einem der Inhaltsstoffe, Vaginalblutungen ungeklärter Ursache, Thrombosen in der Vorgeschichte, Verdacht auf Karzinome, Lebererkrankungen.

Anwendung
Vor dem ersten Gebrauch die Pumpe 3 × kräftig betätigen, um das Spray zu aktivieren. Spray senkrecht halten, den Kopf leicht nach vorne neigen, die Nasenolive in ein Nasenloch einführen, den Spray betätigen, nicht einatmen, nicht unmittelbar danach schnäuzen. Die Anwendung beim anderen Nasenloch wiederholen. Bei verstopfter Nase vorübergehend in doppelter Dosis in die Mundhöhle (Sulcus gingivae) sprühen.

3.2 Oxytocin

Pharmakodynamik
Das Cyclononapeptid Oxytocin wird nasal bei Laktationsstörung und zur Mastitisprophylaxe, bei schmerzhaftem Milcheinschuss, schwerfließenden Brüsten, Milchstauung und Mastitis puerperalis eingesetzt. Es handelt sich um ein Hypophysenhinterlappenhormon, das in der Stillzeit den Milchaustritt fördert.

Pharmakokinetik

Arzneistoff	ED	TD	WE [min]	WD [h]	$t_{1/2}$ [min]	Z [a]	Ap/Rp
Oxytocin	4 I.E.		min		1–15		Rp

Schwangerschaft und Stillzeit
Keine Anwendung während Schwangerschaft und Geburt.

Nebenwirkungen
Reizung der Nasenschleimhaut, Gebärmutterkontraktionen, Blutdruckanstieg, Allergien.

Wechselwirkungen
Keine Wechselwirkungen bekannt.

Kontraindikationen
Überempfindlichkeit gegen den Wirkstoff.

Anwendungen
Etwa 2–3 min vor dem Stillen einen Sprühstoß in ein Nasenloch geben (4 I.E.), die Anwendung sollte im Sitzen erfolgen.

4 Mastzellstabilisatoren

4.1 Mastzellstabilisatoren zur nasalen Anwendung

Pharmakodynamik

Cromoglicinsäure und Nedocromil werden als Mastzellstabilisatoren bei allergischer Rhinitis (ganzjährig oder saisonal) eingesetzt und verhindern die Degranulation sensibilisierter Mastzellen und damit die Histamin-Freisetzung. Zusätzlich zeigen die Substanzen einen antiphlogistischen Effekt.

Pharmakokinetik

Arzneistoff	ED [mg]	TD [mg]	WE [h]	WD [h]	Z [a]	Ap/Rp
Cromoglicinsäure	2,8	11,2		4–6	0	Ap
Nedocromil	1,3	5,2		12	12	Ap

Schwangerschaft und Stillzeit

Die Anwendung sollte nur unter strenger Indikationsstellung (insbesondere im 1. Trimenon) erfolgen. Im ersten Drittel sollte Cromoglicinsäure möglichst nicht angewendet werden. Cromoglicinsäure geht in geringen Mengen in die Muttermilch über. Von Nedocromil ist kein teratogenes oder embryotoxisches Potential bekannt. Strenge Indikationsstellung.

Nebenwirkungen

Die Substanzen werden nur gering resorbiert, daher sind systemische Nebenwirkungen nicht zu erwarten. In Einzelfällen Heiserkeit und leichte lokale Reizerscheinungen. Unangenehmer Geschmack (Nedocromil 13,6 %).

Wechselwirkungen

Bisher keine bekannt.

Kontraindikationen
Überempfindlichkeit gegen den Wirkstoff.

Anwendung
Cromoglicinsäure: 4 × tgl. 1 Sprühstoß in jedes Nasenloch.
Nedocromil: 4 × tgl. 1 Sprühstoß in jedes Nasenloch.

Auch nach Abklingen der Beschwerden sollte die Behandlung so lange fortgesetzt werden, bis der Allergenkontakt unterbleibt.

4.2 Mastzellstabilisatoren zur Inhalation

Pharmakodynamik

Cromoglicinsäure und Nedocromil werden als Mastzellstabilisatoren zur Prophylaxe und Therapie bei asthmatischen Beschwerden als Dosieraerosol oder Inhalation eingesetzt. In erster Linie sind sie prophylaktisch wirksam. Ein Einsatz bei akuter Atemnot ist kontraindiziert.

Pharmakokinetik

Arzneistoff	ED [mg]	TD [mg]	PB [%]	BV [%]	t_{max} [min]	$t_{1/2}$ [h]	E	Z [a]	Ap/Rp
Cromoglicinsäure	1[2]	8	63–76	8–10	15–20	1–1,5	B, R	5	Ap
Cromoglicinsäure	20[1]	160[1]	63–76	8–10	15–20	1–1,5	B, R	2[1]	Ap
Nedocromil	2	16	80	8		2	B, R	12	Rp

[1] als Inhalationslösung
[2] Dosieraerosol

Schwangerschaft und Stillzeit

Strenge Indikationsstellung, kein teratogener Effekt bekannt, die Ausscheidung in die Muttermilch ist extrem gering, so dass für den Säugling kein Risiko droht. Von Nedocromil ist kein teratogenes oder embryotoxisches Potential bekannt.

Nebenwirkungen

Irritationen des Rachens und der Trachea, Reflexbronchokonstriktion, unangenehmer Geschmack (Nedocromil, 13,6%), Erbrechen, Schwindel. Selten: Bronchospasmus, Hautreaktionen.

Wechselwirkungen

β-Sympathomimetika fördern die Verteilung und damit die Wirkung.

Kontraindikationen

Überempfindlichkeit gegen Cromoglicinsäure bzw. Nedocromil.

Anwendung

Erwachsene und Kinder ab 2. bzw. 5. Lebensjahr 4 × tgl. Die volle Wirkung zeigt sich nach 2–4 Wochen. Die Verneblung kann mit elektrischen Verdampfern erfolgen. Die Anwendung erfolgt zur Langzeittherapie. Ein Behandlungsversuch sollte mindestens über 4–6 Wochen durchgeführt werden. Das Absetzen sollte ausschleichend über 1 Woche erfolgen. Die Lösungen werden im Regelfall unverdünnt angewendet.

5 Mukolytika

Pharmakodynamik
Ambroxol ist ein Sekretolytikum und Sekretomotorikum, zusätzlich zeigt es einen lokalanästhetischen Effekt. Ambroxol wird als Inhalation zur Sekretolyse bei chronischen bronchopulmonalen Erkrankungen eingesetzt.

Pharmakokinetik

Arzneistoff	ED [mg]	TD [mg]	WE [min]	WD [h]	PB [%]	BV [%]	$t_{1/2}$ [h]	E	Z [a]	Ap/Rp
Ambroxol	15	45	30	6–12	90	80	10	R	6	Ap

Bei älteren Menschen sind die Plasmakonzentrationen um 20–25 % erhöht.

Schwangerschaft und Stillzeit
Ambroxol geht in die Muttermilch über. Vorsichtige Anwendung in der Schwangerschaft, Teratogenität ist nicht bekannt.

Nebenwirkungen
Selten allergische Reaktionen, gelegentlich GIT-Störungen, Taubheitsgefühl der Zunge, Geschmacksstörungen.

Wechselwirkungen
Ambroxol kann die Konzentration von Antibiotika in der Lunge erhöhen (Amoxicillin, Erythromycin und Cefuroxim).

Weitere Wechselwirkungen mit Arzneimitteln oder Nahrung sind nicht bekannt.

Kontraindikationen
Patienten mit Hyperreagibilität der Bronchien.

Anwendung
1–2 × tgl. Inhalationen, die Anwendung erfolgt im Regelfall mit elektrischen Verdampfern, ein Mischen mit Kochsalzlösung ist möglich.

6 Migränetherapeutika

Pharmakodynamik
Sumatriptan und Zolmitriptan sind die einzigen zurzeit nasal verfügbaren Triptane. Sie sind zur Akutbehandlung der Migräne mit und ohne Aura zugelassen. Beide Substanzen sind selektive 5-HT$_{1B/1D}$-Agonisten und vermitteln die Kontraktion von bestimmten Blutgefäßen im Gehirn, wodurch die akute Migräneattacke verhindert werden kann.

Pharmakokinetik

Arzneistoff	ED [mg]	TD [mg]	WE [h]	WD [h]	PB [%]	BV [%]	t_{max} [h]	$T_{1/2}$ [h]	E	Z [a]	Ap/Rp
Sumatriptan	10–20	40	0,5	24	14–21	20	1,5	2	R	18	Rp
Zolmitriptan	2,5–5,0	10	0,25			40	2	3	R	18	Rp

Schwangerschaft und Stillzeit
Eine Anwendung in Schwangerschaft sollte nicht erfolgen. Triptane gehen in die Muttermilch über, daher sollte nach Anwendung 24 Stunden nicht gestillt werden.

Nebenwirkungen
1–10 %: Übelkeit, Erbrechen, geringfügige Veränderung der Leberwerte, schlechter Geschmack, brennendes Gefühl in Nase und Hals, Nasenbluten.

Wechselwirkungen
Keine Kombination mit Mutterkornalkaloiden, mindestens 24 Stunden Auswaschphase einhalten.

Anwendung
Sumatriptan: im Regelfall während einer Attacke 1 × 10 mg oder 20 mg, max. 2 × 20 mg nasal.
Zolmitriptan: im Regelfall 1 × 2,5 oder 5 mg nasal.

7 Parasympatholytika

Pharmakodynamik
Parasympatholytika werden als Dosieraerosole bei Asthma und COPD eingesetzt. Sie helfen nicht bei akuter Atemnot. Durch Blockade von Acetylcholinrezeptoren führen sie zu einer Bronchodilatation. Die Anwendung erfolgt meist in Kombination mit anderen Antiasthmatika.

Pharmakokinetik

Arzneistoff	ED [µg]	TD [µg]	WE [h]	WD [h]	PB [%]	BV [%]	$t_{1/2}$ [h]	t_{max} [h]	Z [a]	E	Ap/Rp
Ipratropiumbromid	20	160	0,5	4–6	20	20–35	2–4		6	B, R	Rp
Oxitropiumbromid[1]	100–200	600	0,5	4–6			9				Rp
Tiatropiumbromid	22,5	22,5	0,5	24	72	19,5	5–6	5	18	R	Rp

[1] Zurzeit (September 2005) kein Präparat im Handel.

Schwangerschaft und Stillzeit
Tiatropiumbromid soll nicht in Schwangerschaft und Stillzeit angewendet werden. Ipratropiumbromid sollte in der Schwangerschaft und Stillzeit insbesondere in den ersten drei Monaten nur nach sorgfältiger Abwägung eingesetzt werden.

Nebenwirkungen
Reizung von Mund, Rachen oder Trachea, Bronchospasmus. Lokale Mundtrockenheit, Harnverhalten, gastrointestinale Motilitätsstörungen.

Wechselwirkungen
Medikamente, die den Parasympathikus beeinflussen (z. B. Pirenzepin), Sympathomimetika und Parasympatholytika können Wirkung und Nebenwirkung verstärken.

Kontraindikationen
Überempfindlichkeit gegen den Wirkstoff.

Anwendung
Ipratropiumbromid: 3 × tgl. (möglichst gleichmäßig alle 4 Stunden).
Oxitropiumbromid: 2–3 × tgl.
Tiatropiumbromid: 1 × tgl.

8 β_2-Sympathomimetika

Pharmakodynamik

β_2-Sympathomimetika werden als Dosieraerosole zur Behandlung akuter Atemnot bei Astma oder COPD eingesetzt, sowie zur Verhütung und Behandlung von Atemwegserkrankungen mit reversibler Obstruktion, wie z.B. Asthma bronchiale, chronische Bronchitis oder Blählunge (Lungenenphysem). Die Substanzen führen durch Erregung von β_2-Rezeptoren des Sympathikus zu einer Bronchodilatation.

Pharmakokinetik

Arzneistoff	ED [mg]	TD [mg]	WE [min]	WD [h]	PB [%]	BV [%]	t_{max} [h]	$t_{1/2}$ [h]	E	Z [a]	Ap/Rp
Fenoterol	0,2–0,4	1,6	3–5	4–6	40		2	7	R, B	6	Rp
Formoterol	0,006–0,012	0,0–48	1–3	12	61–64	10			B, R	6	Rp
Pirbuterol[2]	0,25	0,5	3–5	4–6	k.A.			2–3	R		Rp
Reproterol	0,5–1	4	3–5	4–6					R		Rp
Salbutamol	0,1–0,2	1,0	5–15	3–4	10	10–20	3–5	2,7–5	R	4[1]	Rp
Salmeterol	0,025–0,05	0,2	10–20	12	93	20	3	3–4	B	4	Rp
Terbutalin	0,25–0,5	1,5	3–5	4–6	25	10		14	R	5	Rp

[1] nur bei Dosieraerosolen
[2] zurzeit in Deutschland nicht im Handel

Schwangerschaft und Stillzeit

Die Anwendung sollte nur unter strenger Indikationsstellung erfolgen. Eine tokolytische Wirkung ist bei Anwendung in der Schwangerschaft bei Inhalation nicht zu erwarten. Tetratogene Effekte von Pirbuterol, Fenoterol sind nicht bekannt.

Nebenwirkungen
Durch Inhalationen kann es zu Reizungen im Mund- und Rachenraum kommen, auch so genannte paradoxe Bronchospasmen sind möglich. Unruhe, Muskeltremor, Herzjagen.

Wechselwirkungen
β-Blocker: gegenseitige Wirkungsabschwächung. Antidiabetika: Verminderung der Blutzuckersenkung. Antiarrhythmika mit Formoterol: QT Intervallverlängerungen. Wechselwirkungen mit Theophyllin und systemischen Betamimetika (auch Verstärkung der Nebenwirkungen).

Kontraindikationen
Überempfindlichkeit gegen den jeweiligen Wirkstoff oder verwendete Hilfsstoffe wie die Treibmittel. Formoterol ist kontraindiziert bei Herzrhythmusstörungen, koronarer Herzkrankheit und Thyreotoxikose.

Anwendung
Formoterol: 2 × tgl. 1 ED im Abstand von 12 Stunden.
Salbutamol: 3–4 × tgl. 1 ED im Abstand von ca. 4 Stunden, die Anwendung sollte in Kombination mit Glucocorticoiden erfolgen. Bei erwartetem Allergenkontakt 10–15 min vorher 1 ED. Bei akuter Atemnot: 1 ED Salbutamol falls keine ausreichende Besserung 5–10 min später noch einmal 1 ED.
Salmeterol: 2 × tgl. 1–2 ED im Abstand von 12 Stunden (maximaler Effekt nach 2 Stunden), regelmäßige Anwendung.
Fenoterol: Akutbehandlung: 1-2 Hub (100 mg), Dauerbehandlung: 3–4 × tgl. 1–2 Hübe.
Terbutalin: Akutbehandlung: 1 Hub à 0,5 mg (max. 12 Hübe am Tag), Dauerbehandlung: 3 × tgl. 1 Hub à 0,5 mg.
Reproterol: 4 × tgl. 2 Hübe à 0,5 mg (maximal 16 Hübe pro Tag).

9 Virustatika

Virustatika zur Behandlung der Virusgrippe

Pharmakodynamik
Zanamivir ist ein Neuraminidasehemmstoff und wird als Dosieraerosol zur Akutbehandlung der Virusgrippe (Influenza A und B) eingesetzt. Die Neuraminidase ist ein Enzym auf der Virusoberfläche, welches für Vermehrung und Ausbreitung der Viren im Körper verantwortlich ist.

Pharmakokinetik

Arzneistoff	ED [mg]	TD [mg]	WE [h]	WD [h]	PB [%]	BV [%]	$t_{1/2}$ [h]	t_{max} [h]	E	Z [a]	Ap/Rp
Zanamivir	5	20	12	0	10–20	2–5	1–2		R	12	Rp

Schwangerschaft und Stillzeit
Sehr strenge Indikationsstellung in der Schwangerschaft (im Tierversuch nicht teratogen, aber plazentagängig), die Substanz geht in die Muttermilch über, eine Anwendung in der Stillzeit ist nicht empfohlen.

Nebenwirkungen
Die am häufigsten genannten unerwünschten Ereignisse, wie Beschwerden im Nasenraum, Kopfschmerzen, gastrointestinale Beschwerden, Hals-, Nasen- und Racheninfektionen, Bronchitis und Husten, traten sowohl in der Zanamivir- als auch in der Placebo-Gruppe etwa gleich häufig auf.

Wechselwirkungen
Sind nicht bekannt (keine Proteinbindung, keine Verstoffwechselung).

Kontraindikationen
Allergien gegen den Wirkstoff, Patienten unter 12 Jahre.

Anwendungen
2 × tgl. 2 Inhalationen (TD 20 mg) über 5 Tage.

Die Behandlung sollte so früh wie möglich, innerhalb von 48 Stunden nach Einsetzen der Symptome, beginnen. Eine Dosisanpassung bei älteren oder Nieren- und Leber-Erkrankten Patienten ist nicht notwendig.

SONSTIGE

1 Antimykotika zur Anwendung im Mund

Pharmakodynamik

Polyen-Antimykotika und das Azol Miconazol werden bei lokalen Candida-Infektionen im Mund (Mundsoor), Rachen und GIT-Bereich angewendet. Sie stehen als Mundgele, Suspensionen oder Lutschtabletten zur Verfügung. Die Resorption ist nur sehr gering (Amphotericin B 9%, Miconazol 20–30%). Die Polyene führen zu einer Schädigung der Pilzzellmembran, die Azole greifen in die Ergosterolbiosynthese ein.

Pharmakokinetik

Arzneistoff	Konz [%]	WE [h]	WD [h]	AW_{max}/d	AWD_{max} [Wo]	Z [a]	Ap/Rp
Amphotericin B	10	k.A.	k.A.	4	2	0	Rp
Miconazol	2	k.A.	k.A.	4	1–2	0	Ap/Rp
Natamycin	10 mg/ED	k.A.	k.A.	6	1–2	12	Rp
Nystatin	100 000 I.E./ml	k.A.	k.A.	4	2	0	Ap

Schwangerschaft und Stillzeit

Nystatin ist nicht plazentagängig, eine Teratogenität ist nachgewiesen, ein Übergang in die Muttermilch erfolgt nicht. Amphotericin B nur nach strenger Indikationsstellung. Ein Übergang in die Muttermilch ist nicht untersucht. Miconazol: nicht in Schwangerschaft und Stillzeit.

Nebenwirkungen

Übelkeit, Erbrechen, Durchfall, Ausschlag (1–10%), selten Urticaria.

Antimykotika zur Anwendung im Mund

Wechselwirkungen
Nystatin: keine beschrieben.
 Miconazol: Wechselwirkungen mit über Cytochrom-P-450 verstoffwechselten Arzneistoffen möglich (z.B. Terfenadin, Midazolam u.a.).

Kontraindikationen
Überempfindlichkeit gegen die Wirkstoffe. Miconazol: Lebererkrankungen.

Anwendung
Amphotericin: 4 × 100 mg/Tag. Zur Prophylaxe 2 × tgl. 100 mg für 2 Wochen. Neugeborene 100 mg/Tag.
Miconazol: 4 × 50–62 mg/Tag. Säuglinge 4 × tgl. 31 mg. Neugeborene 5 mg alle 6 Stunden. (Tageshöchstdosis: 20 mg/kg KG).
Natamycin: 4–6 × 10 mg/Tag.
Nystatin: 4 × (1–2) ml/Tag.

Die Anwendung sollte 2–3 Tage über das Verschwinden der Symptome hinaus durchgeführt werden. Im Regelfall erfolgt die Einnahme bei Mundsoor nach der Mahlzeit, bei Darmmykosen eher vor den Mahlzeiten. Die Arzneiformen werden im Regelfall nach längerer Verweilzeit im Mund geschluckt. Bei Säuglingen sollten sie daher möglichst weit vorne im Mund platziert werden.

SUPPOSITORIEN UND ANDERE REKTALIA

1 Analgetika

Pharmakodynamik
Metamizol, Paracetamol und Phenazon sind Analgetika mit antipyretischer und sehr schwacher antiphlogistischer Wirkung. Der genaue Wirkungsmechanismus ist nicht eindeutig geklärt. Vermutlich erfolgt aber eine zentrale nicht selektive COX-Hemmung.

Pharmakokinetik

Arzneistoff	ED [mg]	TD [mg]	WE [min]	WD [h]	PB [%]	BV [%]	t_{max} [h]	$t_{1/2}$ [h]	E	Z [a]	Ap/Rp
Metamizol	300–1000	5000	ca. 30		58	60–73	2,5	1,8–4,6	R	4	Rp
Paracetamol	75–1000	4000	ca. 30	4–6	max. 50	68–88	2–3	2	R	0	Ap
Phenazon	500	4000	ca. 30	4–8		100	1–2	11–12	R	16	Ap

Schwangerschaft und Stillzeit
Metamizol: Es ist nicht anzunehmen, dass Metamizol zu einer Schädigung des Feten führt. In den ersten drei Monaten sollte es nicht, danach nach strenger Indikationsstellung angewendet werden. Bis 48 Stunden nach Anwendung darf nicht gestillt werden.

Paracetamol: Anwendung nur nach strenger Nutzen-Risiko-Abwägung (es liegen aber keine Berichte über teratogene Wirkung während der ersten 4 Monate vor). Paracetamol geht in die Muttermilch über, bei einer kurzeitigen Einnahme ist ein Unterbrechen des Stillens nicht erforderlich.

Phenazon: Keine Anwendung in Schwangerschaft (insbesondere im letzten Drittel) und Stillzeit.

Nebenwirkungen

Allergische Reaktionen gegen Phenazon, Metamizol, Paracetamol, auch diese Vertreter gelten nicht als vollständig Asthma sicher (Analgetika-Asthma). Metamizol: selten Agranulocytose und anaphylaktischer Schock (0,001 %).

Wechselwirkungen

Antikoagulantien (Abfall des Warfarin-Spiegels), Enzyminduktoren (verkürzte Wirkdauer von Phenazon).

Kontraindikationen

Patienten mit Blutbildungsstörungen, Glucose-6-phosphat-Dehydrogenase-Mangel, Phenazon: Kinder unter 16 Jahren (Supp.). Metamizol: Säuglinge unter 3 Monaten, Leberfunktionsstörungen, Allergien gegen den Wirkstoff, Knochenmarksschädigungen. Paracetamol: Leber- oder Niereninsuffizienz, Alkoholiker.

Anwendung

Metamizol: bis zu 5 × tgl. 1 Supp.
Paracetamol: bis zu 4 × tgl. 1 Supp. (im Abstand von mindestens 6 Stunden), Kinder als ED 10–15 mg/kg KG bis 50 mg/kg KG als Tagesdosis.
Phenazon: bis zu 3 × tgl. 1–2 Supp.

Die Supp. werden möglichst nach dem Stuhlgang tief in den After eingeführt. Zur Verbesserung der Gleitfähigkeit evtl. Supp. in der Hand erwärmen oder ganz kurz in heißes Wasser tauchen. Trotz aller Bedenken zur Einnahme von Arzneimitteln in der Schwangerschaft gilt Paracetamol als Mittel der Wahl zur Behandlung von Fieber oder Schmerzen in der Schwangerschaft. Bei der Anwendung von Paracetamol bei Kindern und Säuglingen sollen mindestens 6 Stunden zwischen der Wiederholung von zwei ED liegen.

2 Antiemetika

2.1 Antihistaminika

Pharmakodynamik

Antiemetisch wirkende H_1-Antihistaminika greifen vor allem an der Area postrema in der Medulla oblongata an den Chemorezeptoren an, wodurch das Brechzentrum beeinflusst wird.

Sie werden bei Übelkeit in Zusammenhang mit Gastritis, Ulcus ventriculi oder duodeni, Cholezystopathie, nervösem Magen, acetonämischem und urämischem Erbrechen, meningitischem Reizsyndrom, Erbrechen bei Commotio cerebri, postnarkotisches Erbrechen, bei Erbrechen als Nebenwirkung nach Anwendung ionisierender Strahlen, zerebralem und arteriosklerotischem Schwindel, Meniere'schem Symptomenkomplex, zentralem und vestibulärem Reizsyndrom – vasomotorische Cephalgien, Narkosevorbereitungen und vor diagnostischen Eingriffen (besonders zur vegetativen Stabilisierung des Kreislaufs), sowie bei Erbrechen nach Medikamenten und Genussgiften eingesetzt. Dimenhydrinat ist das Salz des Diphenhydramins mit 8-Chlortheophyllin.

Pharmakokinetik

Arzneistoff	ED [mg]	TD [mg]	WE [min]	WD [h]	PB [%]	BV [%]	t_{max} [h]	$t_{1/2}$ [h]	E	Z [a]	Ap/Rp
Dimenhydrinat	40–150	600		3–6	98	40–70		3–9	R	Sgl[1]	Ap
Diphenhydramin	10–50	150	30–45	3–6	98–99	40	1	5–10	R		Ap

[1] ab 6 kg Körpergewicht

Schwangerschaft und Stillzeit

Von Dimenhydrinat ist keine embryotoxische Wirkung bekannt. Eine Anwendung im letzten Drittel der Schwangerschaft sollte wegen der Gefahr vorzeitiger Wehen nicht erfolgen. Da Dimenhydrinat in die Muttermilch übergeht, sollte vorsichtshalber nicht gestillt werden.

Nebenwirkungen
Das Arzneimittel kann das Reaktionsvermögen beeinflussen insbesondere bei Überdosierungen.
 Müdigkeit, Allergien.

Wechselwirkungen
Gegenseitige Verstärkung von zentraldämpfenden Medikamenten (Schlaf- und Beruhigungsmittel), Wirkungsverstärkung durch Alkohol.

Kontraindikationen
Akute Vergiftungen, Säuglinge mit weniger als 6 kg, Epilepsie.

Anwendung
Dimenhydrinat: Sgl (6–15 kg) 1–2 × tgl. 40 mg. Kdr (15–25 kg) 2–3 × tgl. 40 mg. Schulkdr (über 25 kg): 2–4 × tgl. 70 mg. Erwachsene und Jugendliche ab 14 Jahren: 1–3 × tgl. 150 mg.
Diphenhydramin: Erw und Kdr ab 12 J: bis 3 × tgl. 50 mg tief in den Enddarm. Sgl: 1–2 × 10 mg tgl. Kdr (1–6 J): 1–2 × 20 mg tgl. 6–12 J: 1–3 × 20 mg tgl.

2.2 Dopaminagonisten

Pharmakodynamik

Metoclopramid (MCP) ist ein zentraler Dopaminagonist, ferner zeigt es eine periphere cholinerge Aktivität. Es wirkt antiemetisch und beschleunigt die Magen-Darm-Passage. MCP wird bei Motilitätsstörungen des oberen Magen-Darm-Traktes, Übelkeit und Erbrechen (auch bei Migräne) eingesetzt.

Pharmakokinetik

Arzneistoff	ED [mg]	TD [mg]	WE [min]	WD [h]	PB [%]	BV [%]	t_{max} [h]	$t_{1/2}$ [h]	E	Z [a]	Ap/Rp
Metoclopramid	10–20	30	30	6–12	13–22	50–90	0,5–2	2–5	R	14[1]	Rp

[1] Tropfen sind bereits ab 2 Jahren zugelassen.

Schwangerschaft und Stillzeit

Bisher liegen keine Anzeichen für embryotoxische Wirkungen vor.

Kontraindikationen

Darmverschluss, Epilepsie.

Nebenwirkungen

Durchfall, Verstopfung, Schwindel, Müdigkeit, Angst- und Ruhelosigkeit.

Wechselwirkungen

Veränderung der Resorption anderer Arzneistoffe, Neuroleptika.

Anwendung

1–3 × tgl. ein Supp. in den After einführen.

3 Antitussiva

3.1 Pentoxyverin

Pharmakodynamik
Pentoxyverin ist ein mit den Opiaten verwandtes Antitussivum und wird rektal vor allem in der Kinderheilkunde als Hustenstiller eingesetzt.

Pharmakokinetik

Arzneistoff	ED [mg]	TD [mg]	PB [%]	BV [%]	t_{max} [h]	$t_{1/2}$ [h]	E	Z [a]	Ap/Rp
Pentoxyverin	8–20	20			4[1]	3		2	Ap

[1] t_{max} bei rektaler Gabe verlängert im Vergleich zu peroral, BV etwa doppelt so hoch.

Schwangerschaft und Stillzeit
Ausreichende Erfahrungen zum Einsatz beim Menschen in Schwangerschaft und Stillzeit liegen nicht vor. Pentoxyverin geht in die Muttermilch über. Die Anwendung in Schwangerschaft und Stillzeit darf nicht erfolgen.

Nebenwirkungen
Selten Müdigkeit. In Einzelfällen: allergische Reaktionen (Exantheme, anaphylaktische Reaktionen), sowie speziell bei Kleinkindern Krampfanfälle und Atemdepression.

Wechselwirkungen
Die sedierende Wirkung von zentraldämpfenden Arzneimitteln (z.B. Beruhigungsmittel, Schlafmittel) kann durch gleichzeitige Anwendung von Pentoxyverin verstärkt werden.

Kontraindikationen
Keine Anwendung bei Allergien gegen den Wirkstoff oder die Hilfsstoffe. Bei produktivem Husten ist eine strenge Indikationsstellung erforderlich.

Anwendung

Die Anwendung erfolgt im Regelfall bei Kindern. 2–3 Jahre: 8 mg 1–2× tgl. Ab 4 Jahren: 20 mg 1× tgl.

Die Anwendung sollte in den entleerten Enddarm erfolgen, am besten abends. Die Anwendung sollte nicht länger als 2 Wochen erfolgen.

4 Hormone

4.1 Glucocorticoide

Pharmakodynamik

Glucocorticoide werden rektal in erster Linie bei Entzündungen im unteren Dickdarm wie Colitis ulcerosa, Morbus Crohn oder Proktosigmoiditis angewandt. Im Vordergrund steht bei der Anwendung eine lokale Behandlung.

Daneben können Suppositorien mit Prednison und Prednisolon auch bei klassischen Glucocorticoidindikationen wie Asthma, Allergien, Krupp-Syndrom oder Rheuma angewendet werden. Glucocorticoide finden sich ferner in Suppositorien und Salben zur Behandlung von Hämorrhoiden.

Pharmakokinetik

Arzneistoff	ED [mg]	TD [mg]	WE [h]	WD [h]	PB [%]	BV [%]	t_{max} [h]	$t_{1/2}$ [h]	E	Z [a]	AWD_{max} [d]	Ap/Rp
Betamethason-21-dihydrogenphosphatdinatrium	6,6	6,6	k.A.	36–72	65	k.A.	k.A.	5	R	k.A.	120	Rp
Budesonid	2,3	2,3				15		2–3			240	Rp
Hydrocortisonacetat	2000	4000			95	30–90		1,5	R		21	Rp
Prednisolon	100	200	12–36	50–85		50	2,5	2–4	R		2	Rp
Prednison	5–100	200	12–36	50–90		29	5	3,5	R		2	Rp

Schwangerschaft und Stillzeit

Strenge Indikationsstellung in Schwangerschaft und Stillzeit, Hydrocortison geht in geringen Maßen in die Muttermilch über (< 1 % der Dosis). Prednison zeigte im Tierversuch embryotoxische und teratogene Effekte.

Glucocorticoide

Nebenwirkungen
Hautveränderungen, Stoffwechselstörungen, Störung des Immunsystems und der Abwehrfunktion, Überempfindlichkeitsreaktionen.

Wechselwirkungen
Salicylate, Indometacin und andere NSAR, orale Antidiabetika und Enzyminduktoren.

Kontraindikationen
Keine absoluten Kontraindikationen, aber lokale Superinfektionen, die auf antibiotische oder chemotherapeutische Behandlung nicht reagieren.

Anwendung
Die Anwendung sollte im Regelfall 1 × tgl. in den Morgenstunden erfolgen. Bei Einläufen sollte der Patient anschließend einige Stunden liegen bleiben. Bei Patienten, bei denen dies nicht möglich ist, sollte die Anwendung am Abend erfolgen. Die Anwendung sollte auf [2–]4 Wochen beschränkt werden. Die volle Wirksamkeit zeigt sich nach 2–4 Wochen. Die Gefahr unerwünschter Wirkungen ist bei Kurzzeitbehandlung gering.

Prednison: in der Akutbehandlung Kleinkinder: 1 × 100 mg, die Dosis maximal 1 × wiederholen.

5 Laxantien

5.1 Bisacodyl

Pharmakodynamik
Bisacodyl ist ein Abführmittel mit Diphenolstruktur, das vorwiegend im Dickdarm wirkt und die Resorption von Flüssigkeit und Elektrolyten hemmt. Es wird zur kurzfristigen Anwendung bei Obstipation, Erkrankungen, die eine Darmentleerung erfordern, sowie zur Vorbereitung von Operationen und diagnostischen Eingriffen eingesetzt.

Pharmakokinetik

Arzneistoff	ED [mg]	TD [mg]	WE [h]	WD [h]	AW_{max}/d	AWD_{max} [Wo]	Z [a]	Ap/Rp
Bisacodyl	5–10	10	0,25–1,0	k.A.	1	1	2[1]	Ap

[1] Nicht alle Präparate ab 2 J. zugelassen, Supp. 10 mg erst ab 6 J.

Schwangerschaft und Stillzeit
Strenge Indikationsstellung; schädliche Wirkungen bei Einnahme während der Schwangerschaft sind nicht bekannt. Tritt nicht in die Muttermilch über.

Nebenwirkungen
Die längerfristige Einnahme führt zu Darmträgheit, Wasser- und Elektrolytverlust. Besonders bei Komedikation mit Herzglykosiden, Diuretika und Nebennierenrindenhormonen kann dies zu einer Funktionsstörung des Herzmuskels und Muskelschwäche führen.

Wechselwirkungen
Verstärkung der Wirkung von Herzglykosiden auf den Herzmuskel, Verstärkung der Kaliumausscheidung in Kombination mit Diuretika und Nebennierenrindenhormonen.

Kontraindikationen
Kinder unter 2 Jahren sowie Ileus. Vorsicht ist geboten bei Störungen des Wasser- und Elektrolythaushaltes sowie bei akut entzündlichen Erkrankungen des GIT.

Anwendung
Anwendung von 1 Supp. führt zur Entleerung des Darmes innerhalb von ¼–1 Stunde.

5.2 Glycerol/Glycerin

Pharmakodynamik
Glycerol wird als Gleitmittel in Form von Zäpfchen bei Verstopfung und schmerzendem Stuhlgang eingesetzt. Ferner wirkt es durch Dehydrierung und Reizung der Darmschleimhaut.

Pharmakokinetik

Arzneistoff	ED [g]	TD [g]	WE [h]	WD [h]	AW_{max}/d	AWD_{max} [Wo]	Ap/Rp
Glycerol 85%	0,75–1	2	2	k.A.	2	k.A.	Ap

Schwangerschaft und Stillzeit
Keine schädigende Wirkung.

Nebenwirkungen
Unter Umständen Reizung der Darmschleimhaut.

Wechselwirkungen
Gleichzeitige Verwendung von Kondomen kann zu einer Beeinträchtigung der Sicherheit von Kondomen führen.

Kontraindikationen
Nicht anzuwenden bei Verdacht auf Darmverschluss und Blinddarmentzündung.

Anwendung
Erwachsene: 1–2 Supp. bei Bedarf; bei hartnäckiger Verstopfung kann 1 Supp. nachdosiert werden. Kinder: 1–2 Supp. (0,75 g) bei Bedarf; bei hartnäckiger Verstopfung kann 1 Supp. nachdosiert werden. Säuglinge: 1 Supp. bei Bedarf.

Mindestens 1 Stunde wirken lassen.

5.3 Natriumhydrogenphosphat/Natriumdihydrogenphosphat

Pharmakodynamik
Kombinationen aus Natriumdihydrogenphosphat und Natriumhydrogenphosphat werden zur Vorbereitung von Darmspiegelungen, Operationen, Geburten, urologischen und gynäkologischen Untersuchungen verwendet. Sie wirken als Osmolaxantien über einen vermehrten Wassereinstrom ins Darmlumen (salinische Abführmittel).

Pharmakokinetik

Arzneistoff	Konz [%]	Vol. [ml]	WE [h]	WD [h]	AW_{max}/Tag	AWD_{max} [Wo]	Z [a]	Ap/Rp
NaH_2PO_4/Na_2HPO_4	16,0/6,0	120	sofort	k.A.		1	2	Ap

Schwangerschaft und Stillzeit
Keine Angaben.

Nebenwirkungen
Überempfindlichkeit gegen das Konservierungsmittel.

Wechselwirkungen
Keine Angaben.

Kontraindikationen
Blutungen im Verdauungstrakt, Peritonitis, Blinddarmentzündung, Niereninsuffizienz, bei Säuglingen und Kleinkindern unter 2 Jahren.

Anwendung
Einlauf mit einem Beutel von 120 ml.

5.4 Natriumphosphat/Natriumhydrogencarbonat

Pharmakodynamik
Kombinationen von Natriumphosphat und Natriumhydrogencarbonat werden als so genannte Osmolaxantien zur Behandlung bei Obstipation, Vorbereitungen von Darmspiegelungen, Operationen, Geburten, urologischen und gynäkologischen Untersuchungen verwendet. Zusätzlich soll aus Carbonaten freigesetztes Kohlendioxid eine Reizwirkung auf den Enddarm entwickeln.

Pharmakokinetik

Arzneistoff	ED [mg]	TD [mg]	WE [h]	WD [h]	AW_{max}/d	AWD_{max} [Wo]	Z [a]	Ap/Rp
Na_3PO_4/$NaHCO_3$	125/ 175– 500/ 680	1000/ 1320	½–1	k.A.	2	1	0	Ap

Schwangerschaft und Stillzeit
Kann auch in Schwangerschaft und Stillzeit angewendet werden.

Nebenwirkungen
Brennen.

Wechselwirkungen
Keine Angaben.

Kontraindikationen
Alle Erkrankungen im Anal- und Rektalbereich bei denen leicht CO_2 resorbiert werden kann. Ileus.

Anwendung
Bei Bedarf ein Supp. Im Bedarfsfall nach ½–1 Stunde zu wiederholen.

5.5 Sorbit (Sorbitol)

Pharmakodynamik
Sorbit gehört zur Gruppe der Osmolaxantien und wird als Klysma zur Darmentleerung vor Untersuchungen des GIT, bei Obstipation und bei Erkrankungen, die einen erleichterten Stuhlgang erfordern, eingesetzt.

Pharmakokinetik

Arzneistoff	Konz [%]	Vol [ml]	WE [min]	WD [h]	AW_{max}/d	AWD_{max} [Wo]	Ap/Rp
Sorbitol	20		10–20	–		1	Ap

Schwangerschaft und Stillzeit
Keine Angaben.

Nebenwirkungen
Die längerfristige Einnahme führt zu Darmträgheit, Wasser- und Elektrolytverlust. Besonders bei Komedikation mit Herzglykosiden, Diuretika und Nebennierenrindenhormonen kann dies zu einer Funktionsstörung des Herzmuskels und Muskelschwäche führen.

Wechselwirkungen
Verstärkung der Wirkung von Herzglykosiden auf den Herzmuskel, Verstärkung der Kaliumausscheidung in Kombination mit Diuretika und Nebennierenrindenhormonen.

Kontraindikationen
Darmverschluss, akut entzündliche Erkrankungen des GIT, abdominale Schmerzen unbekannter Genese, Unverträglichkeit gegen Fruchtzucker, Störungen des Wasser- und Elektrolythaushaltes. Nicht anzuwenden bei Säuglingen und Kleinkindern.

Anwendung
Erwachsene: 100–150 ml. Kinder über 6 Jahren: 50–75 ml. Die Wirkung tritt innerhalb von 10–20 min ein.

6 Migränetherapeutika

6.1 Mutterkornalkaloide

Pharmakodynamik

Ergotamin wird zur Anfallskupierung der Migräne mit und ohne Aura und bei ophthalmologischer Migräne, retinaler Migräne, Cephalaea vasomotorica oder Cluster-Kopfschmerzen (Bing-Horton-Syndrom) eingesetzt. Ergotamin hat eine vasokonstriktorische Wirkung auf venöse und arterielle Gefäße. Daneben besitzt Ergotamin eine uteruskontrahierende Wirkung. Die Bioverfügbarkeit ist bei rektaler Gabe deutlich höher als bei peroraler Gabe.

Pharmakokinetik

Arzneistoff	ED [mg]	TD [mg]	WE [h]	WD [h]	PB [%]	BV [%]	t_{max} [h]	$t_{1/2}$ [h]	E	Z [a]	Ap/Rp
Ergotamin	1–1,5	6	2–5		93	25–60	1	1–3	B	18	Rp

Schwangerschaft und Stillzeit

Ergotamin darf nicht in Schwangerschaft und Stillzeit angewendet werden (Stimulierung des Uterus).

Nebenwirkungen

Häufigste Nebenwirkungen von Ergotamin sind Übelkeit, Erbrechen und Diarrhöen. Gelegentlich wird nach Ergotamineinnahme über Muskelschwäche, Muskelschmerzen und Parästhesien (Kribbeln, Taubheit) in den Extremitäten geklagt. In seltenen Fällen können Herzschmerzen sowie kurzfristige Tachy- oder Bradykardien auftreten.

Wechselwirkungen

Triptane, Wirkungsverstärkung durch Coffein, β-Blocker, α-Blocker.

Kontraindikationen

Gefäßerkrankungen, Angina pectoris, Hypertonie.

Anwendung
Max. 3 × tgl. 1 Supp. (pro Woche max. 10 mg, pro Monat max. 20 mg), kein gleichzeitiger Einsatz mit Triptanen.

6.2 Triptane

Pharmakodynamik

Zur Behandlung akuter Migräneanfälle sind heute die Triptane erste Wahl. Sie stellen 5-$HT_{1B/1D}$-Agonisten dar. Bei Migräneanfällen mit starkem Erbrechen sind Suppositorien angezeigt.

Pharmakokinetik

Arzneistoff	ED [mg]	TD [mg]	WE [h]	WD [h]	PB [%]	BV [%]	t_{max} [h]	$t_{1/2}$ [h]	E	Z [a]	Ap/Rp
Sumatriptan	25	50	0,5	24	14–21	20	1,5	2	R	18	Rp

Schwangerschaft und Stillzeit

Anwendung nur nach strenger Nutzen-Risiko-Abwägung Über eine erhöhte Missbildungsrate im 1. Trimenon liegen keine Berichte vor.

Nebenwirkungen

1–10 %: Übelkeit, Erbrechen, geringfügige Veränderung der Leberwerte.

Wechselwirkungen

Mutterkornalkaloide und MAO-Hemmer. Keine Kombination mit Mutterkornalkaloiden, mindestens 24 Stunden Auswaschphase.

Kontraindikationen

Patienten mit schwerer Hypertonie, koronaren Ereignissen.

Anwendung

Normale Dosierung: 1 × 1 ED innerhalb von 24 Stunden, eine zweite Dosis verspricht keinen besseren Erfolg. Tritt nach der ersten Dosis eine Besserung auf und die Schmerzen treten danach aber wieder auf, kann nach 2 Stunden eine weitere ED gegeben werden. Eine Kombination mit Paracetamol, Ibuprofen oder anderen NSAR ist möglich. Mindestens 6 Stunden Einnahmeabstand zu Mutterkornalkaloiden.

7 NSAR

7.1 Oxicame

Pharmakodynamik

Die Oxicame werden hauptsächlich als Analgetika und Antirheumatika vor allem zur symptomatischen Langzeitbehandlung der rheumatoiden Arthritis (chronischen Polyarthritis) und zur symptomatischen Behandlung der Spondylitis ankylosans (Morbus Bechterew) eingesetzt.

Pharmakokinetik

Arzneistoff	ED [mg]	TD [mg]	WE [h]	WD [h]	PB [%]	BV [%]	t_{max} [h]	$t_{1/2}$ [h]	E	Z [a]	Ap/Rp
Lornoxicam	12	24			99		1–2	3–4	R, B	18	Rp
Meloxicam	7,5–15	15		24	99	88		20	R, B	18	Rp
Piroxicam	10–20	40			98		5–6	30–60	R, B	18	Rp
Tenoxicam	20	40		24	99	80		70–90	R	18	Rp

Schwangerschaft und Stillzeit

Piroxicam nur nach strenger Abwägung im ersten und zweiten Drittel, keine Anwendung im letzten Drittel der Schwangerschaft, strenge Indikation in der Stillzeit. Lornoxicam und Meloxicam dürfen nicht in der Schwangerschaft und Stillzeit angewendet werden.

Nebenwirkungen

GIT-Störungen (bis 10%). Hautausschlag, Kopfschmerzen, Schwindel, Müdigkeit (bis 1%).

Wechselwirkungen

Kombination mit Glucocorticoiden erhöht GIT-Störungen. Von Lithium, Phenytoin ist eine Erhöhung der Serumspiegel möglich.

Kontraindikationen

Überempfindlichkeit gegen die Wirkstoffe. Magen- und Darmgeschwüre.

Anwendung

Lornoxicam: 2 × tgl. 1. Supp.
Meloxicam: 1 × 7,5 mg (bei nicht ausreichender Wirkung 1 × 15 mg).
Piroxicam: im Regelfall 1 × tgl. 20 mg, in Ausnahmefällen zu Beginn 2 × tgl. 1 Supp. à 20 mg.
Tenoxicam: 1 × tgl. 1 Supp. (weitere Dosiserhöhung bringt keinen weiteren Erfolg, Ausnahme Gichtanfall: 1 × 2 Supp.).

Supp. sollen möglichst nach dem Stuhlgang tief in den After eingeführt werden.

7.2 Saure Analgetika

Pharmakodynamik

Die nicht selektiven COX-Hemmer Diclofenac, Ibuprofen, Tiaprofensäure, Naproxen und Indometacin werden rektal zur Behandlung von Schmerzen, Fieber und Entzündungen eingesetzt, insbesondere bei Erkrankungen des rheumatischen Formenkreises (chronische Arthritiden, insbesondere rheumatoide Arthritis [chronische Polyarthritis], Spondylitis ankylosans [Morbus Bechterew] und anderen entzündlich-rheumatischen Wirbelsäulenerkrankungen, Reizzuständen bei Arthrosen und Spondylarthrosen, Weichteilrheumatismus) und Gicht (akute Arthritiden, einschließlich Gichtanfall). Daneben können sie bei schmerzhaften Schwellungen oder Entzündungen nach Verletzungen oder Operationen, primärer Dysmenorrhoe, Tumorschmerzen, insbesondere bei Skelettbefall oder entzündlich-peritumoralem Ödem eingesetzt werden.

Pharmakokinetik

Arzneistoff	ED [mg]	TD [mg]	WE [min]	WD [h]	PB [%]	BV [%]	t_{max} [h]	$t_{1/2}$ [h]	E	Z [a]	Ap/Rp
Diclofenac	25–100	150	.		99	100	0,5	2	R, B	1	Rp
Ibuprofen	200–600	2200	30	4–6	99		0,5–1	1,8–3.5	R	15[1]	Ap/Rp
Indometacin	50–100	150	30	12	93	100	0,5–3	2–4	R, B	14[1]	Rp
Ketoprofen	100	300			99	70	1–2	1,5–2,5			Rp
Naproxen	250–500	500	60	7	99	k.A.	2–4	10–18	R	11	Rp
Tiaprofensäure	300	600		12	98	70		1,5–3	R		Rp

[1] Bei Applikation als Suppositorien

Schwangerschaft und Stillzeit
Diclofenac, Naproxen und Indometacin sollten nicht während der Schwangerschaft und Stillzeit eingesetzt werden. Eine absolute Kontraindikation liegt im letzten Schwangerschaftsdrittel vor. Diclofenac kann unter strenger Indikationsstellung in einzelnen Fällen im ersten und zweiten Drittel der Schwangerschaft verordnet werden. Für Indometacin liegen unklare Daten zu Teratogenität, Karzinogenität oder Mutagenität vor (Warnung vor möglicherweise schweren Schädigungen am Foetus). Ibuprofen sollte nicht im letzten Trimenon angewendet werden. Naproxen geht in die Muttermilch über.

Nebenwirkungen
Allergische Reaktionen. GIT-Störungen wie Sodbrennen, Magenschmerzen (meist Dosisabhängig). Bei Indometacin: Stirnkopfschmerz, Natrium-Wasserretention möglich. Indometacin kann das Reaktionsverhalten einschränken.

Wechselwirkungen
Indometacin, Naproxen und Ibuprofen können die Methotrexat-, Phenytoin-, Lithium- und Digoxin-Spiegel erhöhen, die Wirkung von Diuretika und Antihypertonika (z.B. ACE-Hemmer) kann abgeschwächt werden. Eine Wechselwirkung mit Antidiabetika von Sulfonylharnstoff-Typ ist möglich.

Kontraindikationen
Allergien gegen NSAR oder einen der Hilfsstoffe.

Anwendung
Diclofenac: Erwachsene 1–2 × tgl. 1 Supp.
Ibuprofen: Erwachsene 2–4 Supp. tgl.
Indometacin: Erwachsene 1–2 × tgl. 50–75 mg Supp.
Ketoprofen: Erwachsene 1–2 in Ausnahmefällen 3 Supp. tgl.
Naproxen: Erwachsene 1 × tgl. 500 mg oder 2 × tgl. 250 mg. Kinder und Jugendliche 10–15 mg/kg KG Tageshöchstdosis: 15 mg/kg KG).
Tiaprofensäure: alle 12 h 1 Supp.

8 Opioide

Pharmakodynamik

Tramadol, Codein, Pethidin, Pentazocin und Morphin werden als Opioid-Analgetika bei mittelstarken Schmerzen (Tramadol, Codein) und starken und stärksten Schmerzen (Morphin, Pethidin, Pentazocin) eingesetzt. Tramadol ist ein nicht selektiver reiner Agonist an µ-, δ- und κ-Opioidrezeptoren mit größerer Affinität an m-Rezeptoren.

Pharmakokinetik

Arzneistoff	ED [mg]	TD [mg]	WE [min]	WD [h]	PB [%]	BV [%]	t_{max} [h]	$t_{1/2}$ [h]	E	Z [a]	Ap/Rp
Codein	5–60	240			7–10			3–5	R	1[2]	Rp
Morphin	10–30	240		4–5	35	30	0,5	2–3	R,B		Btm
Pentazocin	50	200	15–30	3–5	63	18	2,5	2–5	R	12	Btm
Pethidin	100	500			37–75	98	0,2	4–6			Btm
Tramadol	100	400	30	4–8	20	70		6	R	1[1]	Rp

[1] Die Dosierung für Kinder lässt sich mit handelsüblichen Suppositorien nicht erzielen.
[2] Nur in Kombination mit Paracetamol für Kinder im Handel.

Schwangerschaft und Stillzeit

Normalerweise keine Anwendung in Schwangerschaft und Stillzeit. Morphin wird in die Muttermilch ausgeschieden und kann zu Reaktionen beim Säugling führen. Eine Anwendung in der Schwangerschaft darf nur bei extrem strenger Nutzen-Risiko-Abwägung erfolgen. Morphin zeigt mutagene und teratogene Effekte, daher keine Anwendung in Schwangerschaft und Stillzeit.

Nebenwirkungen

GIT-Störungen (10%), insbesondere Erbrechen, Obstipation, allergische Reaktionen (nur selten bei Morphin).

Wechselwirkungen

Mit zentral dämpfenden Medikamenten (Hypnotika und Sedativa), Alkohol.

Kontraindikationen

Absolute Kontraindikationen: bekannte Überempfindlichkeit gegen die Arzneistoffe oder andere Bestandteile des Präparates, bestehender Ileus, Bestehen einer Schwangerschaft, akute Alkohol-, Schlafmittel-, Analgetika- oder Psychopharmaka-Intoxikation, Drogensubstitution, Ateminsuffizienz.

Anwendung

Codein: maximal 4 × tgl. 1 Supp. (Abstand von 6 Stunden).
Morphin: maximal 6 × tgl. 1 Supp.
Pentazocin: 3–4 × tgl. 1 Supp. (maximal 200 mg).
Pethidin: maximal bis zu 5 × tgl. 1 Supp.
Tramadol: maximal 4 × tgl. 1 Supp. (in schweren Fällen auch höhere Dosen).

Die Supp. werden möglichst nach dem Stuhlgang tief in den After eingeführt. Zur Verbesserung der Gleitfähigkeit evtl. Supp. in der Hand erwärmen oder ganz kurz in heißes Wasser tauchen.

9 Proktologika

9.1 Hämorrhoidalia

Pharmakodynamik

Lokalanästhetika und einige andere Substanzen (z.B. Hamamelisextrakte) werden zur Behandlung von Hämorrhoidalbeschwerden mit Juckreiz, Nässen und Brennen eingesetzt. Die Lokalanästhetika wirken juckreizstillend; Hamamelis-Extrakte adstringierend und heilungsfördernd. Die Präparate enthalten zusätzlich entzündungshemmende und juckreizstillende Corticoide (siehe dort), fibrinolytisch und antiphlogistisch wirkendes Pentosanpolysulfat und Immunsystem-stimulierende *E.coli*-Bakterienkultursuspensionen.

Pharmakokinetik

Arzneistoff	ED [mg]	TD [mg]	WE [h]	WD [h]	PB [%]	BV [%]	t_{max} [h]	$t_{1/2}$ [h]	E	Z^1 [a]	AWD_{max} [d]	Ap/Rp
Benzocain	100,0	300,0	min	1–2	k.A.	k.A.	k.A.	k.A.	R	[2]	k.A.	Ap
Cinchocain	6,0	12,0	0,25–0,5	4–5	65	k.A.	k.A.	k.A.			~21	Rp
E.coli-Bakteriensuspension	387,1	774,2	k.A.	k.A.	k.A.	k.A.	k.A.	k.A.			längere Zeit	Ap
Hamamelis	400,0	800,0	k.A.	k.A.	k.A.	k.A.	k.A.	k.A.			längere Zeit	Ap
Lidocain	60,0	120,0	0,25	2–3	~60	100	k.A.	1,5–2,0	R	k.B.	28–42	Ap
Pentosanpolysulfat	3,0	9,0	k.A.	k.A.	k.A.	k.A.	k.A.	k.A.			21	Ap
Polidocanol	10,0	30,0	rasch	k.A.	k.A.	k.A.	k.A.	k.A.			einige Wochen	Ap

[1] Hämorrhoiden sind keine Erkrankungen bei Kindern.
[2] keine Anwendung bei Säuglingen; Kleinkinder unter 4 Jahren nur unter strenger ärztlicher Aufsicht

Schwangerschaft und Stillzeit

E.coli/Hamamelis/Polidocanol: keine Bedenken in Schwangerschaft und Stillzeit.

Cinchocain/Benzocain/Lidocain: nur nach strenger Indikationsstellung.

Nebenwirkungen
Überempfindlichkeitsreaktionen (< 1 %), Benzocain: Methämoglobinämie (< 0,01 %).

Wechselwirkungen
Pentosanpolysulfat: Heparin, andere Antikoagulantien: verstärkte blutgerinnungshemmende Wirkung.

Bei Anwendung im Anal-Genital-Bereich kann es zur Beeinflussung der Festigkeit von Kondomen kommen.

Kontraindikationen
Überempfindlichkeit gegenüber einem Bestandteil. Benzocain: Leberfunktionsstörungen, Pseudocholinesterasemangel, gleichzeitige Sulfonamid-Therapie. Pentosanpolysulfat: blutende Hämorrhoiden, Störungen des Gerinnungssystems mit Blutungsneigung.

Anwendung
Hämorrhoidalsuppositorien werden idealerweise nach der Stuhlentleerung appliziert. Suppositorien mit Mulleinlage stellen eine Fixierung im Analkanal und der Ampulla recti sicher (Sitz ggf. korrigierbar), wodurch der Wirkstoff gezielt am Ort der Erkrankung abgegeben werden kann.

9.2 Sulfasalazin

Pharmakodynamik
Sulfasalazin und Mesalazin wirken entzündungshemmend und werden rektal bei Colitis ulcerosa, Morbus Crohn, Strahlencolitis und kollagener Colitis des Rektums und Sigmoids als Ergänzung zur oralen Therapie eingesetzt. Die Anwendung kann zur Akutbehandlung und Prophylaxe erfolgen. Der genaue Wirkungsmechanismus ist unbekannt.

Pharmakokinetik

Arzneistoff	ED [mg]	TD [mg]	WE [h]	WD [h]	PB [%]	BV [%]	t_{max} [h]	$t_{1/2}$ [h]	E	Z [a]	Ap/Rp
Mesalazin	250–500	1500			43				R, B	6	Rp
Sulfsalazin	500	2000			95			5–7	R, B	2	Rp

Schwangerschaft und Stillzeit
Bisher ergaben klinische Behandlungen und experimentelle Untersuchungen keine teratogenen oder ikterischen Wirkungen von Sulfasalazin. Die in der Muttermilch festgestellten Werte haben sich bisher als risikolos für ein gesundes Kind herausgestellt. Die Gefahr eines Kernikterus besteht nicht. Beim Stillen von Frühgeborenen oder Neugeborenen mit neonatalem Ikterus ist jedoch Vorsicht geboten. Mesalazin sollte nur unter strenger Nutzen-Risiko-Abwägung eingesetzt werden.

Nebenwirkungen
Nebenwirkungen sind bei den Supp. deutlich geringer als bei peroraler Gabe, hauptsächlich Appetitmangel, Brechreiz und Erbrechen, Juckreiz, Exantheme, Bauchschmerzen, allgemeines Schwächegefühl, Müdigkeit, Kopfschmerz.

Wechselwirkung
Verringerung der Folsäureresorption. Antibiotika können die Wirksamkeit von Sulfasalazin verringern.

Kontraindikationen
Allergien gegen Sulfonamide, Patienten mit Erkrankungen der blutbildenden Organe.

Anwendung
Morgens und abends 1–2 Supp.

Reichliches Trinken wird empfohlen, um eine Kristallurie oder Nierensteinbildung zu vermeiden.

10 Psychopharmaka

10.1 Benzodiazepine

Pharmakodynamik

Benzodiazepine werden rektal bei akuten und chronischen Spannungs-, Erregungs- und Angstzuständen eingesetzt, ferner vor chirurgischen und diagnostischen Eingriffen, bei Zuständen mit erhöhtem Muskeltonus, Status epilepticus, Tetanus oder Fieberkrämpfen. Die Wirkung wird durch Angriff am GABA-Rezeptor vermittelt.

Pharmakokinetik

Arzneistoff	ED [mg]	TD [mg]	WE [min]	WD [h]	PB [%]	BV [%]	t_{max} [h]	$t_{1/2}$ [h]	E	Z [m]	Ap/Rp
Diazepam	5–10	60	5[1]		95–99	80–100	0,2[1] 2–5	20–100	R	6	Rp

[1] Einlauf

Schwangerschaft und Stillzeit

Der Einsatz in der Schwangerschaft sollte nur bei zwingender Indikation erfolgen. Berichte über schädigende Wirkung auf das Ungeborene liegen vor, da sich Diazepam im Kreislauf des Kindes anreichern kann. Beim Ungeborenen kann sich bei längerer Exposition eine Abhängigkeit entwickeln.

Diazepam geht in die Muttermilch über. Unter der Therapie sollte nicht gestillt werden.

Nebenwirkungen

Unerwünscht starke Tagessedierung sowie Müdigkeit (Schläfrigkeit, Mattigkeit, Benommenheit, verlängerte Reaktionszeit), Schwindelgefühl, Kopfschmerzen, Ataxie, Verwirrtheit, anterograde Amnesie. Am Morgen nach der abendlichen Einnahme können Überhangseffekte (Konzentrationsstörung und Restmüdigkeit) die Reaktionsfähigkeit beeinträchtigen. Wegen der muskelrelaxierenden Wirkung von Diazepam ist insbesondere bei älteren Patienten Vorsicht (Sturzgefahr) geboten. Selten GIT-Störungen, Atemdepression.

Wechselwirkungen
Omeprazol, Cimetidin oder Disulfiram: Wirkung von Diazepam verstärkt und verlängert. Zentral wirksame Medikamente, Muskelrelaxantien, Alkohol gegenseitige Wirkungsverstärkung. Beschleunigte Ausscheidung bei Rauchern. Theophyllin kann die Wirkung von Diazepam aufheben.

Kontraindikationen
Überempfindlichkeit gegen Benzodiazepine, schwere Formen der Myastenia gravis, Abhängigkeitssyndrom.

Anwendung
Der Schwerpunkt der Behandlung ist auf den Abend zu legen, im Regelfall abends ein 5- oder 10-mg-Supp. tief in den After einführen.

11 Spasmolytika

Pharmakodynamik
Butylscopolamin wird bei leichten bis mäßig starken Spasmen im Bereich von Magen und Darm sowie bei kolikartigen Beschwerden der Galle und der ableitenden Harnwege verwendet. Die Verbindung ist nicht zentral wirksam.

Pharmakokinetik

Arzneistoff	ED [mg]	TD [mg]	WE [h]	WD [h]	PB [%]	BV [%]	t_{max} [h]	$t_{1/2}$ [h]	E	Z [a]	Ap/Rp
Butylscopolamin	7,5–10	100			3–11	3		5,1		6	Ap

Schwangerschaft und Stillzeit
Es liegen keine hinreichenden Daten für die Verwendung von Butylscopolamin bei Schwangeren vor. In tierexperimentellen Studien zeigte Butylscopolaminiumbromid keine teratogenen Effekte. Es ist nicht bekannt, ob Butylscopolaminiumbromid die Placenta passiert, so dass pharmakologische Wirkungen am Embryo/Feten möglich sind. Daher sollte die Anwendung von Butylscopolamin in der Schwangerschaft nur unter strenger Indikationsstellung erfolgen.

Nebenwirkungen
0,1–1 %: Überempfindlichkeitsreaktionen, z.B. Hautausschlag mit Juckreiz, Urticaria, Blutdruckabfall. 0,01 % (sehr selten): Schwindel, Übelkeit, Brechreiz und Dyspnoe, anaphylaktischer Schock beobachtet.

Wechselwirkungen
Amantadin, trizyklische Antidepressiva.

Kontraindikationen
Stenosen im GIT, Harnverhalten, Engwinkelglaukom, tachykarde Herzrhythmusstörungen.

Anwendung
Erwachsene und Schulkinder 3–5 × tgl. 1–2 Supp.

12 Sonstige Rektalia

12.1 Theophyllin (in Deutschland zurzeit nicht im Handel)

Pharmakodynamik

Theophyllin wird zur Behandlung und Verhütung von Atemnotzuständen aufgrund von Einengung der Atemwege bei chronisch obstruktiven Atemwegserkrankungen (z.B. Asthma bronchiale, chronische Bronchitis, COPD, Lungenemphysem) eingesetzt. Der gesamte genaue Wirkungsmechanismus ist nicht bekannt. Theophyllin zeigt aber eine Hemmung der Phosphodiesterase und eine Blockade von bronchialen konstriktionsvermittelnden Adenosin-A_1-Rezeptoren, wodurch eine Erschlaffung der glatten Bronchialmuskulatur erfolgt.

Pharmakokinetik

Arzneistoff	ED [mg]	TD [mg]	WE [h]	WD [h]	PB [%]	BV [%]	t_{max} [h]	$t_{1/2}$ [h]	E	Z [a]	Ap/Rp
Theophyllin[2]	50–250	1000	1–5	8–6	40–50	75[1]		5–9	R	[1]	Rp

[1] starke Schwankungen 8–100%.
[2] zurzeit (August 2005) in Deutschland nicht als Supp. im Handel.

Schwangerschaft und Stillzeit

Keine Anwendung in der Schwangerschaft und Stillzeit. Theophyllin geht in die Muttermilch über.

Nebenwirkungen

Kopfschmerzen, Erregungszustände, Gliederzittern, Unruhe, Schlaflosigkeit.

Wechselwirkungen

Nicotin, Sympathomimetika, Herzglykoside, Enzyminduktoren, orale Kontrazeptiva, Makrolide, Grillfleisch.

Kontraindikationen

Überempfindlichkeit gegen den Wirkstoff, Herzrhythmusstörungen, frischer Myokardinfarkt, Magen-Darm-Ulzera, relativ: Epilepsie.

Anwendung

Im Idealfall erfolgt die Dosierung unter Kontrolle der Plasmaspiegel. Zwischen zwei Einzelgaben sollten 8 Stunden liegen. Eine besondere Dosierung ist bei Kindern ab 6 Monaten und Patienten über 60 Jahren sowie Rauchern zu berücksichtigen (Ausscheidungsrate erhöht). Die Supp. sollten nach dem Stuhlgang angewendet werden.

TRANSDERMALE THERAPEUTISCHE SYSTEME (TTS)

1 Antiemetika

1.1 Scopolamin

Pharmakodynamik
Scopolamin wird als Pflaster zur Vorbeugung gegen die Symptome der Reise- bzw. Seekrankheit eingesetzt. Es gehört zur Gruppe der Parasympatholytika.

Pharmakokinetik

Arzneistoff	ED [mg]	TD [mg]	WE [min]	WD [h]	PB [%]	BV [%]	t_{max} [h]	$t_{1/2}$ [h]	E	Z [a]	Ap/Rp
Scopolamin	1,5[1]	1,5		72				1–4		10	Rp

[1] Arzneistoff je Pflaster

Schwangerschaft und Stillzeit
Strenge Indikationsstellung.

Nebenwirkungen
Mundtrockenheit, Pupillenerweiterung (auch einseitig), vor allem wenn Wirkstoffreste von Händen in die Augen gelangen; lokale Hautreizung, generalisierte Hautausschläge, bei prädisponierten Patienten allergische Reaktionen schon bei Erstapplikation des Pflasters. Nach Absetzen – meist nach mehrtägiger Anwendung – selten Auftreten der Symptome der Reisekrankheit, epileptische Anfälle bei Patienten mit Anfallsleiden (auch in der Anamnese); Desorientiertheit, Verwirrtheit, reversible toxische Psychose, Miktionsstörungen.

Wechselwirkungen
H_2-Blocker: Wirkungsverstärkung auf den Magen. Alkohol, zentral wirksame Medikamente.

Kontraindikationen
Überempfindlichkeit gegen Scopolamin, Störungen der durch den Parasympathikus innervierten Bereiche.

Anwendung
1 Membranpflaster etwa 5–6 Stunden oder am Abend vor Reiseantritt.

2 Hormone

2.1 Androgene

Pharmakodynamik

Androgene werden dermal beim Mann bei primärem und sekundärem Hypogonadismus zur Aufrechterhaltung der sekundären Geschlechtsmerkmale eingesetzt.

Pharmakokinetik

Arzneistoff	ED [mg]	TD [mg]	WE [h]	WD [h]	PB [%]	BV [%]	t_{max} [h]	$t_{1/2}$ [h]	E	Z [a]	Ap/Rp
Testosteron (Pflaster)	2,5	2,5–7,5	1,0	24,0	98	16–20	10,0	1,2	R, B	[1]	Rp

[1] Jugendliche und erwachsene Männer

Schwangerschaft und Stillzeit

Kontraindikation, siehe Pharmakodynamik.

Nebenwirkungen

Hautreaktionen (10 %), 1–10 %: Kopfschmerzen, Veränderung von Laborwerten, Prostatabeschwerden, Mastodynie, Gynäkomastie, Stimmungsschwankungen, Hypertonie, Diarrhö, Haarausfall, Amnesie, Hyperästhesie. Darüber hinaus je nach individueller Empfindlichkeit: erhöhte Libido, Nausea, Elektrolytveränderungen, Blutdruckanstieg, Oligospermie, Priapismus, selten Polyzythämie, selten Leberfunktionsstörungen. Speziell Pflaster: manchmal Blasenbildung, gelegentlich Kontaktdermatitis.

Wechselwirkungen

Wirkungsbeeinträchtigung durch Phenobarbital, Blutgerinnungsstatus bei Antikoagulantien überprüfen. Dosisanpassungen bei Antidiabetika und Oxyphenbutazon. Mit ACTH und Corticosteroiden steigt das Ödembildungsrisiko. Obwohl Laborparameter beeinflusst werden, liegt keine Beeinträchtigung der Schilddrüsenfunktion vor.

Kontraindikationen

Androgene sind nicht geeignet, bei gesunden Personen den Muskelansatz zu fördern. Prostata-/Mammakarzinome.

Anwendung

Pflaster am Abend gegen 22 Uhr auf eine gesunde, nicht gereizte, trockene, gereinigte Hautstelle an Rücken, Bauch, Oberarm, Oberschenkel aufkleben und gut anpressen (besonders Ränder). Applikationsstelle tgl. wechseln, erneute Applikation an gleicher Stelle frühestens nach 7 Tagen. Sollte sich das Pflaster unvorhergesehen vor 12 Uhr mittags lösen, so ist es durch ein neues Pflaster zu ersetzen. Der routinemäßige Pflasterwechsel um 22 Uhr bleibt davon unberührt.

Regelmäßige Kontrollen der Prostata und der Brust, sowie des Hämoglobin- und Hämatokritwertes sind indiziert. Sorgfältige Überwachung bei Krebspatienten, bei Herz-, Leber-, Nieren-Erkrankungen, bei Hypertonikern und Epileptikern, bei Hypercalcämie/-urie und Diabetes.

2.2 Östrogene

Pharmakodynamik

Estrogene werden dermal im Rahmen der Hormonsubstitutionstherapie (HRT) bei natürlicher oder operativ ausgelöster Menopause zur Behandlung des klimakterischen Syndroms eingesetzt. Im Vordergrund stehen hier die Beseitigung oder Linderung vasomotorischer und thermoregulatorischer Störungen (Hitzewallungen, Schweißausbrüche), Schlafstörungen, emotionaler Labilität und einer fortschreitenden Urogenitalatrophie.

Pharmakokinetik

Arzneistoff	ED [mg]	TD [mg]	WE [h]	WD [h]	PB [%]	BV [%]	t_{max} [h]	$t_{1/2}$ [h]	E	Z [a]	Ap/Rp
Estradiol	0,025–0,100	4–12	24	k.A.	~5		4–12	1,0	R	[1]	Rp

[1] ab Menopause/Klimakterium

Schwangerschaft und Stillzeit

Estradiol: Kontraindikation.

Nebenwirkungen

1–10%: Hautreizungen, Durchbruch- und Schmierblutungen, Veränderung des Vaginalsekrets, Uterustumoren, Spannungsgefühl in den Brüsten, GIT-Beschwerden, Kopfschmerzen, Ödeme. 0,1–1%: Augenreizung beim Tragen von Kontaktlinsen, thromboembolische Ereignisse.

Wechselwirkungen

Mit Enzyminduktoren (Rifabutin, Rifampicin, Antikonvulsiva, Barbiturate, Meprobamat, Griseofulvin).

Bei gleichzeitiger Anwendung oraler Antidiabetika/Insulin kann eine Dosisanpassung notwendig werden.

Kontraindikationen

Tumore, Endometriose, Leberfunktionsstörungen, schwere Herz- und Nieren-Erkrankungen, Thrombosen, schwerer Diabetes, vaginale Blutungen ungeklärter Ursache. Alfatradiol: Anwendung bei Personen unter 18 Jahren.

Anwendung

Das Pflaster wird auf eine saubere, trockene Hautstelle im Bereich der Hüfte, im äußeren oberen Quadranten des Gesäßes, in der Lendengegend oder im Bauchbereich aufgeklebt. Die Hautstelle darf weder fettig sein, noch Zeichen einer Entzündung zeigen, sie darf sich nicht falten oder übermäßiger Reibung ausgesetzt sein. Es sollten regelmäßig andere Hautstellen beklebt werden. Einen Teil der Schutzfolie abziehen, Klebeseite nicht berühren, aufkleben, Restschutzfolie abziehen, ankleben und mind. 10 Sekunden Pflaster und vor allem die Pflasterränder gut festdrücken. Sollte sich ein Pflaster früher als geplant lösen, so ist es durch ein neues zu ersetzen. Die Pflasterwechseltage ändern sich durch dieses neue Pflaster nicht. Regelmäßige ärztliche Kontrollen sind indiziert. Zyklische (in der Regel 3 Wochen Behandlung, 1 Woche behandlungsfrei) und bei hysterektomierten Frauen kontinuierliche Behandlungsschemata sind beschrieben. Zum Schutz vor Endometriumhyperplasie wird sequenziell während der letzten 10–12 Tage des Therapiezyklus ein Gestagen (Norethisteron, Norethisteronacetat, Dydrogesteron, Medroxyprogesteronacetat) gegeben.

Die Anwendung sollte 4 Wochen vor einer Operation abgesetzt werden. Es besteht keine empfängnisverhütende Wirkung. Kurzes Baden/Duschen ist möglich.

3 Hyperämisierende Mittel

Pharmakodynamik
Capsaicin und Nonivamid werden zur gezielten lokalen Behandlung von rheumatischen Beschwerden, Muskelverspannungen, Zerrungen, Muskelkater, Gelenk- und Nervenschmerzen eingesetzt. Es wirkt über eine Reizung von Schmerz- und Thermorezeptoren (Substanz P vermittelt).

Pharmakokinetik

Arzneistoff	Konz [mg/Pfl.]	WE [h]	WD [h]	AW-$_{max}$/d	AWD$_{max}$ [Wo]	Z [a]	Ap/Rp
Capsaicin[1]	11	0	4–12	1	3	12	Ap
Nonivamid	2,43–9,85	0	4–8	8	3		Ap

[1] Cayennepfefferextrakt, standardisiert auf Capsaicin

Schwangerschaft und Stillzeit
Nur nach strenger Indikationsstellung.

Nebenwirkungen
Überempfindlichkeitsreaktionen gegen den Wirkstoff, Quaddel- und Blasenbildung.

Wechselwirkungen
Die Pflaster sollten nicht gleichzeitig mit anderen Arzneimitteln auf der gleichen Hautstelle angewendet werden.

Kontraindikationen
Nicht bei Überempfindlichkeit, nicht am Auge, auf den Schleimhäuten und auf beschädigten Hautstellen. Nicht bei akuten Entzündungen und nicht bei Säuglingen, Kleinkindern oder Kindern unter 12 J. anwenden.

Anwendung

Auf die gereinigte, trockene und fettfreie Haut aufkleben, keine zusätzliche Wärme zuführen, nicht zerschneiden. Keine längere Applikation an der gleichen Hautstelle. Tgl. 1 Pflaster anwenden.

Vor erneuter Anwendung sollte ein Abstand von 12 Stunden, auf der gleichen Hautpartie muss ein Abstand von 14 Tagen eingehalten werden.

4 Koronartherapeutika

4.1 Nitroglycerin

Pharmakodynamik
Nitroglycerin wird als Pflaster zur Behandlung von Patienten mit Koronarer Herzkrankheit oder Agina pectoris eingesetzt. Die Substanz wirkt vasodilatatorisch durch direkte Wirkung auf die Gefäßmuskulatur. Nach Aufnahme wird das Nitroglycerin gespalten und das Nitrat zum NO reduziert, das als gefäßrelaxierender Mediator wirkt (endothelium derived relaxing factor, EDRF).

Pharmakokinetik

Arzneistoff	ED [mg]	TD [mg]	WE [h]	WD [h]	PB [%]	BV [%]	t_{max} [h]	$t_{1/2}$ [min]	E	Z [a]	Ap/Rp
Nitroglycerin	18–50[1]	50			60	70–55	2–4			k.A.	Rp

[1] Freisetzung von 0,2–0,4 mg/h bzw. 5–10 mg/24 h

Schwangerschaft und Stillzeit
Es liegen keine ausreichenden Erfahrungen zur Anwendung in der Schwangerschaft insbesondere im ersten Trimenon vor. Im Tierversuch zeigte sich keine Teratogenität.

Nebenwirkungen
Nitratkopfschmerzen, Blutdruckabfall, Reflextachykardie, Übelkeit, Erbrechen, Hautrötung.

Wechselwirkungen
Andere Vasodiltatoren, Koronar- oder Herzmittel, Neuroleptika und trizyklische Antidepressiva, Heparin.

Kontraindikationen
Überempfindlichkeit gegenüber Nitroverbindungen, akutes Kreislaufversagen (Schock, Kreislaufkollaps), ausgeprägte Hypotonie (systoli-

scher Blutdruck: 90 mmHg), kardiogener Schock, hypertrophe obstruktive Kardiomyopathie, konstriktive Perikarditis, Perikardtamponade, Patienten mit primärer pulmonaler Hypertonie.

Anwendung

Tgl. 1 Pflaster für 12 Stunden, zunächst mit der niedrigsten Stärke beginnen. Die Pflaster müssen erst von der Klebeschicht befreit werden. Das Pflaster soll wegen möglicher Toleranzentwicklung tgl. nur ca. 12 Stunden auf die Haut aufgeklebt werden.

Das Pflaster sollte auf eine gesunde, unverletzte, faltenarme und wenig behaarte Hautstelle aufgeklebt werden. Die gewählte Stelle sollte frisch gereinigt und trocken sein. Die Haut sollte nicht mit Pflegemitteln behandelt sein. Dieselbe Hautstelle sollte erst nach einigen Tagen wieder benutzt werden. Das Pflaster klebt leicht auf der Haut und verbleibt dort sogar während des Badens, Duschens oder bei körperlichen Anstrengungen.

5 Lokalanästhetika

Pharmakodynamik
Eine Lidocain/Prilocain-Kombination wird als Pflaster zur Lokalanästhesie vor kleineren Eingriffen oder Injektionen verwendet. Lokalanästhetika wirken über eine Blockade von Natriumkanälen.

Pharmakokinetik

Arzneistoff	ED [mg]	TD [mg]	WE [h]	WD [h]	PB [%]	BV [%]	t_{max} [h]	$t_{1/2}$ [min]	E	Z [m]	Ap/-Rp
Lidocain/	25				50			1,5–		3	Ap
Prilocain	25				70			2			

Schwangerschaft und Stillzeit
Keine Angaben.

Nebenwirkungen
Negativ inotrope Wirkung.

Wechselwirkungen
Antiarrhythmika, β-Blocker, Calciumantagonisten.

Kontraindikationen
Bekannte Überempfindlichkeit, Bradykardien und Überleitungsstörungen.

Anwendung
Pflaster wenigstens 1 Stunde vor Beginn des geplanten Eingriffs auf die zu behandelnde Hautfläche aufkleben.

6 Nicotin

Pharmakodynamik
Nicotin wird in Form von Pflastern zur Unterstützung der Raucherentwöhnung eingesetzt. Das Nicotin wird über die Haut aufgenommen und wirkt systemisch im Körper.

Pharmakokinetik

Arzneistoff	ED [mg]	TD [mg]	WE [h]	WD [h]	PB [%]	BV [%]	t_{max} [h]	$t_{1/2}$ [h]	E	Z [a]	Ap/Rp
Nicotin	17,5–52,5	52,5		24	<5	33	8–10	2	B	18	Ap

Schwangerschaft und Stillzeit
Keine Anwendung in Schwangerschaft und Stillzeit.

Nebenwirkungen
Hautreaktionen an der Aufklebestelle, allergische Reaktionen, Kreislaufreaktionen.

Wechselwirkungen
Können zum einen durch das Aufhören des Rauchens bedingt sein, weniger durch das Nicotin (Veränderung des Metabolismus zahlreicher Medikamente). Veränderung der Blutspiegel von Cortisol und Catecholaminen, eventuell Dosisanpassung von Nifedipin und adrenergen Agonisten oder Antagonisten.

Kontraindikationen
Kinder.

Anwendung
Die Anwendung erfolgt tgl. mit einem Pflaster für 24 Stunden. Gleichzeitig sollen keine anderen Nicotinquellen zugeführt werden. Die Dosierung richtet sich nach dem täglichen Zigarettenkonsum. Mehr als 20 Zigaretten tgl.: 52,5 mg, unter 20 Zigaretten 36 mg tgl.

Die Dosierung sollte langsam reduziert werden (mindestens 1 Woche eine Stärke beibehalten).

Die gebrauchten Pflaster sind so zu entsorgen, dass sie nicht in die Hände von Kindern gelangen können (hohe Restmenge an Nicotin). Die Anwendung sollte über 6–10 Wochen erfolgen.

7 NSAR

Pharmakodynamik
Diclofenac wird als Epolamin in Pflastern verarbeitet. Als nicht selektiver COX-Hemmer wird es äußerlich zur unterstützenden Behandlung bei schmerzhaften und entzündlichen Erkrankungen des Bewegungsapparates wie Entzündungen der Sehnen oder Sehnenscheiden, schmerzhafter Schultersteife, Prellungen, Zerrungen oder Verstauchungen angewendet (lokale, symptomatische Behandlung von Schmerzen bei Epicondylitis sowie Fußgelenksdistorsionen). Eine systemische Wirkung ist nicht zu erwarten.

Pharmakokinetik

Arzneistoff	Konz [%]	WE [min]	WD [h]	AW_{max}/d	AWD_{max} [Wo]	Z [a]	Ap/Rp
Diclofenac	1	k.A.	12–24	1	3–14	15	Ap

Schwangerschaft und Stillzeit
Das wirkstoffhaltige Pflaster sollte nicht in Schwangerschaft und Stillzeit angewendet werden.

Nebenwirkungen
Häufig können Hautreaktionen wie Pruritus, Rötungen, Erythem, Ausschlag, Hautreaktionen an der Applikationsstelle, allergische Dermatitis auftreten.

Wechselwirkungen
Keine Angaben.

Kontraindikationen
Überempfindlichkeit gegen NSAR.

Anwendung
Allgemein: 1–2 × tgl. 1 Pflaster. Behandlung von Fussgelenksdistorsionen: 1 Anwendung pro Tag maximal über 3 Tage. Behandlung von Epicondylitis: 1 Anwendung morgens und abends. max. 14 Tage. Diclofenac Wirkstoff-Pflaster sollten für eine möglichst kurze Dauer angewendet werden.

8 Opioide

Pharmakodynamik

Die Opioide Fentanyl und Buprenorphin werden transdermal bei mäßig starken bis starken Tumorschmerzen und starken Schmerzen bei ungenügender Wirksamkeit von nicht opioiden Schmerzmitteln eingesetzt. Buprenorphin ist ein Partialagonist am µ-Opioidrezeptor und ein Antagonist am k-Rezeptor.

Pharmakokinetik

Arzneistoff	ED [µg/h]	TD [µg/h]	WE [h]	WD [h]	PB [%]	BV [%]	t_{max} [h]	$t_{1/2}$ [h]	E	Z [a]	Ap/Rp
Buprenorphin	35–70	140			96			25–36	R, B	18	Btm
Fentanyl	25–100	100			80–85	92		17	R	18	Btm

Schwangerschaft und Stillzeit

Fentanyl und Buprenorphin sollten nicht in der Schwangerschaft und Stillzeit angewendet werden (Reproduktionstoxizität).

Nebenwirkungen

Atemdepression, Verstopfung, Sedierung (mäßig), Verminderung der Darmmotilität.

Wechselwirkungen

Gabe von MAO-Hemmer bis 14 Tage vor Beginn der Behandlung mit Opioiden kann lebensgefährlich sein, Benzodiazepine, H_1-Antihistaminika.

Kontraindikationen

Patienten die mit MAO-Hemmer behandelt werden, Drogenabhängige, Patienten mit Atemdepression.

Anwendung

Die Dosis wird individuell ermittelt, ein Pflaster setzt den Wirkstoff über 72 Stunden frei (3 Tage), ein Wechsel kann in Einzelfällen auch nach 48 Stunden erfolgen. Auch eine Kombination mehrerer Pflaster ist möglich.

Direkt nach der Entnahme aus der Verpackung und dem Entfernen der Schutzfolie werden die Pflaster auf ein unbehaartes oder von Haaren befreites (mit Schere, nicht rasieren) Hautareal im Bereich des Oberkörpers (Brust, Rücken, Oberarm) aufgeklebt. Vor dem Aufkleben sollte die Haut vorsichtig mit sauberem Wasser (keine Reinigungsmittel verwenden!) gereinigt und gut abgetrocknet werden. Das transdermale Pflaster wird dann mit leichtem Druck der flachen Hand (ca. 10–30 Sekunden lang) aufgeklebt. Es sollte darauf geachtet werden, dass die zu beklebende Stelle keine Mikroläsionen (z.B. durch Bestrahlung oder Rasur) und keine Hautirritationen aufweist.

9 Parasympatholytika

9.1 Oxybutynin

Pharmakodynamik

Das Parasympatholytikum Oxybutynin wird bei Dranginkontinenz (überaktive Blase) und Pollakisurie sowie Patienten mit instabiler Blase transdermal eingesetzt. Es wirkt postganglionär als kompetitiver Acetylcholin-Antagonist und führt damit zu einer Entspannung der Blasenmuskulatur.

Pharmakokinetik

Arzneistoff	ED [mg]	TD [mg]	WE [h]	WD [h]	PB [%]	BV [%]	t_{max} [h]	$t_{1/2}$ [h]	E	Z [a]	Rp
Oxybutynin	36[1]	36[1]			83–95			2–3		18[2]	Rp

[1] 3,9 mg in 24 h.
[2] Tabletten können bereits bei Kindern ab 5 Jahre eingesetzt werden.

Schwangerschaft und Stillzeit

Eine Anwendung in der Schwangerschaft ist kontraindiziert (geringfügige Reproduktionstoxizität im Tierversuch). Unter der Therapie sollte nicht gestillt werden.

Nebenwirkungen

Mundtrockenheit, Abnahme der GIT-Motilität, Obstipation, Harnretention.

Wechselwirkungen

Anticholinergika, Azol-Antimykotika, Prokinetika, Herz- und Kreislaufmedikamente.

Kontraindikationen

Kinder und Jugendliche, Patienten mit Harnverhalten, schwere GIT-Störungen, Myastenia gravis, Engwinkelglaukom.

Anwendung
Alle 3–4 Tage (zweimal wöchentlich) ein Pflaster mit 36 mg (3,9 mg/24 h) unmittelbar nach Entnahme aus dem Schutzbeutel auf trockene intakte Haut des Bauches, der Hüfte oder des Gesäßes kleben. Die Applikationsstelle muss bei jedem neuen Pflaster gewechselt werden.

VAGINALIA

1 Antibiotika

1.1 Aminoglykoside

Pharmakodynamik

Aminoglykoside werden vaginal bei Fluor vaginalis, Trichomonadenfluor, Colpitis oder Vulvitis angewendet. Die Aminoglykoside wirken antibakteriell über einen Eingriff in die Proteinbiosynthese.

Pharmakokinetik

Arzneistoff	ED [mg]	TD [mg]	WE [h]	WD [h]	AW_{max}/d	AWD_{max} [d]	Z [a]	Ap/Rp
Neomycinsulfat	21,15	21,15	k.A.	24	1	10	k.A.	Rp

Schwangerschaft und Stillzeit

Keine Angaben.

Nebenwirkungen

Selten allergische Reaktionen.

Wechselwirkungen

Keine Angaben.

Kontraindikationen

Überempfindlichkeit gegen Aminoglykoside.

Anwendung

1 × tgl., abends. Die Anwendung sollte zunächst über 4 Tage erfolgen, danach ein Tag Pause und ab dem 6. Tag jeden zweiten Tag.

1.2 Lincosamide

Pharmakodynamik

Lincosamide in erster Linie Clindamycinphosphat werden vaginal als Cremes bei bakteriellen Infektionen (z.B. *Gardnerella vaginalis*, *Mycoplasma hominis*, *Mobiluncus* spp., *Bacteroides* spp. oder *Peptostreptococcus*) der Scheide eingesetzt. Clindamycin ist ein Prodrug, das nach Abspaltung des Phosphatrestes antibakteriell über einen Eingriff in die Proteinbiosynthese wirkt. Bei vaginaler Anwendung ist von einer Resorption von ca. 4% auszugehen.

Pharmakokinetik

Arzneistoff	Konz [%]	WE [h]	WD [h]	AW_{max}/ d	AWD_{max} [d]	Z [a]	Ap/Rp
Clindamycin-phosphat	2	k.A.	k.A.	1	7	k.A.	Rp

Schwangerschaft und Stillzeit

Strenge Indikationsstellung, aus Tierversuchen liegen keine teratogenen Verdachtsmomente vor. Im 2. und 3. Trimenon wurden auch am Menschen bisher keine nachteiligen Folgen beobachtet.

Nebenwirkungen

Häufig symptomatische Zervizitis/Kolpitis (16%, z.B. *Candida*), gelegentlich Irritationen der Vulva (6%), selten Urticaria oder Hautausschlag.

Wechselwirkungen

Kreuzresistenz zu Lincomycinen und Erythromycin.

Kontraindikationen

Allergien gegen Lincosamide.

Anwendung
1 × tgl. für 3–7 Tage, in der Schwangerschaft Applikatoren nur mit größter Zurückhaltung und Vorsicht benutzen.

1.3 Nitroimidazole

Pharmakodynamik
Nitroimidazole werden bei Infektionen mit Anaerobiern, Trichomonaden, Amöben oder Lamblien vaginal angewendet. Nach Reduktion der Nitrogruppe kommt es zu Interaktionen mit der DNA und damit zu Strangbrüchen. Bei vaginaler Anwendung sind ca. 20% systemisch verfügbar. Bisher wurden keine Parallelresistenzen beobachtet.

Pharmakokinetik

Arzneistoff	ED [mg]	TD [mg]	WE [h]	WD [h]	AW_{max}/d	AWD_{max} [d]	Z [a]	Ap/Rp
Metronidazol	100–1000	100–1000		24	1	6–(10)		Rp

Schwangerschaft und Stillzeit
Kontraindikation im 1. Trimenon, mutagene und karzinogene Wirkung im Tierversuch, im 2. und 3. Trimenon nur nach strenger Indikationsstellung, keine Anwendung in der Stillzeit oder Stillen unterbrechen.

Nebenwirkungen
Juckreiz, metallischer Geschmack, dunkler Urin, selten allergische Reaktionen.

Wechselwirkungen
Keine Angaben, aber 20% sind systemisch verfügbar, WW mit Alkohol, Disulfiram, Lithium, Antikoagulatien, Cimetidin möglich.

Kontraindikationen
Schwere Leberfunktionsstörungen, Allergien gegen Nitroimidazole.

Anwendung
1 × tgl. abends, in Rückenlage bei leicht angezogenen Beinen tief vaginal einführen. Bei Erstinfektion reicht häufig die einmalige Gabe

von 1000 mg aus, sonst über 6 Tage 1 × 100 mg tgl. oder über 2 Tage 1 × tgl. 1000 mg.

Die Anwendung sollte insgesamt nicht zu häufig wiederholt werden, da eine Schädigung von Keimzellen nicht ausgeschlossen werden kann. Die Behandlung sollte nicht während der Menstruation durchgeführt werden, bei Trichomoniasis sollte eine Behandlung des Sexualpartners in Erwägung gezogen werden.

2 Antimykotika

2.1 Azole

Pharmakodynamik

Azole werden als Cremes oder Tabletten bei allen akuten und chronischen vulvovaginalen Infektionen durch Hefepilze – praktisch alle Candida-Arten – und andere Pilze sowie bakteriellen Mischinfektionen eingesetzt. Sie greifen in die Ergosterolbiosynthese des Pilzes ein und sind dadurch für den Menschen weitgehend untoxisch.

Pharmakokinetik Cremes

Arzneistoff	Konz [%]	WE [h]	WD [h]	AW_{max}/d	AWD_{max} [d]	Z [a]	Ap/Rp
Clotrimazol	1–2		24	1–(2)	3–6		Ap/Rp
Econazol	2		24				Rp
Miconazol	2	1–2	24	1	14		Rp

Pharmakokinetik Tabletten

Arzneistoff	ED [mg]	WE [h]	WD [h]	AW_{max}/d	AWD_{max} [d]	Z [a]	Ap/Rp
Clotrimazol	100–200		24	1	3–6		Ap/Rp
Econazol	50–150		24	1			Rp
Oxiconazol	600		24	1			Rp

Schwangerschaft und Stillzeit

Miconazol möglichst nicht in Schwangerschaft und Stillzeit anwenden. In den ersten drei Monaten strenge Indikationsstellung durch den behandelnden Arzt. Clotrimazol sollte in der Frühschwangerschaft nicht intravaginal angewendet werden, im 2. und 3. Trimenon wurden bislang keine unerwünschten Wirkungen festgestellt, nach erfolgtem Blasensprung sollte es nicht angewendet werden. Keine Anwendung von Applikatoren.

Nebenwirkungen
Lokale Reizerscheinungen wie Brennen, Jucken (etwa 1,5%).

Wechselwirkungen
Die Sicherheit von Kondomen kann beeinträchtigt werden. Bei bestimmten Keimen synergistische Wirkung mit Amphotericin oder Flucytosin diskutiert.

Kontraindikationen
Überempfindlichkeit gegen den Wirkstoff.

Anwendung
Clotrimazol: 1 × tgl., am besten am Abend über 3 (2% bzw. 200 mg) bzw. 6 Tage (1% bzw. 100 mg).
Econazol: 1 × tgl. eine Applikatorfüllung abends.
Miconazol: 1 × tgl., am besten abends über mindestens 1 Woche.
Oxiconazol: 1 Tbl. abends tief einführen.

Möglichst den Partner mitbehandeln, Therapie meist nicht während der Menstruation durchführbar.

2.2 Sonstige

Pharmakodynamik
Nystatin, Amphotericin und Ciclopirox werden als Cremes oder Tabletten bei allen akuten und chronischen vulvovaginalen Infektionen durch Hefepilze – praktisch alle Candida-Arten – und andere Pilze eingesetzt. Die Polyenantimykotika Nystatin und Amphotericin wirken über eine Einlagerung in die Pilzzellmembran (Aggregatbildung mit Ergosterol).

Pharmakokinetik Cremes

Arzneistoff	Konz [%]	WE [h]	WD [h]	AW_{max}/d	AWD_{max} [d]	Z [a]	Ap/-Rp
Amphotericin B	3		24	1			Rp
Ciclopirox	1		24	1			Rp
Natamycin	2						Rp
Nystatin	25 000 I.E./g		24	1			Ap

Pharmakokinetik Tabletten

Arzneistoff	ED [mg]	WE [h]	WD [h]	AW_{max}/d	AWD_{max} [d]	Z [a]	Ap/-Rp
Amphotericin B	50		24	1–2			Rp
Nystatin	100 000–200 000 I.E.		24	1	3		Ap

Schwangerschaft und Stillzeit
Über einen Übergang von Amphotericin B in die Muttermilch ist nichts bekannt, im 1. Trimenon ist Amphotericin kontraindiziert. Bei allen gilt eine strenge Indikationsstellung. Eine teratogene Wirkung von Nystatin ist nicht bekannt.

Nebenwirkungen
Juckreiz, Brennen, Hautreizungen.

Wechselwirkungen
Keine Angaben.

Kontraindikationen
Allergien gegen den Wirkstoff. Ciclopirox: Säuglinge und Kleinkinder.

Anwendung
Amphotericin B: 1–(2) × tgl.
Ciclopirox: 1 × tgl. abends 5 g.
Natamycin: 1 × tgl. abends im Liegen in die Scheide einbringen, auch zur Behandlung des Partners geeignet.
Nystatin: 200 000 I.E. abends tief einführen an drei aufeinander folgenden Tagen.

In der Schwangerschaft keine Applikatoren anwenden.

3 Antiseptika

Pharmakodynamik

Hexetidin, Povidon-Iod (PVP-Iod) und Dequaliniumchlorid werden zur Erzielung von Keimfreiheit vor gynäkologischen Operationen und Geburten, sowie zur Behandlung von Fluor vaginalis und bei Infektion der Vagina mit Trichomonaden eingesetzt; PVP-Iod ist auch gegen *Candida albicans* wirksam.

Pharmakokinetik

Arzneistoff	ED [mg]	TD [mg]	WE [h]	WD [h]	AW_{max}/d	AWD_{max} [Wo]	Z [a]	Ap/Rp
Dequaliniumchlorid	10	10	k.A.	k.A.	1	>1	k.A.	Ap
Hexetidin	10	20	k.A.	k.A.	2	>3	k.A.	Ap
Polycresulen	90	90	k.A.	k.A.			k.A.	Ap
PVP-Iod	200	200	k.A.	k.A.	1–2	1,5	k.A.	Ap

Schwangerschaft und Stillzeit

Hexetidin darf während der ersten drei Schwangerschaftsmonate nicht angewendet werden, da keine Erfahrungen über die Sicherheit in diesem Zeitraum vorliegen. Povidon-Iod soll während Schwangerschaft und Stillzeit nicht angewendet werden, da ein embryotoxisches und mutagenes Potential nicht ausgeschlossen werden kann. Die Anwendung von Dequaliniumchlorid in der Schwangerschaft kann nach sorgfältiger Nutzen-Risiko-Abwägung erfolgen, es wurden keine toxischen Effekte auf Föten beobachtet.

Nebenwirkungen

Dequaliniumchlorid: selten Fieber. Povidon-Iod: Nebenwirkungen auf die Schilddrüsenfunktion, besonders bei längerer Anwendung und geschädigter Schleimhaut. Bis zu 12 Wochen nach der Behandlung sollten Schilddrüsenfunktionstest gemacht werden. Vorübergehend kann es zu Schmerzen, Brennen und Wärmeempfinden kommen, gelegentlich kommt es zu allergischen Reaktionen. Hexetidin kann ebenfalls zu Juckreiz und Brennen führen, Möglichkeit einer Kontaktallergie.

Wechselwirkungen

Keine bekannt; PVP-Iod kann durch Proteine und ungesättigte Verbindungen desaktiviert werden. Iod reagiert mit Hg(II)-Verbindungen.

Kontraindikationen

Generell dürfen o.g. Wirkstoffe nicht bei Überempfindlichkeit gegen den Wirkstoff oder verwandte Verbindungen angewendet werden. PVP-Iod-haltige Verbindungen dürfen nicht bei Hyperthyreose, bei Dermatitis herpetiformis Duhring sowie 1–2 Wochen vor einer Radioiodtherapie verwendet werden. Nur nach Abwägung des Nutzen-Risiko-Verhältnisses darf PVP-Iod bei bestehenden und abgeklungenen Schilddrüsenerkrankungen eingesetzt werden. Dequaliniumchlorid darf nicht vor der Menarche und bei ulzerierenden Prozessen des Vaginalepithels oder der Portio verwendet werden.

Anwendung

Vaginaltabletten und Zäpfchen werden im Liegen tief intravaginal eingeführt. Bei Iod kann, bei Dequaliniumchlorid soll die Behandlung während der Menstruation unterbrochen werden. Die Behandlung sollte aber bis zum Ende und auch nach Abklingen subjektiver Beschwerden weitergeführt werden. Bei einer Behandlungszeit <6 Tage kann es – explizit bei Dequaliniumchlorid – zu Rückfällen kommen.

4 Hormone

4.1 Gestagene

Pharmakodynamik

Gestagene werden vaginal in Gelform zur Unterstützung der Lutealphase im Rahmen der assistierten Reproduktion, bei sekundärer Amenorrhoe und bei abnormen Gebärmutterblutungen aufgrund Progesteronmangels angewendet. Darüber hinaus als Intrauterinpessar zur Kontrazeption und bei Hypermenorrhoe.

Pharmakokinetik

Arzneistoff	ED [mg]	TD [mg]	WE [h]	WD [h]	PB [%]	BV [%]	t_{max} [h]	$t_{1/2}$ [h]	E	Z [a]	AWD [d]	Ap/Rp
Levonorgestrel	52,0	0,011–0,020	0		97,5	90	wenige Wochen	14–20	R,B	k.A.	5 Jahre	Rp
Progesteron	45–90	45–90	4	72	0		6,0	34–48	R	ab 1. Zyklus	30	Rp

Schwangerschaft und Stillzeit

Progesteron kann in der Schwangerschaft bei Gestagenmangel während der ersten Monate, Levonorgestrel sollte bei Eintritt einer Schwangerschaft nicht mehr angewendet werden. In der Stillzeit sollte Progesteron nicht, Levonorgestrel unter Vorbehalt angewendet werden: etwa 0,1 % der mütterlichen Dosis an Levonorgestrel wird in die Muttermilch ausgeschieden. Es scheint nicht wahrscheinlich, dass diese Dosis des Intrauterinpessars ein Risiko für das Kind mit sich bringt.

Nebenwirkungen

Vaginalgel: Müdigkeit, eingeschränkte Reaktionsfähigkeit. Intrauterinpessar: > 10 %: Veränderung der Menstruationsblutungen, benigne Ovarialzysten, Ödeme, Gewichtszunahme, Kopfschmerzen, GIT-Störungen, Brustspannen, Akne, Scheidenausfluss. 1–10 %: Genitalinfektionen, Haarausfall, Juckreiz. 0,1–1 %: Schläfrigkeit, Krämpfe, verringerte Libido.

Wechselwirkungen

Das Vaginalgel sollte nicht gleichzeitig mit anderen Präparaten angewendet werden. Eine Wechselwirkung des Intrauterinpessars mit Enzyminduktoren ist wegen der lokalen Wirkung unwahrscheinlich.

Kontraindikationen

Ungeklärte Vaginalblutungen, Porphyrie, Schwangerschaft, Genitalinfektionen und -entzündungen, maligne Erkrankungen, Lebererkrankungen, entzündliche Erkrankungen des Beckens, thromboembolische Erkrankungen, Migräne, Zustände, die zu einer Bakteriämie führen können.

Anwendung

Vaginalgel: Das Gel sollte morgens in Rückenlage mit leicht angezogenen Beinen tief vaginal appliziert werden.

Intrauterinpessar: Ersteinlage intrauterin innerhalb von 7 Tagen nach Beginn der Menstruation, Kontrazeption besteht sofort. Einlage umgehend nach Abort in erstem Trimenon möglich, frühestens 6 Wochen nach Geburt. Sonographische Lagekontrolle nach der ersten Menstruation, Nachuntersuchungen 6–12 Wochen nach Insertion und danach mindestens jährlich. Schmerzen und Blutungen können nach Einlage auftreten. Ärztliche Kontrollen sind neben den regelmäßigen Untersuchungen angezeigt bei plötzlich auftretenden Blutungen (evtl. Expulsion), bei Fieber und Unterbauchschmerzen (evtl. Infektion) und irregulären Blutungen. Bei Oligo-/Amenorrhoe ist eine Schwangerschaft auszuschließen.

4.2 Prostaglandine

Pharmakodynamik

Prostaglandin $F_{2\alpha}$ (Dinoprost) stimuliert die glatte Muskulatur des Uterus und kontrahiert uterine Gefäße bei nur geringer Beeinflussung der Thrombozytenfunktion. Damit zeigt es ein ideales Wirkprofil für atonische Nachblutungen nach Ausräumung oder Geburt.

Prostaglandin E_2 (Dinoproston) spielt als natürlich vorkommendes lokales Hormon eine wichtige Rolle im komplexen Ablauf der biochemischen und strukturellen Veränderungen bei der Zervixreifung. Der Muttermundhals wird durch Relaxation der glatten Muskelfasern erweicht, verkürzt und erweitert, um die Passage des Feten durch den Geburtskanal zu ermöglichen. Dieser Prozess geht mit einer Aktivierung des Enzyms Kollagenase einher, welches für Abbau und Aufsplittung der Kollagenfasern verantwortlich ist. Prostaglandin erhöht die Cervix-Durchblutung und induziert dosisabhängig rhythmische Uteruskontraktionen (exakter Wirkmechanismus ist ungeklärt): so werden niedrige Dosen zur Geburtseinleitung auch bei unreifer Zervix oder Oxytocinresistenz, zur Wehenindunktion bei intrauterinem Fruchttod eingesetzt. Dinoproston hält den Ductus arteriosus botalli in der Schwangerschaft offen (keine „blue babys" in der Neonatalphase beschrieben). Höhere Dosen dienen der Vorbereitung der instrumentellen Ausräumung des Uterus. Prostaglandin E_2 darf nur bei möglicher intensivmedizinischer Überwachung für Mutter und Kind gegeben werden.

Gemeprost hat zusammenziehende Eigenschaften auf den Uterus und erweichende, sowie erweiternde Eigenschaften auf die Zervix bei Nichtschwangeren und Schwangeren. In diesem Zusammenhang dient es zur Vorbereitung einer Ausräumung des Uterus bei Nichtschwangeren und bei Schwangeren bis zur 12. Schwangerschaftswoche bzw. zur Einleitung einer Schwangerschaftsbeendigung im 2. Trimenon bei gesunden Frauen. Es dient nicht zur Entbindung eines lebenden Neugeborenen. Eine instrumentelle Nachbehandlung ist ggf. unter intensivmedizinischer Überwachung erforderlich.

Pharmakokinetik

Arzneistoff	ED [mg]	TD [mg]	WE [h]	WD [h]	PB [%]	BV [%]	t_{max} [h]	$t_{1/2}$ [h]	E	Z [a]	AWD_{max} [d]	Ap/Rp
Gemeprost	1,0	5,0	~1	12	k.A.	12–28	1–3	0,5 Ratte	R	[1]	2	Rp
Prostaglandin E_2					k.A.	k.A.						Rp
– Lösung	0,1–0,2		min					15 s		38. Wo.	1	
– Insert	0,3/h							1–3 min	R		1	
– Gel	0,5–2	1,5–3,0						< 1 min	R			
– Vaginaltbl.	3,0	6,0					2–6	< 1 min			2	
Prostaglandin $F_{2\alpha}$	1–3	9	min	4–54	k.A.	k.A.		min			1	Rp

[1] Ausräumung des Uterus bei Nichtschwangeren, bei Schwangeren bis zur 12. Schwangerschaftswoche; präoperativ bei Schwangerschaftsabbruch im 2. Trimenon

Schwangerschaft und Stillzeit

Prostaglandin $F_{2\alpha}$ wird erst nach der Geburt des Kindes und der vollständigen Placenta angewendet. Es gibt keine Hinweise auf eine Beeinträchtigung der Laktation.

Prostaglandin E_2: Es bestehen keine Hinweise auf ein besonderes teratogenes Risiko. Dosen, die einen erhöhten Uterustonus bewirken, stellen ein Risiko für den Feten dar. Deshalb soll eine begonnene Aborteinleitung beendet werden. Es muss in allen Fällen eine vollständige Ausräumung des Uterus erfolgen. Es gibt keine Hinweise auf eine Beeinträchtigung der Laktation.

Gemeprost: Nicht zur Entbindung eines lebenden Neugeborenen.

Nebenwirkungen

Prostaglandin $F_{2\alpha}$ lokal: 1–10%: Übelkeit, Brechreiz, Temperatur- und Leukozytenanstieg, Schüttelfrost, Hitzewallungen.

Prostaglandin E_2: Die bei der systemischen Anwendung beschriebenen Nebenwirkungen sind bei der lokalen Applikation wesentlich schwächer oder fehlen ganz (Injektionslösung auch lokal anwendbar).

> 10%: GIT-Beschwerden (Übelkeit, Erbrechen, Krämpfe, Diarrhö), Gewebereizung, Erytheme im Bereich der Injektionsstelle. Vorübergehend: Hitzewellen, Schüttelfrost, Kopfschmerz, Schwindelgefühl.

1–10%: erhöhte Temperatur, Leukozytose. Gefährdung des Feten durch uterine Hypertonie möglich, bei guter Überwachung und vorsichtiger Dosierung Risiko relativ gering.

Ausschließlich lokale Anwendung: 1–10%: uterine Überstimulation (Erhöhung der Frequenz und Intensität der Wehen, Basaltonuserhöhung, ggf. mit Alteration der kindlichen Herzfrequenz und deren Oszillationsmuster, Uterusruptur, hypertone Kontraktionen, CTG-Veränderungen, Fetal Distress (2,9%), GIT-Beschwerden (Übelkeit, Erbrechen, Krämpfe, Durchfall), Kopfschmerzen, Fieber, Rückenschmerzen, Wärmegefühl in der Vagina.

Gemeprost: mit Übelkeit, Erbrechen, Durchfall (Mittel gegen Erbrechen, Durchfall, Schmerz- bzw. krampflösende Mittel können angezeigt sein). 1–10%: Vaginalblutungen, Gebärmutterschmerzen, Kopfschmerzen, Fieber, Hitzegefühl, Schüttelfrost, Rückenschmerzen, Muskelschwäche, Benommenheit, Herzklopfen, Blutdruckanstieg und -abfall. Es besteht die Gefahr von Uterusruptur und Zervixeinriss.

Wechselwirkungen

Prostaglandin $F_{2\alpha}/E_2$: Wirkungsaufhebung durch uterusrelaxierende Substanzen oder Betamimetika.

Wirkungsverstärkung durch Oxytocin und andere Uterotonika.

Gemeprost: Abschwächung der Wirkung durch nicht steroidale Entzündungshemmer: Vor der Anwendung nicht steroidale Entzündungshemmer absetzen.

Kontraindikationen

Asthma bronchiale, fieberhafte Erkrankungen, lokale Anwendung bei Vorliegen uteriner oder vaginaler Infektionen, Lungen-, Leber-, Nieren-Erkrankungen, Herzerkrankungen, Glaukom, entzündliche Erkrankungen des Beckens, Placenta praevia, fetopelvine Disproportion, geburtsunmögliche Kindeslage, bei Einsetzen der Wehen, wenn starke Uteruskontraktionen unerwünscht sind, Verdacht auf Fetal Distress, mehr als 3 termingerechte Geburten, Überempfindlichkeit, Vorsicht bei Blasensprung, uterine Hypertonie, genitale Blutungen ungeklärter Ursache, längere und stärkere Kontraktionen, Mehrlingsschwangerschaften, akute Gefahrensituation des Feten oder der Mutter, die zur sofortigen Geburtsbeendigung zwingt. Keine Einleitung, wenn der Kopf des Kindes noch nicht in das Becken eingetreten ist. Gemeprost zusätzlich: ektopische Schwangerschaft, erhöhtes Risiko für Uterusrupturen.

Anwendung
Lagerung < 8 °C. Prostaglandine dürfen nur bei Vorhandensein intensivmedizinischer Überwachungsmöglichkeiten (Kreislauffunktionen/Kardiotokographie/fetaler Zustand/gynäkologische Überwachung), entweder intravenös oder lokal/intrakavitär verabreicht werden.

Gemeprost: Lagerung unter oder bei -10 °C. Das in geschlossener Folie auf Raumtemperatur gebrachte Vaginalzäpfchen wird in das hintere Scheidengewölbe eingebracht (jedes auf Raumtemperatur gebrachte nicht innerhalb von 12 Stunden verbrauchte Supp. ist zu vernichten).

Prostaglandin E_2: Das Vaginalinsert wird unter Verwendung einer geringen Menge wasserlöslichen Gleitmittels tief in das hintere Scheidengewölbe eingeführt. Die Patientin soll danach 20–30 min liegen bleiben. Falls innerhalb von 24 Stunden keine ausreichende Zervixreifung erreicht wird, Insert durch behutsamen Zug am Rückholband entfernen. Entfernen, falls sich Wehen einstellen (regelmäßige Kontraktionen des Uterus alle 3 min unabhängig von zervikalen Veränderungen), bei spontanem Blasensprung oder Amniotomie, bei Verdacht auf Überstimulation, hypertone Uteruskontraktionen, Verdacht auf Fetal-Distress-Situation, systemische Nebenwirkungen, wie Übelkeit, Erbrechen, Tachykardie, Hypotonie. Nach Entfernen aus der Vagina ist das Insert auf das 2–3fache seines Volumens geschwollen.

Die Lösung wird ins hintere Scheidengewölbe vor den inneren Muttermund instilliert. Die Patientin soll danach 20–30 min liegen bleiben, um ein Auslaufen des Gels zu verhindern. Tabletten werden in das hintere Scheidengewölbe eingelegt.

Prostaglandin $F_{2\alpha}$: Es stellt die letzte konventionelle Methode zur Behandlung atonischer Blutungen vor risikoreichen chirurgischen Eingriffen dar. Gebrauchsfertige Lösungen sind für die i. v.-Applikation 24 Stunden, zur Instillation 48 Stunden haltbar. Bei eventueller Kontamination der Haut diese sofort mit Wasser und Seife waschen.

5 Sonstige Vaginalia

Pharmakodynamik

Lactobazillen gelten mit etwa 10^8–10^{10} KBE/ml Sekret als autochthoner Bestandteil der vaginalen Mikroflora. Die Stoffwechselprodukte der Lactobacillen, vor allem Milchsäure, sind für die Ausbildung und Aufrechterhaltung des physiologischen Vaginalmilieus verantwortlich. Hierdurch und durch die Bildung von Wasserstoffperoxid und Bakteriozinen wird das Wachstum pathogener Mikroorganismen gehemmt. Darüber hinaus sind immunologische Wechselwirkungen im Sinne einer Stimulierung der zellulären und humoralen Immunantwort beschrieben. Lactobacillus-Präparate bzw. Milchsäure und deren Salze und Ascorbinsäure werden zur Wiederherstellung einer geschädigten Vaginalflora bzw. zur Einstellung eines physiologischen pH-Wertes bei unspezifischen Störungen des physiologischen Scheidenmilieus eingesetzt. Ein pH-Wert von 4,0–4,5 ist entscheidend für die Mikroökologie der Vaginalflora und die vaginale Resistenz gegenüber Infektionen.

Pharmakokinetik

Arzneistoff	ED [mg]	TD [mg]	WE [h]	WD [h]	Z [a]	AWD$_{max}$ [d]	Ap/Rp
Ascorbinsäure	250	250	k.A.	k.A.	k.A.	6 bis mehrere Wochen	Ap
Calciumlactat	61	61	k.A.	k.A.	k.A.	6–12	Ap
Lactobacillus acidophilus	10^7–10^8 lebensfähige Keime	10^7–10^8 lebensfähige Keime	k.A.	k.A.	k.A.	k.A.	Ap
Lactobacillus gasseri	10^8–10^9 lebensfähige Keime	10^8–10^9 lebensfähige Keime	k.A.	k.A.	k.A.	langer Zeitraum	Ap
Milchsäure/ Natriumlactat	167/ 100	167/ 100	sofort	24	k.A.	5–7	Ap

Schwangerschaft und Stillzeit

Ascorbinsäure: Eine Anwendung ist während der gesamten Schwangerschaft/Stillzeit möglich.

Milchsäure, Calciumlactat, *Lactobacillus acidophilus:* keine Angaben.

Lactobacillus gasseri: Es bestehen keine Bedenken gegen die Anwendung während der Schwangerschaft und Laktation.

Nebenwirkungen

Ascorbinsäure, Milchsäure, Lactate, *Lactobacillus acidophilus:* 1,0–0,01%: Juckreiz, Brennen in der Scheide. *Lactobacillus gasseri:* keine bisher bekannt.

Wechselwirkungen

Ascorbinsäure: gleichzeitige Gabe von Salicylaten (Ausscheidung erhöht), Östrogenen (Aufnahme erhöht), Antikoagulantien (Wirksamkeit vermindert).

Lactobacillen: gleichzeitige systemische oder lokale Gabe von mikrobistatischen oder mikrobiziden Mitteln (Wirksamkeit vermindert). Östrogene (Wirksamkeit erhöht: Kombinationspräparate im Handel).

Kontraindikationen

Überempfindlichkeit. Ascorbinsäure: Pilzinfektion im Genitalbereich.

Anwendung

Vaginaltabletten/-supp./-kapseln: idealerweise abends tief in die Scheide in Rückenlage bei leicht angezogenen Beinen einführen. Bei trockener Scheide können Vaginaltabletten vor dem Einführen mit etwas Wasser angefeuchtet werden, um das Auflösen zu erleichtern.

Bei gleichzeitiger Anwendung von Mineralölen oder -fetten und Latex-Kondomen kann es durch Verminderung der Reißfestigkeit zur Beeinträchtigung der Sicherheit von Kondomen führen.

Lactobacillus-Präparate: Lagerungs-/Aufbrauchshinweise beachten (in der Regel kühl lagern).

LITERATURVERZEICHNIS

Bircher J, Sommer W, Klinisch-pharmakologische Datensammlung, 2. Auflage, Wissenschaftl. Verlagsgesellschaft, Stuttgart 1999

Bracher F, Heisig P, Langguth P, Mutschler E, Rücker G, Scriba G, Stahl-Biskup E, Troschütz R: Arzneibuchkommentar. Grundwerk mit 19. Erg.lfg., Wissenschaftl. Verlagsgesellschaft, Stuttgart 2005

DAZ-Beilage: Neue Arzneimittel, 1999–2004

Dinnendahl V, Fricke U (Hrsg.): Arzneistoff-Profile, Grundwerk mit Ergänzungen. Govi-Verlag, Eschborn

Fachinformationen, Bund der Pharmazeutischen Industrie (BPI), 2004

Forth W, Henschler D, Rummel W: Allgemeine und spezielle Pharmakologie und Toxikologie, 9. Aufl., Urban & Fischer, München 2004

Janata O: Antibiotika, pm-Verlag, Kössen 1999

Karow T, Lang-Roth R: Allgemeine und Spezielle Pharmakologie und Toxikologie, 12. Aufl., 2004

Mutschler E, Geisslinger G, Kroemer HK, Schäfer-Korting M: Arzneimittelwirkungen, 8. Aufl., Wissenschaftl. Verlagsgesellschaft, Stuttgart 2001

Rote Liste 2004, Editio Cantor Verlag, Aulendorf 2004

Simon C, Stille W: Antibiotika-Therapie, 7. Aufl., Schattauer Verlag, Stuttgart 1989

Strubelt O: Elementare Pharmakologie und Toxikologie, 3. Aufl., UTB, 1989

SACHREGISTER

A
α_1-Blocker 240
α_2-Agonisten 245
Acetylcystein 210
Acetylsalicylsäure (ASS) 127
Aciclovir 119, 270
Adapalen 22–23
Adstringentia 11, 13
– zur dermalen Anwendung als Puder 15
Aescin 74
AIDS-Therapeutika 218
Aknetherapeutika 17
Alclometason 91
Alfatradiol 83–84
Alitretinoin 22–23
Allethrin 51–54
Allylamine 41
Aluminiumacetattartrat 11, 13
Aluminiumacetattartrat-Lösung 14
Ambroxol 208–209, 293
Amcinonid 95
Aminoglykoside 27, 225, 356
Ammoidin 55
Ammoniumbituminosulfonat 20–21
Amorolfin 41–42, 48
Amphotericin 45, 302
Amphotericin B 301, 363–364
Analgetika 127, 303
Analgetika und NSAR 24
Androgene 79, 164, 339
Antiasthmatika 136
Antibiotika 27, 225, 274, 279, 356
Antiemetika 138, 305, 337
Antihistaminika 39, 138, 145
Antimykotika 41, 361
– als Nagellack 48
– zur Anwendung im Mund 301
– zur dermalen Anwendung 41
Antiparasitika 50
Antipsoriatika 55
– zur dermalen Anwendung 55
Antirheumatika 147
Antiseptika 60, 237, 365
– in halbfesten Zubereitungen 60
– zur Anwendung als Puder 70
– zur Anwendung auf der Haut als Bad 66
– zur sonstigen Anwendung 72
Antithrombotika 153
– zur Prophylaxe 153
– zur Therapie 157
Antitussiva 208, 308
Antivarikosa 74
Apraclonidin 245–246
Artecain 202–203
Ascorbinsäure 373
Atropin 241–242
Augensalben 3
Augentropfen 3
Azelainsäure 17
Azelastin 262–263, 281–282
Azidamfenicol 227
Azole 42, 361

B
β-Blocker 247
β_2-Sympathomimetika 297
Bacitracin 36
Bakteriensuspension 108
Bamipin 39
Bamipinlactat 39
Beclomethasondipropionat 283–284
Befunolol 247

Benzalkoniumchlorid 66
Benzethoniumchlorid 60
Benzocain 108, 327
Benzodiazepine 331
Benzoylperoxid 18
Benzylbenzoat 51–53
Benzylnicotinat 101, 103
Beratungshinweise 3
Betamethason 257
Betamethason-21-dihydrogen-phosphat-dinatrium 310
Betamethasondihydrogenphosphat 257, 260
Betamethasondipropionat 91
Betamethasonvalerat 91
Betaxolol 247
Bibrocathol 237
Bifonazol 43–44
Bimatoprost 254
Bioallethrin 51–53
Bisacodyl 312
Brimonidin 245–246
Brinzolamid 249–250
Bromhexin 208–209
Budesonid 283–284, 310
Bufexamac 24
Bupivacain 202–203
Buprenorphin 211–212, 352
Butylscopolamin 216, 333

C

Calcipotriol 58–59
Calcitonin 166
Calcitriol 58–59
Calciumlactat 373
Campher 98–99
Capsaicin 101, 343
Carbachol 252
Carboanhydratasehemmer 249
Carboplatin 221–222

Carmellose 243
Carteolol 247
Certoparin 153, 155, 157–158
Cetylpyridiniumchlorid 72
Chloramphenicol 28, 227, 274
Chloramphenicol-Augensalbe 228
Chloramphenicol-Tropfen 228
Chlorhexidin 72
Chlorhexidinacetat 72
Chlorhexidindigluconat 72–73
Chlorphenoxamin 39–40
Chlortetracyclin 37–38, 236
Chondroitinpolysulfat 75
Ciclesonid 283–284
Ciclopirox 46–48, 363–364
Cinchocain 108, 278, 327
Ciprofloxacin 231, 274–275
Cisplatin 221–222
Clemastin 39, 145–146
Clindamycin 32
Clindamycinphosphat 32, 357
Clioquinol 61
Clobetasol 95
Clobetason 85
Clocortolonhexanoat 88
Clocortolonpivalat 88
Clonidin 245–246
Clotrimazol 43–44, 361–362
Codein 325–326
Cortisonacetat 257
COX-2-Hemmer 130
Cremes 4
Croconazol 43–44
Cromoglicinsäure 264, 289–291
Crotamiton 51–53
Cumarin 76
Cyproteron 169–171

D

Dalteparin 153, 155

Sachregister

Dapiprazol 240
Dequaliniumchlorid 72–73, 365
Dermatika 4, 11
Desmopressin 285
Desoximethason 91
Detergentien 276
Dexamethason 85, 88, 257, 260
Dexamethason-21-dihydrogen-
 phosphat 257, 260
Dexamethason-21-isonicotinat 257, 260
Dexpanthenol 105
Diagnostika 240
Diazepam 331
Diclofenac 25–26, 149–150, 265, 323–324, 350
Diethyltoluamid 110
Diflorason 91
Diflucortolon 91
Dimenhydrinat 138–139, 305–306
Dimetinden 39, 146, 281–282
Dimetindenmaleat 145
Diphenhydramin 39, 305–306
Diphtherie-Impfstoff 186
Dipivefrin 256
Diuretika 162
Docusat-Natrium 276
Dolasetron 142–143
Dopaminagonisten 140, 307
Dorzolamid 249–250
Dosieraerosole 4

E

E.coli-Bakteriensuspension 327
Econazol 43–44, 361–362
Eflornitin 112
Emedastin 262–263
Enfuvirtid 218
Enoxaparin 153, 155, 157–158
Enzyme 62
Epinastin 262–263
Ergotamin 318
Erythromycin 33, 233
Estradiol 83–84, 286, 341
Estradiolvalerat 167
Estrogene 83, 167, 286, 341
Etacrynsäure 162–163
Etanercept 147
Ethacridinlactat 63
Ethyl-butyl-acetylaminopropionat 110
Etofenamat 25–26
Etonogestrel 169–171

F

Felbinac 25–26
Fenoterol 297–298
Fentanyl 352
Fenticonazol 43
Filmbildner 243
Flufenaminsäure 25–26
Flumetason 88
Flunisolid 283–284
Fluocinolon 91
Fluocinonid 91
Fluocortolon 91
Fluocortolonhexanoat 91
Fluocortolonpivalat 91
Fluorometholon 257, 260
Flupirtin 129
Flupredniden 88
Flurbiprofen 265
Fluticason 92
Fluticason-17-propionat 283–284
Folsäureantagonisten 223
Formaldehyd 67
Formoterol 297–298
Framycetin 27–28
FSME-Impfstoff 188
Furosemid 162–163

Fusafungin 279
Fusidinsäure 29–30, 229
Fusionshemmer 218

G
Gele 4
Gemeprost 369–372
Gentamycin 27–28, 225–226
Gerbstoffe 11–13, 15
Gestagene 81, 169, 171, 367
Glaukomtherapeutika 245
Glucagon 173
Glucocorticoid-Augentropfen 257
Glucocorticoide 85, 87, 94, 283, 310
Glucocorticoid-Salben 260
Glycerin 314
Glycerol 314
Granisetron 142–143
Grippe-Impfstoff 190
Grippe-Spaltimpfstoff 190
Gyrasehemmer 31, 231

H
H_1-Antihistaminika 39, 262, 281
Halometason 92
Hamamelis 108, 327
Hämorrhoidalia 327
Harnstoff 114
Heparin-Calcium 159
Heparine 77, 158
–, niedermolekulare 157
Heparin-Natrium 77, 159
Hepatitis-A-Impfstoff 192
Hepatitis-B-Impfstoff 193
Hexachlorophen 19
Hexetidin 72, 365
Hormone 79, 164, 257, 286, 310, 339, 367
5-HT_3-Rezeptor-Antagonisten 142
Humaninsuline 175

Hyaluronsäure 243
Hydrocortison 85
Hydrocortisonacetat 85, 257, 260, 310
Hydrocortisonbuteprat 88
Hydrocortisonbutyrat 88
Hydromorphon 211–212
Hydroxyethylsalicylat 25–26, 99
Hydroxyprogesteron 169–171
Hydroxypropyl-Guar 243
Hyetellose 243
hyperämisierende Mittel 343
hyperämisierende Wirkstoffe 98
– – als Bad 103
Hypophysenhormone 285
Hypromellose 243

I
Ibuprofen 25–26, 149–150, 323–324
Ichthyol 20
Idoxuridin 119
Imiquimod 115
Impfstoffe 186
Indometacin 25–26, 265, 323–324
Inhalativa 279
Injektabilia 127
Injektionen 4
Insulin aspart 179, 182
Insulin aspart biphasisch 179
Insulin biphasisch 178
Insulin detemir 179, 181–182
Insulin glargin 179, 182
Insulin glulisin 179, 182
Insulin human 176, 178
Insulin human-Isophan 176, 178
Insulin human-Zink 176, 178
Insulin human-Zink, kristallin 176, 178
Insulin lispro 179, 182

Insulin Zink-Injektionssuspension 183
Insuline 175
–, humane 175
–, modifizierte 179
–, tierische 182
Interferon alfacon-1 219–220
Interferon-α 2a 219–220
Interferon-α 2b 219–220
Interferon-β 1a 206–207
Interferon-β 1b 206–207
Interferone 219
Iodoform 70
Iod-PVP 64
Ipratropiumbromid 295–296
Isoconazol 43
Isotretinoin 22–23

K

Kanamycin 27–28, 225–226
Katalase 62
Ketoconazol 43
Ketoprofen 25–26, 149–150, 323–324
Ketorolac 265
Ketotifen 262–263
Klysma 4
Kokosöl 51–52, 54
Koronartherapeutika 345

L

Lactobacillus acidophilus 373
– gasseri 373
Latanoprost 254
Laxantien 312
Levobunolol 247
Levobupivacain 202–203
Levocabastin 262–263, 281–282
Levonorgestrel 367

Lidocain 108, 202–203, 278, 327, 347
Lincosamide 32, 357
Lindan 51–54
Lokalanästhetika 202, 278, 347
Lomefloxacin 231–232
Lornoxicam 321–322

M

Makrolide 33, 233
Mastzellstabilisatoren 264, 289, 291
Meclocyclin 37–38
Medroxyprogesteron 169–171
Medryson 257, 260
Meloxicam 151–152, 321–322
Mepivacain 202–203
Mesalazin 329
Mesulfen 51–53
Metamizol 132, 303–304
Methenamin 11–12
Methotrexat 223
Methylnicotinat 101–102
Methylprednisolon 88
Metipranolol 247
Metoclopramid 140, 307
Metronidazol 35, 359
Miconazol 43, 301–302, 361–362
Migränetherapeutika 204, 294, 318
Milchsäure 373
Mometason 92
Monochloressigsäure 117
Morphin 211–213, 325–326
MS-Therapeutika 206
Mukolytika 208, 293
Mumps-Impfstoff 196
Mupirocin 34
Mutterkornalkaloide 318

N

Nadifloxacin 31

Nadroparin 153, 155, 157–158
Naftifin 41–42
Naphazolin 267
Naproxen 323–324
Nasensprays 5
Nasentropfen 6
Natamycin 45, 301–302, 363–364
Natriumbituminosulfonat 20–21
Natriumdihydrogenphosphat 315
Natriumhydrogencarbonat 316
Natriumhydrogenphosphat 315, 316
Natriumlactat 373
Natriumphosphat 316
Nedocromil 264, 289–291
Neomycin 27–28, 225–226, 274
Neomycinsulfat 356
Neostigmin 251
Neurodermitika 105
Nicoboxil 101–102
Nicotin 348
niedermolekulare Heparine 157
Nitroglycerin 345
Nitroimidazole 35, 359
Nonivamid 101–102, 343
Norethisteron 170–172
Norfloxacin 231–232
Novaminsulfonsäure 132
NSAR 25, 149, 265, 321, 350
Nucleosidanaloga 119
Nystatin 45, 108, 301–302, 363–364

O

Ofloxacin 231–232
Ohrentropfen 5
Olopatadin 262–263
Ölsäure-Polypeptid-Kondensat 276
Omoconazol 43–44
Ondansetron 142–143
Ophthalmika 225
Opioide 211, 325, 352

Östradiol 83–84, 286, 341
Östrogene 83, 167, 286, 341
Otologika 274
Ovula 6
Oxaliplatin 221–222
Oxicame 151, 321
Oxiconazol 43, 361–362
Oxitropiumbromid 295–296
Oxybutynin 354
Oxytetracyclin 37–38, 236
Oxytocin 288

P

Palonosetron 142–143
Paracetamol 134, 303–304
Parasympatholytika 216, 241, 295, 354
Parasympathomimetika 251–252
Parecoxib 130–131
Peginterferon α-2a 219
Peginterferon α-2b 219
Peginterferon-β 2a 220
Peginterferon-β 2b 220
Penciclovir 119–120
Pentazocin 211, 213, 325–326
Pentosanpolysulfat 108, 327
Pentoxyverin 308
Permethrin 51–52, 54
Pethidin 211–213, 325–326
Pflaster 5
Phenazon 303–304
Phenylephrin 267
Pilocarpin 252
Pimecrolimus 106–107
Pindolol 247
Piperonylbutoxid 51, 53
Pirbuterol 297
Piretanid 162–163
Piritramid 211, 213
Piroxicam 25–26, 151–152, 321–322

Platin-Komplexe 221
Podophyllotoxin 121
Polidocanol 214, 327
Polio-Impfstoff 198
Polyacrylsäure 243
Polycresulen 365
Polyene 44
Polymyxin B 36, 235, 274
Polypeptid-Antibiotika 36, 235
Polyvinylalkohol 243
Povidon 243
Povidon-Iod 64
Prednicarbat 92
Prednisolon 85, 257, 260, 310
Prednisolonacetat 257, 260
Prednisolondihydrogenphosphat 257
Prednisolonpivalat 257, 260
Prednison 257, 310–311
Prilocain 202–203, 347
Procain 202–203, 278
Progesteron 81, 367
Proktologika 108, 214, 327
Propylnicotinat 101–102
Prostaglandin E_2 369–370, 372
Prostaglandin $F_{2\alpha}$ 369–370, 372
Prostaglandin $F_{2\alpha}$ lokal 370
Prostaglandin $F_{2\alpha}/E_2$ 371
Prostaglandine 254, 369
Prostamide 254
Psychopharmaka 331
PVP-Iod 365
Pyrethrum 51, 54
Pyrethrumextrakt 52–53

Q
quartäre Ammoniumverbindungen (Quats) 72
Quinisocain 108

R
Repellentien 110
Reproterol 297–298
Retinoide 22
Reviparin 153, 155
Rezeptor-Antagonisten, 5-HT_3- 142
Rhinologika 5, 279
Rimexolon 257
Ropivacain 202–203
Rosskastanien-Trockenextrakt 74
Röteln-Impfstoff 200

S
Salben 4
Salbutamol 297–298
Salicylsäure 56–57, 123
Salmeterol 297–298
saure Analgetika 323
Schleifendiuretika 162
Scopolamin 241–242, 337
Sertaconazol 43–44
Silbernitrat 238
Sorbit 317
Spasmolytika 216, 333
Sufentanil 211, 213
Sulfasalazin 329
Sumatriptan 204, 294, 320
Suppositorien 6
Sympathomimetika 256, 267, 297
synthetische Gerbstoffe 11–13, 15

T
Tacalcitol 58–59
Tacrolimus 106–107
Tazaroten 22–23
Tenoxicam 321–322
Terbinafin 41–42
Terbutalin 297–298
Terconazol 43
Testosteron 79, 339

Testosteronenantat 164–165
Testosteronpropionat 164–165
Testosteronundecanoat 164–165
Tetanus-Impfstoff 201
Tetanus-Toxoid 201
Tetracyclin 37–38, 236
Tetryzolin 267
Theophyllin 136, 335
Tiaprofensäure 323–324
Tiatropiumbromid 295–296
Timolol 247
Tinzaparin 153, 155, 157–158
Tioconazol 43–44
Tobramycin 225–226
Tolnaftat 46–47
Torasemid 162–163
Tramadol 211–213, 325–326
Tramazolin 267
Transdermale Therapeutische Systeme 337
Travoprost 254
Tretinoin 22–23
Triamcinolonacetonid 88, 257
Trifluridin 272
Triiodmethan 70
Tripelenamin 39
Triptane 204, 320
Tromantadinhydrochlorid 125
Tropisetron 142, 144
Tyrothricin 36, 71

V
Vaginalcreme 6
Vaginalia 6, 356
Vioform® 61
Virustatika 115, 218, 270, 299
Vitamin-D-Analoga 58

W
Wasserstoffperoxid 68

X
Xylometazolin 267

Z
Zanamivir 299
Zinksulfat 126, 239
Zolmitriptan 294
Zytostatika 221